Krieg in der Geschichte
(KRiG)

KRIEG IN DER GESCHICHTE
(KRiG)

Herausgegeben von
Stig Förster · Bernhard R. Kroener · Bernd Wegner

Band 30

MEDIZIN IM ZWEITEN WELTKRIEG

Militärmedizinische Praxis und medizinische Wissenschaft im „Totalen Krieg“

FERDINAND SCHÖNINGH
Paderborn · München · Wien · Zürich

Medizin im Zweiten Weltkrieg

Militärmedizinische Praxis und medizinische Wissenschaft im „Totalen Krieg"

Herausgegeben von

Wolfgang U. Eckart
Alexander Neumann

FERDINAND SCHÖNINGH
Paderborn · München · Wien · Zürich

Gefördert mit Mitteln des Instituts für Geschichte der Medizin, Ruprecht-Karls-Universität Heidelberg

Titelbilder: Verbandsplatz bei Augustowo (Ostfront, Bereich 9. Armee/H.Gr. Mitte), P.K.-Aufnahme vom 22. Juni 1941 (Photo: Bundesarchiv Koblenz, Sign. 146-1989-038-34). *Hintergrund:* P.K.-Aufnahme vom 13.4.1940: „Behandlung Leichtverwundeter im fahrenden Lazarettzug" (Photo: Bundesarchiv Koblenz, Sign. 146-2006-0108).

Die Herausgeber: Wolfgang U. Eckart, Professor Dr. med., ist Direktor des Instituts für Geschichte der Medizin, Universität Heidelberg.
Alexander Neumann, Dr. phil., war von 1999-2005 wiss. Mitarbeiter des Instituts für Geschichte der Medizin, Universität Heidelberg. Seit 2005 im Gymnasialdienst.

Reihensignet: Collage unter Verwendung eines Photos von John Heartfield.

Bibliografische Informationen der Deutschen Nationalbibliothek

Die Deutsche Nationalbibliothek verzeichnet diese Publikation in der Deutschen Nationalbibliografie; detaillierte bibliografische Daten sind im Internet über http://dnb.d-nb.de abrufbar.

Umschlaggestaltung: Evelyn Ziegler, München

(Verlag Ferdinand Schöningh GmbH & Co. KG, Jühenplatz 1, D-33098 Paderborn)

Internet: www.schoeningh.de

Herstellung: Ferdinand Schöningh, Paderborn

ISBN 13: 978-3-506-75652-7
ISBN 10: 3-506-75652-4

INHALTSVERZEICHNIS

VORWORT ZUR REIHE

„Der Krieg ist nichts als die Fortsetzung der politischen Bestrebungen mit veränderten Mitteln. [...] Durch diesen Grundsatz wird die ganze Kriegsgeschichte verständlich, ohne ihn ist alles voll der größten Absurdität." Mit diesen Sätzen umriß *Carl von Clausewitz* im Jahre 1827 sein Verständnis vom Krieg als historisches Phänomen. Er wandte sich damit gegen die zu seiner Zeit und leider auch später weit verbreitete Auffassung, wonach die Geschichte der Kriege in erster Linie aus militärischen Operationen, aus Logistik, Gefechten und Schlachten, aus den Prinzipien von Strategie und Taktik bestünde. Für Clausewitz war Krieg hingegen immer und zu jeder Zeit ein Ausfluß der Politik, die ihn hervorbrachte. Krieg kann demnach nur aus den jeweiligen politischen Verhältnissen heraus verstanden werden, besitzt er doch allenfalls eine eigene Grammatik, niemals jedoch eine eigene Logik.

Dieser Einschätzung des Verhältnisses von Krieg und Politik fühlt sich *Krieg in der Geschichte* grundsätzlich verpflichtet. Die Herausgeber legen also Wert darauf, bei der Untersuchung der Geschichte der Kriege den Blickwinkel nicht durch eine sogenannte militärimmanente Betrachtungsweise verengen zu lassen. Doch hat seit den Zeiten Clausewitz' der Begriff des Politischen eine erhebliche Ausweitung erfahren. Die moderne Historiographie beschäftigt sich nicht mehr nur mit Außen- und mit Innenpolitik, sondern auch mit der Geschichte von Gesellschaft, Wirtschaft und Technik, mit Kultur- und Mentalitätsgeschichte und, nicht zuletzt, mit der Geschichte der Beziehungen zwischen den Geschlechtern. All die diesen unterschiedlichen Gebieten eigenen Aspekte haben die Geschichte der Kriege maßgeblich mitbestimmt. Die moderne historiographische Beschäftigung mit dem Phänomen Krieg kann deshalb nicht umhin, sich die methodologische Vielfalt der gegenwärtigen Geschichtswissenschaft zunutze zu machen. In diesem Sinne ist *Krieg in der Geschichte* offen für die unterschiedlichsten Ansätze in der Auseinandersetzung mit dem historischen Sujet.

Diese methodologische Offenheit bedeutet jedoch auch, daß Krieg im engeren Sinne nicht das alleinige Thema der Reihe sein kann. Die Vorbereitung und nachträgliche „Verarbeitung" von Kriegen gehören genauso dazu wie der gesamte Komplex von Militär und Gesellschaft. Von der Mentalitätsund Kulturgeschichte militärischer Gewaltanwendung bis hin zur Alltagsgeschichte von Soldaten und Zivilpersonen sollen alle Bereiche einer modernen Militärgeschichte zu Wort kommen. *Krieg in der Geschichte* beinhaltet demnach auch Militär und Gesellschaft im Frieden.

Geschichte in unserem Verständnis umfaßt den gesamten Bereich vergangener Realität, soweit sie sich mit den Mitteln der Geschichtswissenschaft erfassen läßt. In diesem Sinne ist *Krieg in der Geschichte* (abgekürzte Zitierweise: KRiG) grundsätzlich für Studien zu allen historischen Epochen offen, vom Altertum bis unmittelbar an den Rand der Gegenwart. Darüber hinaus ist Geschichte für uns nicht nur die vergangene Realität des sogenannten Abendlandes. *Krieg in der Geschichte* bezieht sich deshalb auf Vorgänge und Zusammenhänge in allen historischen Epochen und auf allen Kontinenten. In dieser methodologischen und thematischen Offenheit hoffen wir den spezifischen Charakter unserer Reihe zu gewinnen.

Stig Förster Bernhard R. Kroener Bernd Wegner

Einleitung

„Nicht selten ergeben sich im Kriege einmalige Gelegenheiten für die medizinische Forschung. Sie dürfen nicht ungenützt vorübergehen."[1] Dieses Zitat aus dem „Merkblatt für Beratende Ärzte" der deutschen Wehrmacht steht symptomatisch für die Einstellung der damaligen Militärmediziner, die sich der besonderen Situation im „Massenexperiment Krieg" von Anfang an bewusst waren, nicht zuletzt durch die Erfahrungen des Ersten Weltkrieges. Unter den besonderen Bedingungen des „Dritten Reiches" und des Vernichtungskrieges vor allem an der Ostfront mit all seinen Begleiterscheinungen wie Holocaust, Massenvertreibungen und Ausplünderung der besetzten Gebiete erreichte auch das militärärztliche Handeln sowie die medizinische Forschung eine neue, bisher unbekannte Dimension im Hinblick auf die Verfügbarkeit von Menschen und Material, die oftmals die bis dahin geltenden ethischen und moralischen Grenzen überschritt.

Ohnehin stellt sich die Situation für Militärmediziner in jeder historischen Epoche besonders ambivalent dar: Ärztliches Handeln, das im zivilen Leben von der Sorge um das Wohl des Individuums bestimmt ist, gerät in Kriegzeiten nicht selten in Konflikt mit militärischen Erfordernissen, die durch allgemeine taktische und strategische Überlegungen bestimmt sind, in denen das Schicksal eines Einzelnen keine große Rolle mehr spielt. Die zunächst humanitär handelnden Ärzte erfüllen in der Regel ihre Funktion innerhalb des militärischen Apparates, indem sie zum einen der militärischen Führung wieder genügend Soldaten für einen neuen Kampfeinsatz zuführen – eine Situation, die nur schwer mit den ethischen Prinzipien des hippokratischen Eides zu vereinbaren ist –,[2] und zum anderen aus patriotischen Motiven ihre ganze wissenschaftliche Kapazität und Kreativität in den „Dienst des Vaterlandes" stellen, eine Entwicklung, die sich in den Weltkriegen des 20. Jahrhunderts überaus deutlich zeigte.[3]

Während die verbrecherischen Humanexperimente deutscher Mediziner in den Konzentrationslagern sowie in den Heil- und Pflegeanstalten seit Anfang der 1980er Jahre eine intensive wissenschaftliche Behandlung erfahren hatten, blieb die Militärmedizin lange im Schatten der historischen Forschung, sofern sie nicht an diesen beiden Themenbereiche beteiligt war. So konnte lange Zeit das Bild eines „sauberen Sanitätsdienstes" der Wehrmacht aufrecht erhalten werden, nicht zuletzt dadurch, dass in der ab 1957 erschienen Standeszeitschrift, den „Wehrmedizinischen Mitteilungen" (ab 1965 „Wehrmedizinische Monatsschrift" genannt), überwiegend ehemalige Mitarbeiter des Amtes „Chef des Wehrmachtsanitätswesens" und der Heeressanitätsinspektion über

---

1 BA-MA RH 12-23/947.
2 Vgl. Bleker (1987), Riedesser (1990).
3 Vgl. zum Ersten Weltkrieg zuletzt Eckart/Gradmann (2004).

die Zeit des Zweiten Weltkrieges berichteten.[4] Auch das monumentale Werk des ehemaligen Sanitätsoffiziers Hubert Fischer weist große strukturelle und systematische Schwachstellen auf: Da sich Fischer beim Zitieren seiner Quellen unpräzise und fahrlässig verhielt, bleibt sein Werk für die Wissenschaft nur eingeschränkt benutzbar, gewissermaßen als Steinbruch, dessen einzelne Bruchstücke immer einer zusätzlichen gründlichen Analyse und Überprüfung bedürften. Außerdem ließ Fischer eine kritische Distanz zu seinem Forschungsgegenstand vermissen, seine Kommentare und Bewertungen waren durchdrungen von militärischem Denken und uneingeschränkter Bewunderung für die Leistungen der deutschen Militärmedizin im Zweiten Weltkrieg.[5] Vor dem Hintergrund der kritischen Militärgeschichtsschreibung ab Mitte der 1980er Jahre und der intensiven Beschäftigung mit den Humanversuchen in den Konzentrationslagern entstanden zwei Aufsatzsammlungen, die bis heute grundlegend für die Militärmedizin sind: Zum einen der Band „Medizin und Krieg“,[6] herausgegeben von Johanna Bleker und Heinz-Peter Schmiedebach, der zwar einen größeren historischen Abschnitt (die Kriege seit 1865) beleuchtete, aber den Schwerpunkt dennoch auf der Zeit des Zweiten Weltkrieges legte. Dabei wurden vor allem grundlegende ethische Probleme sowie die Militarisierung des Gesundheitssystems in der Phase vor Beginn des Zweiten Weltkrieges thematisiert. Als zweite Aufsatzsammlung ist der von Ekkehart Guth herausgegebene Sammelband „Sanitätswesen im Zweiten Weltkrieg“ zu nennen,[7] in dem sich überwiegend Medizinhistoriker der Thematik annahmen. Dieser Band dokumentiert die gute Zusammenarbeit zwischen Militär- und Medizinhistorikern, die wesentlich zur Wissenssteigerung um die Vorgänge im Sanitätswesen während des Zweiten Weltkrieges beigetragen haben. Weitere Sammlungen von Aufsätzen zur Militärmedizin ergänzten das bereits vorhandene Bild.[8] Besondere Aufmerksamkeit wurde dabei immer wieder der Rolle der Militärärzte als „Gesundheitsführer“ gewidmet.[9]

Ab Mitte der 1990er Jahre intensivierte sich die wissenschaftliche Auseinandersetzung mit der Militärmedizin erneut, vor allem anlässlich des 50. Jahrestages des Nürnberger Ärzteprozesses. In der Nachfolge von Alexander Mitscherlich und Fred Mielke, die die erste und in ihrer Zeit kaum wahrgenommene Dokumentation des Prozesses verfasst hatten, gaben Angelika Ebbinghaus, Klaus Dörner und Karsten Linne nicht nur eine fast komplette Dokumentensammlung auf Mikrofiche heraus,[10] sondern publizierten auch einen

4 Vgl. z.B. Hartleben (1961) und Bringmann (1984). Hartleben war während des Krieges Leiter der Organisationsabteilung der Heeressanitätsinspektion gewesen, Bringmann ein ehemaliger Kriegsberichterstatter, vgl. Neumann (2005), S. 11f.

5 Fischer (1982ff.).

6 Bleker/Schmiedebach (1987).

7 Guth (1990)

8 Ruprecht/Jenssen (1991), Winau/Müller-Dietz (1994).

9 Fahrenbach/Thom (1991).

10 Dörner u.a. (2000).

Sammelband, der den neuesten Forschungsstand zu den in den Konzentrationslagern durchgeführten Menschenversuche darstellte.[11] Gleichzeitig erschienen noch zahlreiche andere Beiträge zum Ärzteprozess im Gesamtzusammenhang der juristischen Verfolgung der NS-Verbrechen,[12] aber auch zu seinen ethisch-moralischen Grundsätzen und seiner Wirkungsgeschichte.[13]

Der Publizist Ernst Klee, der schon früh auf die personellen Kontinuitäten bei den Ärzten nach 1945 hingewiesen und die Beteiligung von Ärzten am Holocaust nachgezeichnet hatte,[14] erweiterte das Blickfeld und thematisierte vor allem die ausgebliebene juristische Verfolgung der begangenen Verbrechen nach dem Krieg sowie die fast bruchlosen Karrieren der meisten Mediziner.[15] Militärärzte kommen in diesen Untersuchungen immer wieder vor, besonders von der Luftwaffe, da diese besonders an den Medizinverbrechen beteiligt waren.

Immer mehr Organisationen des Wehrmachtsanitätsdienstes wurden wissenschaftlich untersucht, vor allem im Rahmen medizinischer Dissertationen, die einzelne Institute der Militärärztlichen Akademie oder spezielle Themenbereiche wie z.B. die Bekämpfung der Geschlechtskrankheiten behandelten.[16] Eine umfassende Darstellung der Heeressanitätsinspektion und der Militärärztlichen Akademie durch einen der Herausgeber erschien im Jahr 2005.

Die wissenschaftliche Beschäftigung mit der (medizinischen) Wissenschaft während des Zweiten Weltkrieges erlebte einen neuen Höhepunkt mit der Einsetzung der „Präsidentenkommission der Max-Planck-Gesellschaft zur Erforschung der Geschichte der Kaiser-Wilhelm-Gesellschaft im Nationalsozialismus". Die hierbei gewonnen Ergebnisse, z.B. zur Zusammenarbeit von Industrie, Militär und wissenschaftlichen Instituten der KWG bei der Kampfstoffforschung,[17] erfordern zum Teil eine Neuinterpretation des Bildes von NS-Wissenschaft, die keineswegs als „Pseudowissenschaft" zu bezeichnen ist. Vielmehr wird immer deutlicher, wie sehr sich renommierte und anerkannte Wissenschaftler bereitwillig in den Dienst des NS-Regimes gestellt haben und mit ihrer Forschertätigkeit den Ausgang des Krieges zu Gunsten des Deutschen Reiches beeinflussen wollten. Zu ähnlichen Ergebnissen kommt auch die Forschergruppe zur Geschichte der DFG, deren medizinhistorischer Teil seit 2002 am Institut für die Geschichte der Medizin in Heidelberg angesiedelt ist.

Diese Umwertung alter Geschichtsbilder relativiert aber in keiner Weise die Verbrechen, die im Namen deutscher Mediziner während des Krieges gescha-

11 Ebbinghaus/Dörner (2001).
12 Eckart (1999).
13 Mausbach (1989), Peter (1994), Kolb/Seithe/IPPNW (1998) und Opitz (1999).
14 Klee (2001a).
15 Klee (2001b).
16 Rädisch (1994), Kupplich (1996), Alex (1998), Berger (1998), Mai (2000), Behrendt (2002).
17 Schmaltz (2005).

hen, sondern offenbart im Gegenteil die schreckliche Normalität in den (militär)medizinischen Forschungsinstituten in der Zeit zwischen 1939 und 1945.

An diesen aktuellen Forschungstrend will dieser Sammelband anknüpfen, der eine Vielzahl von neuen Themenschwerpunkte aufgreift, die anhand von bisher kaum genutzten Quellenbeständen bearbeitet wurden. Neben dem rein auf Deutschland konzentrierten Blick weitet sich die Perspektive auch auf einen zumindest partiellen Vergleich mit anderen Ländern wie z.B. Großbritannien oder internationalen Organisationen. So beleuchtet Iris Borowy das ambivalente Verhältnis der Gesundheitsorganisation des Völkerbundes zum Deutschen Reich während des Zweiten Weltkrieges, das zwischen den Polen Ablehnung und Abhängigkeit hin und her schwankte, obwohl der humanitäre, völkerverbindende Gedanke des Völkerbundes im deutlichen Widerspruch stand zum rassistisch motivierten Angriffskrieg, den die deutsche politische und militärische Führung begonnen hatte.

Über den nationalen Rahmen hinaus geht auch die Analyse der deutschen Malariaforschung während des Zweiten Weltkrieges von Marion Hulverscheidt. Zwar liegt ihr Schwerpunkt auf den deutschen Dienststellen, doch wird immer wieder auch die Erfahrungen und Vorgehensweise der britischen Armee zum Vergleich herangezogen, um Unterschiede im Hinblick auf Malariatherapie und -prophylaxe deutlich zu machen und deutsche Besonderheiten herauszuarbeiten.

Anne Cottebrune zeigt in ihrem Beitrag, dass die serologische Rassendifferenzierung zwar auf eine längere Tradition seit Beginn des 20. Jahrhunderts zurückblicken kann, sich nach 1933 allerdings inhaltlich auf rassenhygienische Fragestellungen verengte und zunehmend auch Versuche an Menschen anstellte. Beispielhaft wird hierbei auf die Humanexperimente von Karl Horneck an kriegsgefangenen Angehörigen von Kolonialtruppen eingegangen.

Obwohl es auf dem europäischen Kriegsschauplatz nicht zum massenhaften Einsatz von chemischen und biologischen Kampfstoffen kam, spielte die Kampfstoffforschung eine nicht zu unterschätzende Rolle, weswegen ihr in diesem Sammelband auch zwei Beiträge gewidmet sind. Christoph Kopke und Gebhard Schulz greifen dabei ältere Forschungsergebnisse zu einem der führenden Wehrtoxikologen der Wehrmacht, Wolfgang Wirth, auf. Über die Rolle Wirths, unter anderem Leiter des Instituts für Pharmakologie und Wehrtoxikologie der Militärärztlichen Akademie, streitet sich seit Jahren die historische Wissenschaft, da er zwar nicht direkt an Kampfstoffversuchen in Konzentrationslagern beteiligt war, aber zumindest Kenntnis davon hatte und über ihre Ergebnisse unterrichtet wurde. Deshalb ist dieser Aufsatz auch ein Beitrag dazu, das Verhalten einzelner Militärmediziner auf der Basis der vorhandenen Dokumente differenziert zu betrachten und ihre jeweilige Verantwortung für Verbrechen u.ä. konkret herauszuarbeiten. Diesem Einzelbeispiel steht die umfassende Analyse der Kampfstoffforschung an der Militärärztlichen Akademie und mehreren Universitätsinstituten von Florian Schmaltz gegenüber. Er dokumentiert die umfangreichen Forschungen auf diesem heiklen Forschungsfeld, auf dem die Wissenschaftler dank der polykratischen Herrschaftsstrukturen des NS weit reichende Handlungsspielräume besaßen, um ihre Forschungen voran zu treiben. Entgegen der bislang in der historischen Forschung angenommenen Meinung verhinderte die Polykratie hier keineswegs eine effiziente Forschungsorganisation.

Zum selben Ergebnis kommt Alexander Neumann bei seiner Untersuchung der Ernährungsphysiologie im Zweiten Weltkrieg, deren vorherrschendes Ziel die Leistungssteigerung der eigenen Soldaten war. Die dafür von Wehrmachtsärzten vor allem an kriegsgefangen Soldaten der Roten Armee durchführten Humanversuche, bei denen der Tod der Versuchspersonen bewusst in Kauf genommen wurde, wurden von Vertretern aller Wehrmachtteile und zuletzt auch der SS auf gemeinsamen Sitzungen diskutiert. Ähnliches galt auch für den Einsatz von pharmakologischen leistungssteigernden Mitteln wie Pervitin. Ebenfalls das Feld der Ernährung betrifft der Aufsatz von Ulrike Thoms zur Verpflegung der Wehrmacht zwischen 1933 und 1945. Sie zeigt dabei auf, wie stark die Wehrmacht wegen zahlreicher Schwierigkeiten spätestens ab Mitte des Krieges von den vorgesehenen Verpflegungssätzen abweichen musste. Trotz umfangreicher wissenschaftlicher Forschung auf dem Ernährungsgebiet herrschte bald das Diktat der puren Not, obwohl die hohe Bedeutung der Ernährung für die Kriegsführung zumindest bei Militärärzten und den zuständigen Dienststellen klar erkannt worden war.

Wolfgang U. Eckart geht in seinem Beitrag über „Krankheit und Verwundung im Kessel von Stalingrad“ auf die konkrete Situation der Wehrmacht in der entscheidenden Phase des Angriffskrieges gegen die Sowjetunion ein. Das Erlebnis von Stalingrad gehört – zusammen mit dem Erleben der Verwundbarkeit der Zivilbevölkerung durch die alliierten Bombenangriffe auf zivile Ziele in Deutschland – zweifellos zu den traumatischsten Ereignissen des Zweiten Weltkriegs aus deutscher Perspektive. Es markiert den in weiten Kreisen der Bevölkerung so empfundenen Beginn des Zusammenbruchs der Front in der besetzten Sowjetunion und ist damit zugleich Wendepunkt des Krieges. Und es markiert die Manifestation des Leidens der verratenen und sinnlos der Vernichtung preisgegebenen deutschen Soldaten im Osten und ihrer hoffnungslosen Angehörigen in der Heimat. Der medizinischen Situation im Kessel von Stalingrad ist bislang nur wenig Aufmerksamkeit gewidmet worden; ihre Rekonstruktion aber ist außerordentlich aussagekräftig hinsichtlich des Erlebens der Einkesselungssituation ebenso wie hinsichtlich der menschenverachtenden politischen und militärischen Führung, die lediglich aus propagandistischen Gründen, die Vernichtung der 6. Armee in Stalingrad billigend in Kauf nahm, das Schicksal der eingeschlossenen Soldaten verlogen kaschierte und noch dazu die Gesamtsituation als medizinisches „Hungerexperiment“ im großen Stil deklarierte.

Schließlich wertet Peter Steinkamp in seinem Beitrag zu den autoerotischen Unfällen mit den Sektionsprotokollen der Militärärztlichen Akademie einen bisher unbenutzten Quellenbestand aus, der ein bislang tabuisiertes Kapitel der

Militärgeschichte näher beleuchtet. Damit wird der Geschichte der Sexualität in Kriegszeiten ein interessantes Kapitel hinzugefügt.

Wir hoffen, dass die Aufsätze dieses Bandes die wissenschaftliche Diskussion vorantreiben, einen Ausgangspunkt für weitere Forschungen bilden und einem interessierten Publikum einen Überblick über den momentanen Stand der deutschen Militärmedizinforschung bieten. Einen Anspruch auf Vollständigkeit erhebt dieser Sammelband dabei keineswegs, zu viele spannende und bislang unerforschte Bereiche konnten nicht berücksichtigt werden oder harren immer noch der Bearbeitung.

Die Entstehung dieses Bandes war das Werk zahlreicher Personen, denen abschließend hier gedankt werden soll. Zuerst möchten wir allen Autoren für ihre produktive Mitarbeit danken sowie ihr Verständnis für die Wünsche der Herausgeber. Dann gilt unser Dank dem Schoeningh-Verlag und seinem Lektor Michael Werner, der unserem Anliegen von Anfang an sehr aufgeschlossen gegenüber stand und hilfreich begleitete. Zuletzt danken wir Gabriel Neumann für die formale Erstellung des Manuskripts und die Erstellung des Namensregisters.

Wolfgang U. Eckart — Alexander Neumann

Mai 2006

Literatur

Alex, Christoph: Das Institut für wehrgerichtliche Medizin der Militärärztlichen Akademie in Berlin 1938-1945, diss. med. Leipzig 1998.

Behrendt, Philipp: Die Beratenden Chirurgen des deutschen Heeres 1939-1945, diss. med. Freiburg 2002.

Berger, Georg: Die Beratenden Psychiater des deutschen Heeres 1939 bis 1945, Frankfurt a. M. u.a. 1998.

Bleker, Johanna/Schmiedebach, Heinz-Peter (Hrsg.): Medizin und Krieg. Vom Dilemma der Heilberufe 1865 bis 1985, Frankfurt a .M. 1987.

Bleker, Johanna: Medizin im Dienst des Krieges – Krieg im Dienst der Medizin. Zur Frage der Kontinuität des ärztlichen Auftrages und ärztlicher Werthaltungen im Angesicht des Krieges, in: Dies./Schmiedebach, Heinz-Peter (Hrsg.), Medizin und Krieg. Vom Dilemma der Heilberufe 1865 bis 1985, Frankfurt a .M. 1987, S. 13-28.

Bringmann, Karl: Verwundetentransport im Zweiten Weltkrieg, in: Wedel, Karl-Wilhelm (Hrsg.), Verwundetentransport gestern und heute, Koblenz 1984, S. 23-29.

Dörner, Klaus u.a. (Hrsg.): Der Nürnberger Ärzteprozess 1946/47. Wortprotokolle, Anklage- und Verteidigungsmaterial, Quellen zum Umfeld, München 2000.

Ebbinghaus, Angelika/Dörner, Klaus (Hrsg.): Vernichten und Heilen. Der Nürnberger Ärzteprozess und seine Folgen, Berlin 2001.

Eckart, Wolfgang U./Gradmann, Christoph: Medizin, in: Hirschfeld, Gerhard/Krumeich/Renz, Irina (Hrsg.): Enzyklopädie Erster Weltkrieg, Paderborn u.a. 2004, S. 210-219.

Eckart, Wolfgang U.: Der Nürnberger Ärzteprozess, in: Ueberschär, Gerd R. (Hrsg.), Der Nationalsozialismus vor Gericht. Die alliierten Prozesse gegen Kriegsverbrecher und Soldaten 1943-1952, Frankfurt a. M. 1999, S. 73-85.

Fahrenbach, Sabine/Thom, Achim (Hrsg.): Der Arzt als „Gesundheitsführer". Ärztliches Wirken zwischen Ressourcenerschließung und humanitärer Hilfe im Zweiten Weltkrieg, Frankfurt a. M. 1991.

Fischer, Hubert: Der deutsche Sanitätsdienst 1921-1945, 5 Bde., Osnabrück 1982ff..

Guth, Ekkehart (Hrsg.): Sanitätswesen im Zweiten Weltkrieg, Herford/Bonn 1990.

Hartleben, Hans (1961): Die organisatorische Entwicklung des Heeres-Sanitätswesens von 1930 bis 1943, in: Wehrmed. Mschr. 5 (1961), S. 92-96, 108-111, 155-159.

Klee, Ernst: Auschwitz, die NS-Medizin und ihre Opfer, Frankfurt a. M ²2001a.

Klee, Ernst: Deutsche Medizin im Dritten Reich. Karrieren vor und nach 1945, Frankfurt a. M. 2001b.

Kolb, Stephan/Seithe, Horst/ IPPNW (Hrsg.): Medizin und Gewissen. 50 Jahre nach dem Nürnberger Ärzteprozess, Frankfurt a. M. 1998.

Kupplich, Yvonne: Funktion und Leistungen der Beratenden Internisten im Heeressanitätsdienst der deutschen Wehrmacht 1939-1945, diss. med. Leipzig 1996.

Mai, Alexander: Geschlechtskrankheiten als Gegenstand präventiven und therapeutischen Wirkens im Wehrmachtsanitätswesen von 1934 bis 1945, diss. med. Leipzig 2000.

Mausbach, Hans: Der Nürnberger Ärzteprozess – Wirkungen und Nachwirkungen, in: Thom, Achim/Rapoport, Samuel Mitja (Hrsg.), Das Schicksal der Medizin im Faschismus. Auftrag und Verpflichtung zur Bewahrung von Humanismus und Frieden, Neckarsulm/München 1989, S. 260-266.

Neumann, Alexander: „Arzttum ist immer Kämpfertum". Die Heeressanitätsinspektion und das Amt „Chef des Wehrmachtsanitätswesens" im Zweiten Weltkrieg (1939-1945), Düsseldorf 2005.

Opitz, Ulrich-Dieter (Bearb.): Medizinverbrechen vor Gericht. Das Urteil im Nürnberger Ärzteprozess gegen Karl Brandt und andere sowie aus dem Prozess gegen Generalfeldmarschall Milch, Erlangen/Jena 1999.

Peter, Jürgen: Der Nürnberger Ärzteprozess im Spiegel seiner Aufarbeitung anhand der drei Dokumentensammlungen von Alexander Mitscherlich und Fred Mielke, Münster/Hamburg 1994.

Rädisch, Falk: Die Sulfonamidtherapie im Heeres-Sanitätsdienst der deutschen Wehrmacht, diss. med Leipzig 1994.

Riedesser, Peter: Ethische Dimensionen und psychologische Gegebenheiten der militärärztlichen Arbeit im Zweiten Weltkrieg, in: Guth, Ekkehart (Hrsg.), Sanitätswesen im Zweiten Weltkrieg, Herford/Bonn 1990, S. 209-224.

Ruprecht, Thomas M./Jenssen, Christian (Hrsg.): Äskulap oder Mars? Ärzte gegen den Krieg, Bremen 1991.

Schmaltz, Florian: Kampfstoff-Forschung im Nationalsozialismus. Zur Kooperation von Kaiser-Wilhelm-Instituten, Militär und Industrie, Göttingen 2005.

Winau, Rolf/Müller-Dietz, Heinz: Medizin für den Staat – Medizin für den Krieg. Aspekte zwischen 1914 und 1945: Gesammelte Aufsätze, Husum 1994.

Freundschaft, Feindschaft, Neutralität? Die LNHO des Völkerbundes und das Deutsche Reich während des Zweiten Weltkriegs[1]

IRIS BOROWY

Im Krieg ist Gesundheit von zentraler Bedeutung. Kriegführung bedeutet das Bemühen der Kriegsparteien, die Kampfkraft des Gegners zu schwächen und die eigene zu stärken, und diese Kampfkraft beruht zu einem erheblichen Teil auf der Leistungsfähigkeit, sprich der Gesundheit, von Soldaten und Zivilbevölkerung.[2] Informationen über Epidemien, Ernährungszustand u.ä. der Bevölkerung in Kriegsgebieten sind daher unweigerlich für teilnehmende Regierungen von großem Interesse. International werden solche Daten in Friedens- wie Kriegszeiten von internationalen Gesundheitseinrichtungen gesammelt. Diese Institutionen besitzen dafür das Know-how und die Infrastruktur von Informationsquellen, wobei sie zwangläufig darauf angewiesen sind, dass dieser Informationsfluss aus möglichst weiten Gebieten, einschließlich denen von Krieg führenden Staaten, nicht versiegt. Diese Gefahr besteht, denn jede Kriegspartei muss daran interessiert sein, die Verbreitung strategischer Informationen über die eigene Bevölkerung zu verhindern und ist daher versucht, Daten zurückzuhalten oder zu fälschen. Das Verhältnis zwischen nationalen Regierungen und internationalen LNHOen schwankt daher zwischen gegenseitiger Abhängigkeit, Zusammenarbeit und Misstrauen.

Die Beziehung zwischen dem Deutschen Reich und der Gesundheitsorganisation des Völkerbundes (*League of Nations Health Organisation*, LNHO) während des Zweiten Weltkrieges war zusätzlich dadurch kompliziert, dass Deutschland bereits 1933 aus dem Völkerbund ausgetreten war, dass ideologische Unvereinbarkeiten unübersehbar waren und bereits seit Jahren offiziell keine Kontakte mehr existierten. In ihrem Fall begann die widersprüchliche Mischung von trennenden und verbindenden Interessen nicht erst mit Ausbruch des Krieges. Sie besaß vielmehr eine lange Tradition.[3]

Die LNHO war die erste weltweit agierende Organisation, die sich mit einem weiten Spektrum von Gesundheitsthemen befasste.[4] 1920/21 teilweise unter dem Eindruck der Fleckfieberepidemie in Osteuropa gegründet, fußte sie

1 Ich danke der Deutschen Forschungsgemeinschaft, deren großzügige Unterstützung des Forschungsprojektes zur Geschichte der Gesundheitsorganisation des Völkerbundes (GR 440/8) die Arbeit an diesem Aufsatz ermöglicht hat.

2 Ausführlich zum Verhältnis von Krieg und Gesundheit siehe Taipale (2002).

3 For eine detailliertere Darstellung des Verhältnisses der Weimarer Republik zur LNHO siehe Borowy (2005).

4 Ein gutes Jahrzehnt älter war das Office International d'Hygiène Publique (OIHP), deren Mandat sich jedoch weitgehend auf die Beschäftigung mit einer begrenzten Anzahl von Infektionskrankheiten beschränkte. Für eine wohlwollende Darstellung siehe Goodman (1971).

zunächst auf der Tradition der Seuchenbekämpfung und Quarantänediskussion des 19.Jahrhunderts, weitete ihr Arbeitsspektrum jedoch rasant aus. In den dreißiger Jahren ging ihr Schwerpunkt auf den präventionsorientierten sozialmedizinischen Bereich über.[5]

Strukturell gliederte sie sich in ein Komitee, einen Rat sowie eine Gesundheitssektion, die integraler Bestandteil des Völkerbundssekretariats war. Entscheidungstragendes Organ war das Komitee, das aus einer wechselnden Anzahl von internatonalen Mitgliedern bestand, die ein- bis zweimal im Jahr zusammentrafen, die bisherige Arbeit besprachen und über die zukünftige beschieden. Ausführendes Organ war die Gesundheitssektion, dessen achtundzwanzig Angestellte, davon zehn wissenschaftliche Mitarbeiter, es 1938 zur größten Sekretariatsabteilung machten.[6] Die Hauptarbeit der Sektion bestand in der Erstellung von zahlreichen Berichten auf der Basis von gesammelten nationalen Daten, der Führung der umfangreichen Korrespondenz und der Konzeptionierung und Durchführung beschlossener Schwerpunktprojekte. Ihr Medizinischer Direktor war bis 1939 der Bakteriologe Ludwik Rajchman. Seine dynamische Persönlichkeit war lange die Seele der Organisation und schlug sich in zahlreichen Initiativen und einem breiten Aktionsradius nieder. Allerdings galten sein aktivistischer Stil und seine sozialpolitischen Ansichten manchen Kollegen und Regierungen als zu „radikal“ und schreckten gelegentlich ab. In Deutschland war er schon aufgrund seiner polnischen Nationalität suspekt. So kursierten 1926 in Berlin Gerüchte, Rajchman versuche, eine deutsche Mitgliedschaft in der LNHO zu verhindern, da er fürchte Deutschland werde ihn, einen Polen, der zudem angeblich die mittel- und osteuropäischen Staaten bevorzuge, als Medizinischen Direktor nicht dulden.[7]

Diese Gerüchte waren unwahr, und sie verhinderten auch nicht den deutschen Beitritt zum Völkerbund und die damit zusammengehende Zusammenarbeit mit der LNHO. Aber sie deuten bereits die Sensibilität des Verhältnisses zwischen Deutschland und dieser Institution an. Es war durchweg geprägt von dem deutschen Bestreben einerseits, an den internationalen medizinischen Entwicklungen teilzuhaben und anerkannt zu sein, andererseits von der tiefen Aversion gegen die Institution des Völkerbundes. Diese behinderte nach dem Ersten Weltkrieg die Kooperation deutscher Wissenschaftler bei von Genf aus organisierten Aktivitäten. Noch 1927 erschienen Kommentare in der konservativen Presse, die in emotionalen Formulierungen vor der LNHO als Medium französischer und englischer Hegemonialpolitik warnten.[8]

Die vergleichsweise fruchtbarste Zusammenarbeit gelang während der Jahre der deutschen Mitgliedschaft im Völkerbund, 1927 bis 1933. Mit zwei deut-

---

5 Siehe Dubin (1995).
6 Official Journal, October 1938, S. 764. Vgl. Goodman (1971), S. 113.
7 Zeiss an AA, 24.5.1926, PAAA, Das Hygiene-Komitee des Völkerbundes, Bd. 6, R 65503.
8 Sie wurden zu dem Zeitpunkt jedoch im Auswärtigen Amt als veraltet abgetan. Siehe Karo (1927) sowie handschriftliche Notiz, PAAA, Die Hygienesektion des Völkerbundes, Bd. 5, R 65753.

schen Mitgliedern war Deutschland im Komitee stark vertreten und war zudem in zahlreichen Arbeitsprogrammen aktiv eingebunden. Zwischen Januar 1927 und Dezember 1932 unternahmen nicht weniger als sechs Kommissionen Arbeitsreisen oder -treffen in Deutschland.[9] Im Gegenzug nahmen Deutsche regelmäßig an Studienreisen in andere Länder teil, und deutsche Vereinigungen und Berufsverbände erhielten Informationen über Veröffentlichungen der LNHO.[10] Deutschland wurde fest in das Programm des Medizineraustausches integriert, in dem insbesondere Nachwuchskräfte aus Asien oder Südosteuropa in westlichen Staaten Erfahrungen sammeln konnten, und deutsche Forschungseinrichtungen wandten sich an die LNHO in der Hoffnung, Finanzhilfen für eigene Forschungsprojekte zu erhalten. Außerdem sandten einzelne deutsche Forscher ihre Arbeiten nach Genf in der Hoffnung, dort ihre Anliegen gefördert zu finden.[11] So war trotz aller Vorsicht und erheblichen Misstrauens Anfang der dreißiger Jahre ein Stadium erreicht, in dem Deutschland eine feste Größe in der Arbeit der Organisation darstellte, die ihrerseits Wertschätzung in Berlin genoss.[12]

Doch diese Kooperation lief der zunehmend nationalistischen Stimmung in Deutschland zuwider. Der häufige Gedankenaustausch von deutschen Experten mit Kollegen aus anderen Ländern förderte Vergleiche mit dem eigenen Land, und verschiedentlich wurde angeregt, positive Beispiele anderer Länder zu übernehmen.[13] Andere Erlebnisschilderungen gingen weit darüber hinaus und konnten aus nationalkonservativer Sicht bedenkliche Formen annehmen. So übernahm Oberregierungsrat Breger die Sprache des Briand-Plans, als er sich auf einer Studienreise nach Frankreich im Frühjahr 1930 als Bruder „des sehr nahen Paneuropas empfangen“ sah. Breger, einige Jahre zuvor noch Kritiker der vermeintlich deutsch-feindlichen Politik der LNHO, befürwortete nun die Bekenntnisse zur Versöhnung und zum Pazifismus des Vertreters von Lunéville und kommentierte begeistert die völkerverbindenden Auswirkungen der internationalen Gesundheitsarbeit. Bregers Bericht war zudem insofern bemerkenswert, als er im Detail das Ausmaß der Zerstörung beschrieb, die der Krieg in Frankreich hinterlassen hatte, so dass Frankreich und Franzosen

9 Paul Weindling listet die Besuche folgender Kommissionen auf: Pocken (1927), biologische Standardisierung, Landhygiene (1928), Sozialmedizin (1929), Gesundheitserziehung (1930), Ernährung (1932), Weindling (2000), S. 219.

10 Olsen an Vertreter der Deutschen Hygienischen Gesellschaft, der Deutschen Gesellschaft für öffentliche Gesundheitspflege, der Deutschen Sozialhygienischen Gesellschaft, der Vereinigung Deutscher Kommunal-, Schul- und Fürsorgeärzte, den Deutschen Verein der ärztlichen Kommunalbeamten, 4.1.1929, und jeweilige Antwort, ASDN, R 5871/8A /3177/1990.

11 Siehe diverse Briefwechsel in ASDN, R 987/12 B/54519/54424; R 987/12 B/54461/54461; R 1000/12 B/63633/63633; R 1000/12 B/961/961.

12 Hamel berichtete zunehmend positiv von der Arbeit des Komitees. Vgl. etwa Bericht Hamel an RM des Innern, 26.6.1931, BArch R 1501/126348.

13 Hamel an RMI, 27.4.1931, BArch R 1501 / 126348. Bericht Breger an das Reichsgesundheitsamt, 14.3.1924, PAAA, Das Hygienekomitee des Völkerbundes, Bd. 2, R 65497.

nicht, wie sonst üblich, als Täter, sondern als Opfer erschienen.[14] Eine zunächst geplante Veröffentlichung im Reichsgesundheitsblatt wurde auf Druck des Innenministeriums auf sehr kurze Ausschnitte über rein medizinische Beobachtungen beschränkt.[15] Auch im medizinischen Bereich dominierten in Berlin und Genf gegenläufige Entwicklungen. Während sich die LNHO ab den frühen dreißiger Jahren schwerpunktmäßig sozialmedizinischen Themen zuwandte, wurden in Deutschland sozialreformerische Ansätze in Bereich der Medizin durch biologistisches Denken verdrängt. Die Sorge um das Wohlergehen des Einzelnen wich dem Bemühen um die Stärke des „Volkskörpers,“[16] und in 1933 herrschte in einflussreichen Teilen der deutschen Ärzteschaft heftige Abneigung gegen sozialhygienische Einrichtungen.[17] Nach der nationalsozialistischen Machtergreifung 1933 wurde diese Entfremdung zu einem Aspekt allgemeiner politisch-ideologischer Distanzierung von allem, was mit dem Völkerbund zusammenhing.

Der Richtungswechsel der neuen Regierung in Berlin zeigte sich rasch. Die geplante Entsendung einer Kommission nach Deutschland zur Untersuchung der psychischen Folgen der Weltwirtschaftskrise wurde offiziell als gegenwärtig nicht opportun abgelehnt, sollte tatsächlich jedoch nicht verschoben, sondern „nach Möglichkeit“ ganz verhindert werden.[18] Auch die deutsche Mitarbeit im Komitee stand nun zur Disposition. Zwar hatte der neue Präsident des Reichsgesundheitsamtes, der ideologiekonforme Hans Reiter, durchaus Interesse daran, seinen Sitz im Komitee einzunehmen,[19] aber Mitte Oktober 1933 hatten im Reichsinnenministerium die Vorbereitungen für den Austritt aus dem Völkerbund bereits begonnen, und eine Zusammenarbeit kam nicht mehr in Frage.[20] Alle deutschen „Mitglieder von Ausschüssen des Völkerbundes“ erhielten Weisung, „sich bis auf weiteres jeder in Frage kommenden Mitwirkung zu enthalten.“ Dabei nahmen Arbeitsgruppen der LNHO einen breiten Raum ein.[21] Bemerkenswerterweise wurde die deutsche Mitarbeit an dem *Office International d'Hygiène Publique*, OIHP, trotz dessen eindeutig französischen Charakters unter Hinweis auf internationales Vertragsrecht und die Interessen der deutschen Seeschifffahrt beibehalten.[22] Tatsächlich mochte es bereits Pläne für eine spätere Umwandlung des Büros in eine internationale Einrichtung unter deutscher Kontrolle geben.[23]

14 Breger Bericht: 21.3.1931, BArch R 1501/126348.
15 Hamel an RMI, 21.3.1931, Taute, RMI, an Hamel, 14.4.1931, BArch R 1501/126348.
16 Siehe Moser/Fleischhacker (2002), S. 156-158.
17 Eckart (2001), S. 344.
18 Taute an Hamel, Februar 1933, BArch R 1501/126348.
19 Vgl. Reiter an RMI, 9.10.1933, BArch R 1501/12534.
20 Protokoll: Verlauf und Ergebnis der am 24.des Monats im AA abgehaltenen Ressortbesprechung über die Auswirkungen des deutschen Austritts aus dem Völkerbund, 27.10.1933R, BArch 1501/126349.
21 Vgl. Von Bülow, AA, an RMI, 18.10.1933, BArch, R 1501/ 12534.
22 Vgl. Sitzungsvermerk von Ministerialrat Prof Dr Taute, 25.10.1933, BArch R 1501/ 12534.
23 S.u.

Am 27. Oktober wurden im Auswärtigen Amt die Austrittsmodalitäten beschlossen: Entsprechend den Vorgaben einer Textvorlage teilten die deutschen Kommissionsmitglieder in persönlichen, gleich lautenden Schreiben den betreffenden Vorsitzenden das Ende ihrer Mitarbeit mit, ohne „irgendwelche Worte des Dankes oder des Bedauerns hinzuzufügen."[24] Zu diesem Zeitpunkt hatten mindestens fünfzig Deutsche an Kommissionen, Konferenzen oder Studienreisen der LNHO mitgewirkt.[25] Widerspruch zum erzwungenen Austritt geht aus den Quellen nicht hervor. Selbst Bernhard Nocht, Leiter des Hamburger Instituts für Schiffs- und Tropenkrankheiten und deutsches Komiteemitglied der ersten Stunde und somit der Hygieneorganisation seit über zehn Jahren verbunden, erklärte umgehend seinen Austritt aus der Malaria-Kommission.[26] Lediglich Carl Prausnitz, Professor an der Universität Breslau, hoffte wohl zwischenzeitlich darauf, über Vermittlung der LNHO eine Stelle als Direktor des Labors für biologische Standards in London zu erhalten. Er bestätigte die Beendigung seiner Mitarbeit erst, als das Preußische Wissenschaftsministerium seine Gehaltsbezüge einbehielt.[27] Eine gewisse Ausnahme wurde für Professor Martenstein gemacht, der an einer Untersuchung über Syphilis arbeitete. Seine Arbeit war nicht nur Bestandteil eines seit mehreren Jahren laufenden Projektes der LNHO, sondern wichtig für deutsche Seeleute, die, da sie naturgemäß viel reisten, von einheitlichen Standards in den Häfen vieler Länder profitieren würden.[28] Die Bereitwilligkeit, mit der offenbar fast alle Betroffenen ihre Verbindungen zur LNHO lösten,[29] hatte zweifellos viele Gründe: politischer und wirtschaftlicher Druck, unterschwellige Ablehnung des Völkerbundes und die gerade unter Medizinern verbreitete Affinität zu einer Regierung, die ihrem elitebewussten, biologistischen Denken nahe zu stehen schien.[30] Dennoch bleibt es bemerkenswert, dass auch Leute, die zuvor

---

24 Protokoll Kommhoevener, AA, Besprechung zu Auswirkungen des deutschen. Austritt aus dem Völkerbund, 27.10.1933, BArch R 1501/ 12534; Briefvorlagen mit Begleitschreiben, 9.11.1933, BArch R 1501/12534. sowie Bestätigungen BArch R 1501/126349.

25 Vgl. Memo von Boudreau, Januar 1934, Annex 2, LNA, R 6110/8A/9088/9088.

26 Vgl. Nocht an RMI, 13.11.1933, BArch R 1501/126349.

27 Weindling (2000), S. 220; Preußisches Ministerium für Wissenschaft, Kunst und Volksbildung, 3.1.1934, an Prausnitz, sowie Prausnitz an RMI, 20.1.1923, beides BArch R 1501/126349. Prausnitz entschuldigte seine Verspätung damit, dass ihn das ursprüngliche Schreiben in England nicht erreicht habe.

28 Vgl. Reiter an RMI, 23.1.1934, AA an RMI, 19.2.1934, jeweils BArch R 1501/12534. Zum Projektabschluss genehmigte das Auswärtige Amt sogar im Herbst 1934 noch ein „privates" Treffen von Martenstein mit seinen Kollegen außerhalb von Genf. Vgl. Bericht Dt. Konsulat Genf, 18.9.1934, AA an RMI, 7.10.1934, und Dt Konsulat Genf an AA, 6.5.1933, BArch R 1501/12534.

29 Es gibt Hinweise darauf, dass Kolle sich möglicherweise nicht so leicht von der LNHO distanzierte. Die Einzelheiten liegen jedoch im Dunkeln. Rajchman schreibt: "Three cheers for old Kolle. I wish when you meet him you would say how very much we admire his courage and manliness", Rajchman an Madsen, 20.9.1934, Fonds L. Rajchman, AIP.

30 Zu Medizinern im Nationalsozialismus gibt es mittlerweile eine umfangreiche Literatur, von der hier nur einige Beispiele aufgeführt werden können: Schmiedebach (1983); Kater (2000). Vgl. auch Proctor (1999), S. 15.

von der Zusammenarbeit profitiert und sie positiv beurteilt hatten, sich relativ problemlos dazu bewegen ließen, diese von einem Tag auf den anderen zu beenden. Gleichzeitig manifestiert sich aber auch die Ambivalenz der deutschen Haltung. Das Prinzip einer Trennung von der LNHO wurde aufgeweicht, sobald konkrete deutsche Interessen ihm widersprachen.

Eine Sonderrolle nahm Otto Olsen ein, seit 1925 angestellter Mitarbeiter in der Sektion. Der Aufforderung des Reichsinnenministeriums, seine Mitarbeit aufzukündigen, widersprach das Auswärtige Amt, mit der offiziellen Begründung, dass Beamte erst Gelegenheit haben sollten, sich nach einer neuen Stelle umzusehen. Geheimnisvollerweise wurde Olsen in einem privatem Schreiben mitgeteilt, es bliebe „bezüglich seiner Person bei den mit Herrn Avenol getroffenen Vereinbarungen."[31] Wie auch immer diese Vereinbarungen mit dem Generalsekretär des Völkerbundes ausgesehen haben mögen, einige Zeit später kollidierte die deutsche Politik mit Olsens eigenem Bekenntnis zur LNHO. Ein Angebot, seine frühere Stelle an der Medizinischen Fakultät der Universität Berlin wieder einzunehmen, lehnte er mit dem Hinweis ab, dass er „selbst ordentliche Professuren an sehr bedeutenden ausländischen Universitäten [...] ausgeschlagen habe" und daher eine Rückkehr zu seinem früheren Posten für ihn „nicht mehr in Betracht kommen" könne.[32]

Offiziell war die deutsche Zusammenarbeit mit der LNHO Anfang 1934 beendet. Damit kam die Deutsche Regierung jedoch erneut in das Dilemma der frühen zwanziger Jahre: Wie sollte sie ihre Ablehnung des Völkerbundes mit ihrem Interesse an vorteilhaften Aktivitäten vereinbaren? Insbesondere die epidemiologischen Daten waren für deutsche Häfen unverändert wertvoll und wurden seit Jahren zur drahtlosen Weiterverbreitung nach Nauen gesandt. Diese Kooperation wurde mit der bemühten Argumentation beibehalten, dabei läge „lediglich eine geschäftliche Vereinbarung (vor) und nicht etwa eine internationale Konvention."[33] Auch sonst blieb ein rudimentärer Informationsfluss insoweit erhalten, wie in Genf und in Berlin Interesse an den Arbeiten der jeweils anderen Seite bestand. Das Konsulat in Genf berichtete regelmäßig über Aktivitäten der LNHO, und in Publikationen der LNHO wurden öffentlich zugängliche Forschungsergebnisse aus Deutschland weiter integriert.[34] Im Zusammenhang mit der Studie zur Wohnhygiene wurde Olsen im Februar 1936 sogar ein Besuch Deutschlands gestattet, unter der Maßgabe, dass er als

31 RMI an Olsen, 9.11.1933, und Kamphoevener an Abt. IV, Legationsrat Oster, 10.11.1933, jeweils PAAA, Akten betreffend Verwaltung und technische Fragen. Personal. Deutsches Personal im Gesundheitssekretariat, R 96816.

32 Olsen an den Dekan der Friedrich-Wilhelm Universität, Berlin, 19.1.1936, PAAA, Akten betreffend Verwaltung und technische Fragen. Personal. Deutsches Personal im Gesundheitssekretariat, R 96816.

33 Kamphoevener an Abteilungen V und VI, 11.11.1933, PAAA, Akten betreffend Verwaltung und technische Fragen. Personal. Deutsches Personal im Gesundheitssekretariat, R 96816.

34 Vgl. etwa Final Report of the Mixed Committee of the League of Nations on the Relation of Nutrition to Health, Agriculture and Economic Policy, 1.13.1937.II.A, Genf 1937.

Privatmann auftreten müsse.[35] Gelegentlich erbaten deutsche Stellen direkt die Zusendung Genfer Drucksachen, und vereinzelt korrespondierten deutsche Wissenschaftler über Forschungsergebnisse.[36] Reiter nahm weiter an den Sitzungen des Permanenten Komitees des *Office International d'Hygiène Publique* (OIHP) teil und traf dabei regelmäßig Mitglieder des Gesundheitskomitees des Völkerbundes.[37] Es ist anzunehmen, dass bei diesen Gelegenheiten auch Gespräche stattfanden. Nähere Überlieferungen dazu finden sich aber nicht.

Währenddessen wurde der Ausbruch eines Krieges immer greifbarer, und Themen mit Kriegsbezug begannen Einzug in die Arbeit der LNHO zu halten. Bereits im Juli 1937 bat die *British Medical Association*, sich mit der Frage der Kriegspsychologie zu befassen.[38] 1938 diskutierte man in Genf die Möglichkeit, Impfstoffe in das bürgerkriegsgeschüttelte Spanien zu senden, sowie die Gefahr von bakteriologischer Kriegsführung.[39] Ein Jahr später befasste sich Rajchman mit einer potentiellen Evakuierung von einer Million Kindern aus dem Stadtbereich von London, eine Drucksache seiner Abteilung über gesundes Wohnen schloss einen Abschnitt über Vorsorgemaßnahmen für Luftangriffe ein.[40] Spätestens im Frühjahr 1939 war ein Kriegsbeginn nur noch eine Frage der Zeit, und in Genf stellte sich die Frage nach politischer und ideologischer Positionierung. Das zentrale Anliegen des Völkerbundes war die Kriegsvermeidung bzw. die Wahrung von internationaler Neutralität und Kooperation, aber der Glaube daran war zunehmend begrenzt. Schweizer Behörden erkannten im Völkerbund eher eine pro-alliierte denn eine neutrale Institution, oder zumindest befürchteten sie, die deutsche Regierung, deren völkerbundfeindliche Haltung bekannt war, würden eine angeblich pro-alliierte Position des Völkerbundes als Vorwand für einen Einmarsch in die Schweiz verwenden. Es drohte die Ausweisung aus Genf, so dass Generalsekretär Joseph

35 Vgl. Kamphoevener an Abt. IV, Auswärtiges Amt, 12.2.1936, PAAA, Akten betreffend Verwaltung und technische Fragen. Personal. Deutsches Personal im Gesundheitssekretariat, R 96816.

36 Vgl. Deutsches Konsulat Genf an Auswärtiges Amt, 13.3.1939, siehe auch Korrespondenz allgemein in PAAA, Praktische Abteilung. Akten betreffend soziale und humanitäre Fragen, Pol IV, Bd. 1, R 102288; RMI an AA, 15.6.1939 und RGA an RMI, 30.5.1939, PAAA, Akten betreffend Verwaltung und technische Fragen. Deutsche Vertreter in Kommissionen, Hygiene Komitee, R 9683; vgl. Grützmacher an Olsen, 24.6.1927, ASDN, R6125/8A/28261/20823.

37 Das Permanente Komitee des OIHP war gleichzeitig Rag der LNHO. Zur Teilnahme an Sitzungen siehe etwa OIHP, Session du Mai 1936, Le Service sanitaire du port de Hambourg, par Dr. Peter, médecin du port, présenté par M. le Professeur Dr. Reiter, délégué de l'Allemagne, ASDN, R 6064/8A/21353/1064.

38 LNHO. Report to the Council on the Work of the Twenty-seventh Session of the Health Committee, Geneva, February 7th-9th, 1938, p. 6.

39 Rajchman to Madsen, 22 March and 21 Sept 1938, Archive of the Institut Pasteur (AIP), Correspondence Rajchman-Madsen.

40 AG's diary, Friday, March 10, 1939, Rockefeller Archive, RF, RG 1.1, Series 100, Box 22, Folder 181; C.H./Com.Hab./93 Notes on Air Raid Precautions, P.D. Adshead, 1939, p. 4.

Avenol Pläne für einen Umzug nach Vichy vorbereitete (bevor diese Stadt für ein politisches Programm stand).[41] Auch innerhalb der LNHO stand die Verpflichtung zur Neutralität teilweise zur Disposition. Im Mai legte der Vorsitzende des Gesundheitskomitees, der Franzose Jacques Parisot, dem französischen Verteidigungsministerium einen sanitären Bereitschaftsplan dar, in dessen Zentrum ein Gremium zur Koordination notwendiger Aufgaben stand: der Kampf gegen Epidemien, die Evakuierung von Zivilisten, weitere Arbeit in den Bereichen Ernährung und Standardisierung, die Produktion und Verteilung von Medikamenten sowie der Informationsaustausch innerhalb und zwischen alliierten, neutralen und feindlichen Staaten. Für diese Aufgaben dachte er an eine kleine Arbeitsgruppe der Westalliierten, im Kern bestehend aus einem Engländer, einem Franzosen und einem Berater gleich welcher Nationalität, die sich jeweils aus dem Komitee oder aus Kommissionen der LNHO rekrutieren sollten. Diese Leute könnten sich ihrer Erfahrungen und ihrer Kontakte aus der Arbeit mit der Genfer Einrichtung bedienen und ihren Zugang zu aktuellen Informationen der LNHO für ein Konzept nutzen, das bei Kriegsausbruch umgehend umgesetzt werden könne. Sein Plan löste ein positives Echo im Gesundheits- und Außenministerium aus. Allerdings kritisierte das Außenministerium, dass man sich auf diese Weise dem Vorwurf aussetzen werde, eine technische Unterorganisation des Völkerbundes zur Zusammenarbeit mit einer Kriegspartei zu bewegen, und damit ihre Neutralität und letztlich ihre Legitimation untergrabe.[42] Es gibt keine Hinweise darauf, dass Parisot seinen Plan weiter verfolgt oder den Kontakt zu anderen Mitgliedern des Komitees gesucht hätte. Sein Vorschlag führte daher nicht weiter. Aber er machte deutlich wie sehr der herannahende Krieg unter den Vorzeichen internationaler öffentlicher Gesundheit betrachtet wurde – und wie schwierig die Haltung einer zur Neutralität verpflichteten Organisation werden würde.

Nach Kriegsbeginn bemühte man sich in Genf zunächst um eine Vorbereitung auf eine zu erwartende Verschlechterung der Lage unter größtmöglicher Beibehaltung eines normalen Arbeitsbetriebes. Letzteres war nicht einfach, denn für eine Organisation, die so unmittelbar von internationalen Kontakten abhängig war wie die LNHO, musste alles, was den grenzüberschreitenden Verkehr von Personen, Gütern und Informationen erschwerte, unmittelbare Auswirkungen haben. So wurde eine Anzahl von Zusammenkünften, die für die nächste Zeit vorgesehen waren, auf unbestimmte Zeit verschoben.[43] In an-

41 Ghébali, réforme Bruce, p. 25; Walters, History League of Nations, p. 802.

42 Ministre de la Santé Publique to Président du Conseil, Ministre de la Défense Nationale et de la Guerre, 13 June 1939 and attached scheme outlined, untitled, unsigned and undated; Président du Conseil to Ministre des Affaires Etrangères, 4 July 1939; Ministre des Affaires Etrangères to Président du Conseil, Ministère de la Défense Nationale et de la Guerre, stamped 27 July 1939; all in AMAE, Serie SDN. IL – Hygiene. Nr. 1562. Composition du Comité d'Hygiene

43 Betroffen waren die Treffen der Arbeitsgruppe für körperliche Ertüchtigung, der Expertengruppen zu Ernährung, Syphilisdiagnose und Standardisierung von Vitaminen, die Sitzungen der Kommissionen zu körperlicher Ertüchtigung und Malaria, die Europäische Konferenz

deren Bereichen herrschte noch weitgehend Normalität. Die Informationen über meldungspflichtige Epidemiekrankheiten trafen zunächst bis auf Polen wie gewöhnlich ein.[44] Anfragen, ob die Standardisierungsarbeit der LNHO fortgeführt werden würde und das Labor in Kopenhagen entsprechend finanzielle Zuwendungen dafür erhielte, konnten eindeutig bejaht werden, [45] und auch die Arbeiten an der Todesursachenliste, zu der man mit dem Internationalen Institut für Statistik in Den Haag kooperierte, gingen nach vorübergehender Unterbrechung weiter.[46]

Die Nachrichten aus den Kampfgebieten machten allerdings die Bedrohlichkeit der Lage unübersehbar und in der Tat das Prinzip einer Neutralität fragwürdig. Von Professor Rudolf Weigl, dem Direktor des Instituts für Biologie der Universität Jana Kazimierza in Lwow und Erforscher des Fleckfieberimpfstoffes, mit dem man zusammengearbeitet hatte und dem das Institut Pasteur in Algier ein großzügiges – möglicherweise lebensrettendes – Arbeitsangebot machen wollte, hieß es gerüchteweise, er sei von den Deutschen deportiert worden, was sich allerdings später als falsch herausstellte.[47] Über den Verbleib zweier polnischer Komiteemitglieder der LNHO, Dr. Witold Chodzko und Dr. G. Szulc, war nichts bekannt.[48] Wiederholte Anfrage an das Internationale Rote Kreuz erbrachten einige Hinweise und Postkarten, die es erlaubten, im Winter 1939-40 etwas über das Schicksal einiger polnischer Kollegen zu erfahren. Teilweise ergaben die Nachfragen schlechte Nachrichten, wie im Fall von Czeslaw Wroczynski, der in einem sowjetischen Kriegsgefangenenlager gefunden wurde, aber das war immer noch besser als gar keine Informationen. Soweit möglich hielt der Leiter der Sektion, Raymond Gautier, brieflichen Kontakt.[49] Zumindest implizit richtete sich die Haltung der Sektion

---

zum Leben im ländlichen Raum sowie die Studienreisen zum Sanitärwesen und Hygienemuseen. C.H.1429, Note on the Continuation of the Health Organisation's Studies in the Fields of Nutrition, Housing, Physical Fitness and Clothing, 21.8.1939, S. 2; League of Nations, Chronicle of the Health Organisation, Vol. I, No.11, November 1st, in: LON Archive, SDN Chronique de l'Organisation d'Hygiène 1939-1945, Collection No. 934-5, 1939, S. 70; League of Nations, Chronicle of the Health Organisation, Special Number, December 1945, S. 3f.

44 League of Nations, Chronicle of the Health Organisation, Vol.I, No.11, November 1st, 1939, in: LON Archive, SDN Chronique de l'Organisation d'Hygiène 1939-1945, Collection No. 934-5, S. 72.

45 Gautier an Madsen , 11.10.1939, ASDN, 8A/39052/39052//Box R 6149/1933-47

46 Biraud an Huber, 10.10.1939, 8D/38544/1993/Box R 6206 (1933-46).

47 Gautier an Generalkonsul der Republik Polen, Genf, 7.11.1939 sowie Antwort, 10.11.1939; ASDN 8A/39052/39052//Box R 6149/1933-47; Emond Sergent, Institut Pasteur Algérie, an Gautier, ASDN, 29.9.19398A/39052/39052//Box R 6149/1933-47.

48 League of Nations, Chronicle of the Health Organisation, Vol. I, No.12, December 1st, 1939, in: LON Archive, SDN Chronique de l'Organisation d'Hygiène 1939-1945, Collection No. 934-5, S. 73.

49 Anigstein siedelte nach to New York über. Weigl, Direktor des Biologieinstitutes der Universität Lwow und Entdeckter des Fleckfieberimpfstoffes, blieb zunächst an seinem Institut. Marcin Kacprzak, Josef Celarek, Gustaw Szulc, Zygmunt Rudolf, Alexander Szniolis and

damit gegen die Politik der deutschen Regierung, ohne dass dies jedoch praktische oder politische Auswirkungen gehabt hätte.

Ähnliches galt auch für die Frage der Flüchtlingsbewegungen, mit der sich die LNHO in den folgenden Wochen schwerpunktmäßig befasste. Bereits im September fragte der rumänische Gesundheitsminister an, inwieweit die LNHO plane, angesichts der polnischen Flüchtlinge, die in die angrenzenden Staaten strömten, ein gemeinsames Hygienevorgehen aller betroffenen Staaten zu organisieren.[50] Eine Aufklärungsreise von Gautier nach Bukarest, Budapest und Belgrad erbrachte, dass sich etwa 10.000 polnische zivile Flüchtlinge in Rumänien und ca. 6.000 in Ungarn aufhielten. Hinzu kamen etwa jeweils 21.000 bzw. 16.000 polnische Soldaten. Ein akutes Eingreifen schien jedoch nicht notwendig, denn nach dem Einrücken der Roten Armee überquerten keine weiteren Flüchtlinge die Grenzen, bestehende geringfügige gesundheitliche Probleme hatten die örtlichen Gesundheitsbehörden im Griff, und Hilfslieferungen an Medikamenten, Desinfektionsmitteln und warmer Kleidung für Rumänien wurden bereits vom Amerikanischen Roten Kreuz vorbereitet.[51]

Im Januar 1940 begann man mit der Ausarbeitung allgemeiner Richtlinien, wie bei größeren Bevölkerungsbewegungen ein maximaler Gesundheitsschutz der Bevölkerung gewährleistet werden könnten. Erarbeitet wurden Entwürfe, welche Maßnahmen vor, während und nach dem Bevölkerungstransfer sowohl am Ursprungsort, während des Transfers und am Zielort zu organisieren seien.[52] Eine zunächst geplante Veröffentlichung der Ergebnisse, die auf Zuarbeiten verschiedener Staaten beruhen sollte, kam aufgrund von Sicherheitsbedenken insbesondere in Bern, Den Haag und London nicht zustande und wurde durch ein informelles Treffen ersetzt.[53] Praktische Verwendung fanden diese Überlegungen allerdings nie.

Witold Chodzko waren in verschiedenen Positionen in Warschau. See correspondence Health Section and ICRC, winter 1939/40, ASDN, R6062, 8A/39646/985.

50 Médecin Général N. Marinesco, Ministère de la Santé Publique de Roumanie, an LNHO, 14.9.1939, Archives de la Société des Nations (im Folgenden ASDN), 8A/39052/39052//Box R 6149/1933-47.

51 C.H. 1430, Report by Dr. R. Gautier on his Mission an Roumanian, Hungary, and Yugoslavias, 3.10.1939; vgl. Gautier an Cumming, 9.10.1939, ASDN, 8A/39052/39052//Box R 6149/1933-47.

52 Zweiseitiges Exposé: „Medical Aspects of Evacuation“, 11.1.1940, ASDN, 8A/39701/39545/Box R 6149/1933-47.

53 Beispielschreiben: Acting Director of the Health Section an Dr. Karl Evang, Director of the Civil Medical Service, Oslo, 10.1.1940, ASDN, 8A/39701/39545/Box R 6149/1933-47; vgl. League of Nations, Chronicle of the Health Organisation, Vol. II, No.1, January 1940, in: LON Archive, SDN Chronique de l'Organisation d'Hygiène 1939-1945, Collection No. 934-5, S. 1f; Gautier, 27.1.1940 : „Problèmes d'ordre Médical et Sanitaire soulevés par les Evacuations", ASDN, 8A/39823/39545//Box R 6149/1933-47. Johan, der Ansprechpartner im ungarischen Innenministerium, befürchtete zu große Geheimhaltung, siehe: B Johan, Ministère Royal Hongrois de l'Intérieur, an Gautier, 9.2.1940, ASDN, 8A/39701/39545/Box R 6149/1933-47.

Währenddessen fanden Überlegungen zur generellen Anpassung der Arbeit an Kriegsbedingungen statt. Vom 20. bis 24. November 1939 trat das Gesundheitskomitee zu seiner letzten Sitzung zusammen. Auf der Tagesordnung stand eine lange Liste von Themen aus den Arbeitsbereichen der letzten Jahre, von denen nun zu entscheiden war, wie mit ihnen in der unkalkulierbaren Kriegssituation verfahren werden sollte. Es muss eine sonderbare Atmosphäre gewesen sein. Hier trafen Männer zusammen, die sich größtenteils seit Jahren kannten und gemeinsam gearbeitet hatten. So besaß ihr Treffen einerseits den Anschein von vertrauter Routine. Aber eine wichtige Grundlage, das gemeinsame und „unpolitische" Bemühen um Gesundheit, immer schon fragwürdig angesichts widerstreitender politischer Interessen in einer ideologisch polarisierten Zeit, war nun endgültig verflogen. Mehr denn je waren Komiteemitglieder nicht nur Kollegen sondern auch Verbündete oder Feinde. Angesichts der Abwesenheit von Vertretern der Achsenmächte waren die Seiten rasch ausgemacht. Der Vorsitzende, Jacques Parisot, der für das Treffen von seinem Kriegsdienst freigestellt worden war, eröffnete die Sitzung mit einem Gedenken an die polnischen Kollegen, deren Schicksal momentan unklar war, und begrüßte die Anwesenheit von Dr. Babecki, der aus Polen hatte fliehen können und nun anstelle von Szulc im Komitee saß, als Beweis, dass Polen lebe und sich selbst treu sei. Die Mitglieder aus den USA und aus Rumänien drückten ihre Solidarität zur französischen Position aus. Thorvald Madsen, viele Jahre Komiteevorsitzender und Gründungsmitglied, war in seinen Sympathien für Deutschland isoliert. Seine freundschaftlichen Kontakte zu deutschen Kollegen waren bekannt, und tatsächlich war die vorübergehende deutsche Mitgliedschaft in der LNHO vor vielen Jahren maßgeblich durch ihn zustande gekommen.[54] Nun warf er, nach Aussage eines französischen Beobachters, Frankreich und Großbritannien vor, Deutschland zerstören zu wollen, und ließ Landkarten von Mitteleuropa kursieren, auf denen lediglich ein Rumpfpolen erkennbar war.[55] Ob eine solche Szene sich in der Tat genau so abgespielt hat, mag dahingestellt bleiben. Unzweifelhaft ist, dass das Komitee den Zweiten Weltkrieg nicht überstand.

Allerdings traf es noch einige Richtungsentscheidungen. Im Interesse einer erforderlichen Flexibilität, insbesondere einer rascheren Entschluss- und Handlungsfähigkeit wurde ein Notfallunterkomitee gegründet, das mit weitgehenden Entscheidungskompetenzen ausgestattet wurde.[56] Hinsichtlich einer

54 Vgl. Borowy (2005), S. 34-36.

55 Ministre des Affaires Etrangères to Ministre de la Guerre, stamped 26 October 1939, and response. AMAE, Serie SDN. IL – Hygiene. Nr. 1562. Composition du Comite d'Hygiene; Report, untitled, unsigned and undated, AMAE, SDN, IL-Hygiène, 1561, pp.193-6. Die Beschreibung von Madsen ist insoweit plausibel, als sie seine persönlichen Verbindungen zu Deutschland betrafen. Fragwürdiger ist, dass er als langjähriger Freund und Partner des polnischen Medizinischen Direktors, Rajchman, direkt polenfeindliche Positionen vertreten haben soll.

56 Mitglieder dieses Unterkomitees waren: Professor J. Parisot als Vorsitzender (Frankreich), Professot J. Balteanu (Rumänien), Dr. N. Goodman (Großbritannien), Dr. B. Johan (Un-

Beibehaltung bzw. Aufgabe einzelner Arbeitsbereiche orientierte man sich an dem Verhältnis bereits geleisteter Arbeit, weiterer Aufwand und zu erwartender Nutzen bzw. Schaden. So wurde die Weiterführung der permanenten und weit fortgeschrittenen Arbeiten beschlossen (insbesondere die biologische Standardisierung und der epidemiologische Nachrichtendienst). Bei einer Reihe von Themen war man um Wege bemüht, die Arbeit mit begrenztem Einsatz fortzuführen, indem man sie an nationale Komitees und Institute delegierte (Ernährung, körperliche Ertüchtigung und Wohnumwelt) oder den Einsatz auf die Informationssammlung beschränkte (Ausbildung ambulanter Krankenschwestern, Hygienemuseen, Kleidung, Internationale Krankheitenliste) oder lediglich einen vorbereitenden Expertenbericht anstrebte (soziale Determinanten von Krebs). Geplante Konferenzen blieben verschoben (Pan-Afrikanische Gesundheitskonferenz, Malaria und Tollwut). Darüber hinaus, so mutmaßte man, ergäben sich aus dem Kriegsgeschehen jedoch besondere Notsituationen, zu deren Verbesserung die LNHO ihren Beitrag leisten könne. Vorrangig war hier die Flüchtlingsbewegungen mit der damit einhergehenden Epidemiegefahr sowie der allgemeinen Schwierigkeit einer Aufrechterhaltung einer geordneten Gesundheitsversorgung. Daneben würden aber zweifellos allgemein in allen vom Krieg betroffenen Staaten gesundheitsrelevante Probleme auftreten, in der die eigene Kompetenz und gesammeltes Wissen möglichst effektiv zur Verfügung gestellt werden sollte.[57]

Diese Richtlinien waren der Versuch, angesichts eines Krieges, in dem ein deutscher Vormarsch den Aktionsradius radikal einschränkte und zukünftig in allen Bereichen die bestehende internationale Ordnung zu zerstören drohte, die eigene Existenzberechtigung zu dokumentieren. Die Realisierung dieser Vorgaben scheiterte bald an den sich rapide verschlechternden Arbeitsbedingungen in Genf. Zwar bedeutete das Ausbleiben der befürchteten Fleckfieberepidemie eine Erleichterung, aber die Routinearbeit musste mit reduziertem Personal erledigt werden, da die allgemeine Mobilmachung in verschiedenen europäischen Staaten auch die Mitarbeiter der LNHO erreichte, und selbst nicht eingezogene Mitarbeiter aus Finanznot entlassen werden mussten.[58] Hinzu kamen die kriegsbedingten neuen Bereiche. Kurzfristig band die Flüchtlingsfrage Arbeitskraft, ohne sich spürbar in Handlungsweisen vor Ort niederzuschlagen. Stärker angenommen wurde die zunächst sehr vage Aufgabe des Informationsknotenpunktes. So wurden in den ersten sechs Wochen des Jahres 1940 einundzwanzig Anfragen von unterschiedlichsten Stellen verzeichnet, was in Genf als neue Legitimationsbasis begierig aufgegriffen wur-

garn), und Dr. R. Sand (Belgien), League of Nations, Chronicle of the Health Organisation, Vol. I, No.12, December 1st, 1939, in: LON Archive, SDN Chronique de l'Organisation d'Hygiène 1939-1945, Collection No. 934-5, S. 75.

57 C.364.M.277, Report to the Council on the Work of the Thirty-First Session of the Health Committee, 24.11.1939.

58 Biraud an Dunn, 20.11.1939, 8D/38544/1993/Box R 6206 (1933-46).

de. Verantwortlich dafür wurde der Franzose Yves Biraud, bislang zuständig für den epidemiologischen Nachrichtendienst,[59]

Aber spätestens im Mai 1940 stand die gesamte Arbeit der LNHO am Scheideweg. Nach der deutschen Invasion Skandinaviens schien ein Verbleib des Völkerbundes in Genf unmöglich. In offenbar erheblichem Durcheinander und Panik begann ein Umzug, einschließlich großer Teile des Archivs der LNHO, nach Vichy, wurde allerdings einige Tage später wieder rückgängig gemacht. In dieser Krise war der Fortbestand des wichtigsten Publikationsorgans, des Bulletin, einer eigenen Schrift, die seit 1932 regelmäßig erschien, äußerst fraglich,[60] und implizit wohl auch der Fortbestand der LNHO als Ganzes.[61] Unaufhaltsam bedrohte der deutsche Vormarsch weiter ihre Arbeit. Greifbar wurde die Gefahr bei der Überarbeitung der Todesursachenliste, für die größere Mengen an Materialien mit dem Internationalen Institut für Statistik in Den Haag ausgetauscht werden mussten. Die daraus hervorgehende Publikation hatte kaum die Druckpresse verlassen, als die Niederlande besetzt wurden.[62]

Gleichzeitig schrumpften die personellen wie finanziellen Ressourcen auf ein Minimum. Im Juni 1940 verließen bislang noch verbliebene langjährige und erfahrene Sektionsmitarbeiter wie Leslie Mackenzie und Veillet-Lavallé, die Sektion.[63] Die Komiteemitglieder konnten keine Unterstützung bieten: Madsen erklärte auf zwei deutsch geschriebenen Postkarten aus dem besetzten Kopenhagen, dass sein Institut weiter Seren herstelle, aber dass er nicht nach Genf reisen könne.[64] Bis Kriegsende kamen keine weiteren Nachrichten von ihm. Sein belgischer Kollege, der Sozialhygieniker René Sand, wurde nach Deutschland deportiert.[65] Parisot kam in Gefangenschaft, wurde kurz darauf frei gelassen und kehrte nach Frankreich zurück, unterhielt jedoch lange praktisch keinen Kontakt zur Sektion.[66] Kriegshandlungen, Mobilmachung und Besatzung verhinderten Zusammenkünfte von Expertenkommissionen und Komitee. Unterbrochene oder extrem verlangsamte und unzuverlässige Postwege erschwerten die Kommunikation innerhalb Europas und machten Briefwechsel mit anderen Kontinenten teilweise unmöglich. Damit war die Arbeit der

59 League of Nations, Chronicle of the Health Organisation, Vol. II, No.4, April 1940, in: LON Archive, SDN Chronique de l'Organisation d'Hygiène 1939-1945, Collection No. 934-5.

60 Gautier an Aykroyd, 31.5.1940, ASDN, 8A/38171/2133/Box R 6076, 1933-45.

61 Zumindest schreibt Gautier eineinhalb Jahre später von „[…] the incredible turmoil we experienced in May 1940, when half of our files were sent to Vichy in expectation of an exodus which never materialised", Gautier an Aykroyd, 24.10.1941, ASDN, 8A/38171/2133/Box R 6076, 1933-45.

62 Biraud an Mackenzie, 23.6.1945, ASDN, 8D/34744/1993/R 6206 (1933-46).

63 Goodman an Skylstad, 5 June 1940, R6062, 8A/35566/985; Veillet-Lavallé an Madsen, 29 Nov 1940, R6061, 8A/3931/985.

64 Madsen an Gautier, 5 and 24 July 1940, R 6061, 8A/3931/985.

65 Goodman (1971), S. 132.

66 Cramer, ICRC, an Gautier, 11 Oct 1940, und Parisot an Secretary General, 19 April 1941, beide LONA, R6062, 8A/13441/985.

LNHO in ihrem Kern getroffen. Bis zum Ende des Krieges ruhte ihre weitere Existenz fast vollständig auf den Schultern der zurückgebliebenen Mitarbeiter des Sekretariates. Aber auch dieses war mittlerweile stark geschrumpft. Es bestand tatsächlich nur noch aus zwei medizinischen Mitarbeitern, Raymond Gautier und Yves Biraud, den Statistikern Knoud Stouman und Zygmunt Deutschman, und einem kleinen Stab an Sekretariatskräften.[67] Davon sollte nur Biraud bis Kriegsende in Genf bleiben, begleitet von der allgegenwärtigen Frage, wann eine drohende deutsche Besatzung auch die Sektion erreichen und ihre Existenz beenden würde. Damit wurde institutionelles Überleben bereits zu einer zentralen Aufgabe. Zweifellos war die weitere Existenz der Sektion für eine Handvoll von Menschen eine Möglichkeit, irgendwie in ihrem Beruf weiter zu arbeiten, während Hunderttausende von Zeitgenossen ihr Überleben auf Schlachtfeldern, in Rüstungsfabriken oder Lagern suchen mussten. Aber sie besaß auch eine ideelle Komponente. Als Überbleibsel einer internationalistischen, einem humanistischen Menschenbild verpflichteten Welt, wurde das Überleben der LNHO zu einem – wenn auch kleinen – Akt des Widerstandes gegen die Vision eines rassistisch strukturierten, deutsch dominierten Europas.

Angesichts der extrem reduzierten Arbeitsmöglichkeiten war eine zentrale Aufgabe, als Büro und zuständige Zentrale für Fragen internationaler Gesundheit überhaupt sichtbar präsent zu sein. Diese Funktion als Anlaufstelle für Anfragen war somit existenziell und sie befriedigte darüber hinaus einen gewissen Bedarf. So erhielt die LNHO zwischen Januar 1941 und Juni 1943 154 Anfragen aus mindestens 17 Ländern, davon 21 von anderen internationalen Organisationen und 54 von nationalen Gesundheitsbehörden. Dabei konnte Biraud auf ein Archiv von ca. 5.000 früheren technischen Berichten zurückgreifen sowie auf weitere Daten, die während der Kriegszeit aus unterschiedlichen Quellen nach Genf gesandt wurden.[68] Im Zentrum des Interesses standen Infektionskrankheiten und die Lebensumstände von Flüchtlingen in Notunterkünften und Lagern. So diente die Gesundheitssektion als Sammelstelle von gesundheitsrelevanten Informationen. Dazu wurden Berichte, von Hilfsorganisationen wie von Einzelpersonen, empfangen, gesammelt und Hilfseinrichtungen zur Verfügung gestellt. von diversen Organisationen genutzt.[69] Die Handhabung des „Dokumentationszentrums“ war zweifellos hilfreich für diejenigen, die diese Dienstleistung in Anspruch nahmen. Allerdings konnte die Be-

67 League of Nations, Chronicle of the Health Organisation, Special Number, December 1945, S. 5.

68 League of Nations, Chronicle of the Health Organisation, Special Number, October 1943, S. 8f; League of Nations, Chronicle of the Health Organisation, Special Number, December 1945, S. 6.

69 Siehe zahlreiche Zuschriften und Zusendungen von Material, etwa von den Quäkern, vom Nationalen Hygieneinstitut in Frankreich, sowie der O.S.E. in Genf in: ASDN, 8A/39701/39545/Box R 6149/1933-47 und 8A/41753/11327/Box R 6113/1933-47.

antwortung von durchschnittlich einer Anfrage pro Woche nicht wirklich als Legitimationsgrundlage dienen.

So waren Biraud und Gautier bemüht, darüber hinaus zu relevanten Themen zu publizieren. Natürlicher Schwerpunkt war die allgemeine Gesundheitslage im kriegsgeschüttelten Europa, insbesondere die Ernährung. Obgleich man soweit möglich Informationen dazu zusammenstellte, war die Datenlage naturgemäß kritisch.[70] Die Lebensmittelversorgung konnte angesichts der Unzuverlässigkeit von Rationierungsmaßnahmen und der mangelnden Erfassbarkeit des Schwarzmarktes nur schwer quantifiziert werden. Wissenschaftlich nicht weniger unbefriedigend war es, anhand von zugänglichen Morbiditäts- und Mortalitätsdaten, Rückschlüsse auf die Ernährungssituation zu ziehen.[71] Zudem waren die Rohdaten selbst problematisch, da ihr Wahrheitsgehalt angesichts von Zensur, Gerüchten und Propaganda schwer einschätzbar war. Aber bei aller Skepsis war man auf offizielle Daten angewiesen, wollte man überhaupt Aussagen über den Zustand der öffentlichen Gesundheit treffen und dabei Regierungen als Informationsquellen behalten. Im März 1941 erstellte Gautier einen 25-seitigen Bericht über die Gesundheitslage in Deutschland seit Kriegsanfang, ausschließlich auf der Grundlage von Informationen aus deutschen Verlautbarungen (vorrangig dem *Reichsgesundheitsblatt*) sowie deutschen Fachzeitschriften. Auf eine Kommentierung wurde im Interesse „strikter Objektivität" explizit verzichtet.[72]

An dieser Veröffentlichung manifestierte sich das Paradoxon der Beziehung zwischen LNHO und Deutschem Reich. Um weiter zu existieren musste die LNHO publizieren, denn sie besaß kaum andere Aktionsmöglichkeiten. Wollten die Mitarbeiter publizieren, brauchten sie nationale Daten, von denen sie wussten, dass sie in unterschiedlichem Ausmaß politisch begründet waren. Konkret bedeutete das Anwachsen deutsch kontrollierter Gebiete eine zunehmende Abhängigkeit von deutschen Daten.[73] Die LNHO mit ihrem Symbolgehalt für eine internationale Welt jenseits deutschen Großmachtstrebens war nur überlebensfähig mit deutscher Hilfe und unter Verbreitung deutscher Propaganda.

Diese Abhängigkeit von deutschen Quellen wuchs in dem Maße, in dem alliierte Stellen ihre Informationen zurückhielten. Besonders betroffen war der

---

70 Infosammlungen über Ernährung im Krieg in Polen, Böhmen und Mähren, Belgien, Griechenland, Nordafrika, Uruguay, USA, Norwegen in: ASDN, 8A/41753/11327/Box R 6113/1933-47.

71 League of Nations, Chronicle of the Health Organisation, Special Number, October 1943, S. 2ff. Zu Informationensammlungen über Ernährung im Krieg in Polen, Böhmen und Mähren, Belgien, Griechenland, Nordafrika, Uruguay, USA, Norwegen siehe ASDN, 8A/41753/11327/Box R 6113/1933-47.

72 Memo von Gautier, 14.3.1941, ASDN, 8A/41289/39545/Box R 6149/1933-47.

73 So bedankt sich Biraud im Juni 1941 bei Professor Reiter, dem Präsidenten des Reichsgesundheitsamtes, für die verlässliche Zusendung deutscher statistischer Informationen bedankt. Biraud an Prof. Dr. Reiter, Präsident des Reichsgesundheitsamts, Berlin, 19.6.1941, ASDN, 8A/39754/2133/Box R 6076, 1933-45.

Epidemiologische Nachrichtendienst, wo sich politische und praktische Probleme mischten. Im November 1939 sandten alle Krieg führenden Staaten außer Polen noch verlässlich Daten, aber trotz gegenteiliger Beteuerungen gab es bereits postalische Schwierigkeiten im Kontakt mit Singapur, sowie mit anderen kooperierenden Stellen.[74] Ab September 1940 kamen die *US Public Health Reports* nicht mehr in Genf an, und allmählich wurde deutlich, dass dies nicht an schwierigen Postwegen, sondern an politischen Entscheidungen in Washington lag. Biraud kommentierte sarkastisch: „[i]t does seem hard luck that there should be more interference with the communications from our friends than with communications from our 'enemies'!"[75] Mit der Ausweitung der Kriegshandlungen nahmen die Schwierigkeiten weiter zu. Erst fiel offenbar das Büro in Alexandria aus, und mit der Einnahme Singapurs durch die Japaner im Februar 1942 endete der Zugriff auf Daten aus ganz Südostasien.[76] Die in letzter Minute geflohenen Mitarbeiter des Fernostbüros Singapur genossen in Australien Gastrecht, konnten dort jedoch keinen Ersatz aufbauen.[77] In den nächsten Jahren unternahm Gautier wiederholt Versuche eines Wiederaufbaus des asiatischen Büros, und er war nicht allein. Gleichzeitig war offenbar der Direktor des OIHP, Dr. Pierret, bemüht, ein neues Büro in Saigon aufzubauen. Pierret, dem Verbindungen zu Vichy nachgesagt wurden, versuchte anscheinend erfolglos, deutsche Gesundheitsbehörden dazu zu bewegen, bei japanischen Stellen eine Zustimmung für seinen Plan zu erwirken.[78]

Noch eine weitere Dimension des schwer durchschaubaren Informationsnetzes der LNHO zeigt sich in der Haltung der britischen Regierung. Diese kam unter Druck, als ein britischer Parlamentsabgeordneter im Unterhaus anfragte, welche Staaten Informationen von der LNHO erhalten habe. Da, wie der Fragesteller vermutlich aus einem Bericht der Organisation ersehen hatte, Deutschland zu diesen Staaten gehörte, befürchtete das *Foreign Office* einen Eklat. Schließlich war Großbritannien der Hauptgeldgeber des Völkerbundes und wichtig dafür, dass diese Organisation überhaupt noch existierte, so dass es kein Interesse daran haben konnte, als Finanzier einer Institution zu erscheinen, die den Kriegsgegner mit Informationen unterstützte. Tatsächlich war die britische Haltung, speziell im Bereich von Gesundheitsdaten, jedoch weniger von hehren internationalistischen Prinzipien bestimmt als von Nutzdenken. So schätzte Neville Goodman, ein leitender Beamten im britischen Gesundheitsministerium, dass Großbritannien durch diesen Informationsfluss wertvollere Erkenntnisse über das besetzte Europa erhielt als Deutschland

74 Gautier an Goodman, 21.10.1939, ASDN, 8A/39095/30952//Box R 6149/1933-47; vgl. Chronicle of the Health Organisation, Vol.I, No.11, November 1, 1939.

75 Biraud to Cumming, 27 Jan 1941, cf. Biraud an v. Akin, U.P. Public Health Service, 27 Jan 1941, both LONA, R60601, 8A/4922/985.

76 Biraud an Gautier (London), Nov 15, 1944, 8A/42474/42474/R 6159/1933-48.

77 League of Nations, Chronicle of the Health Organisation, Special Number, October 1943, S. 6f.

78 Biraud an Gautier, November 1944, ASDN, 8A/42472/42472/Box R 6159 (1933-48).

über Großbritannien. Explizit erklärte er: „[…] the British health authorities would very much regret any action being taken which led to any fettering of the League's discretion to answer such enquiries, since the League were able to obtain in return valuable information from enemy countries which became immediately available to us." Diese Informationen betrafen etwa die Verbreitung von Fleckfieber in deutschbesetzten Gebieten.[79]

Ähnliche Überlegungen kamen wohl auch bei einem parallel ablaufenden Informationsfluss von Genf nach Berlin zum Tragen. Eine wichtige Kontaktstelle stellte der frühere deutsche Sektionsmitarbeiter, Otto Olsen, dar. Ende 1939 war Otto Olsen – wahrscheinlich aufgrund der akuten Finanznot aller Völkerbundeinrichtungen – gezwungen, gegen seinen Willen seine Stellung zu kündigen.[80] Er blieb in Genf und arbeitete dort als medizinischer Berater für die Liga der Rotkreuzgesellschaften.[81] Allerdings reichte diese Tätigkeit offenbar nicht aus, ihm ein hinreichendes Einkommen und eine Aufenthaltsgenehmigung in der Schweiz zu sichern. Im Winter 1940 begannen Kontakte zwischen Olsen und der deutschen Regierung, von der er sich bislang distanziert hatte, und ab Januar 1941 begannen Verhandlungen über seine „geplante Verwendung in deutschen Diensten zur Bearbeitung von Fragen des internationalen Gesundheitswesens", zu denen Olsen im Mai auch nach Berlin reiste.[82] In den folgenden Jahren übermittelte Olsen Informationen zu unterschiedlichen Themen des internationalen Gesundheitswesens an das Reichsgesundheitsamt. Dafür erhielt er finanzielle Zuwendungen aus Berlin und trat offenbar auch der NSDAP bei.[83] Die Einschätzung dieser Tätigkeit ist schwierig. Sie fand in großer Offenheit statt und vermittelt kaum ein Bild von Spionage im Untergrund. Als Beauftragter des Reichsgesundheitsamtes war er dem Konsulat zugeteilt,[84] was ihm ermöglichte, seinen Wohnsitz in Genf zu behalten. Die Nutzung der Räumlichkeiten der Hygienesektion, einschließlich der uneingeschränkten Verwendung aller von der Zensur freigegebenen Veröffentlichungen, wurde Olsen vom Generalsekretär des Völkerbundes gestattet.[85] Schließlich erfolgte auch die Übermittlung von Material der LNHO nach Berlin in aller Offenheit und in Absprache mit dem Mitarbeiter der Rumpfhygie-

79 Parliamentary Questions, M.A. Williams, 7/8 September 1942, PRO, FO 371 / 30991.
80 Vgl. Olsen an die Personalabteilung des Völkerbundes, 22.12.1939, Olsen an Avenol, 10.2.1940, Olsen Personalakten, ASDN.
81 Vgl. Weindling (2000), S. 221.
82 Krauel (Konsulat Genf) an Olsen, 10.1.1941, vgl. Aktennotiz von Krauel, 10.1.1941, K.Nr.59, Bescheinigung für die Reise vom Generalkonsulat Genf, 7.5.1941, jeweils PAAA, Konsulat Genf, Bündel 25, Informationen des Reichsgesundheitsamtes, der Reichsärztekammer etc., Band I (Kult. 11 Nr. 4).
83 Vgl. Weindling (2000), S. 221.
84 Hamel an Reiter, 26.9.1941, Bescheinigung des Konsulates, undatiert, jeweils PAAA, Konsulat Genf, Bündel 25, Informationen des Reichsgesundheitsamtes, der Reichsärztekammer etc., Band I (Kult. 11 Nr. 4).
85 Vgl. Olsen an Reiter, 5.7.1943, PAAA, Konsulat Genf, Bündel 25, Informationen des Reichsgesundheitsamtes, der Reichsärztekammer etc., Band I (Kult. 11 Nr. 4).

nesektion, dem Franzosen Yves Biraud. Offenbar erstellte Olsen Listen von Dokumenten der Hygieneorganisation zu bestimmten Themen, die Biraud daraufhin heraussuchte und mit freundlichen Begleitschreiben an Reiter versah. Diese gingen dann entweder direkt oder in von Olsen aufbereiteter Form nach Berlin. Unklar bleibt, inwieweit die Themen von Reiter vorgegeben oder selbständig von Olsen gewählt wurden. Themenschwerpunkte waren die biologische Standardisierung, Hygieneinstitute, fortlaufende epidemiologische Nachrichten sowie allgemein Informationen über die aktuelle Tätigkeit der LNHO.[86] Das tatsächliche Ausmaß der übermittelten Nachrichten bleibt schwer einschätzbar. Olsen reiste mindestens noch einmal, im August 1941, zur persönlich Berichterstattung nach Berlin.[87] Was er bei dieser, und vielleicht anderer, nicht aktenkundiger Gelegenheit berichtete, muss dahingestellt bleiben. Im Januar 1942 erwähnte Reiter „38 Bearbeitungen."[88] Dagegen ist für 1942 nur ein Briefwechsel mit Biraud und für 1943 gar keiner überliefert. Diese Abnahme mag damit zusammen hängen, dass Reiter zu dieser Zeit offenbar Pläne verfolgte, das OIHP in zu einer deutsch dominierten Einrichtung umzustrukturieren. Anfang 1942 erwartete er von Olsen einen Entwurf dazu.[89] Prinzipiell blieben die Kontakte zwischen Genf und Berlin aber bestehen, wohl weil sich alle betroffenen Seiten davon Vorteile versprachen. Biraud, der verbliebene Mitarbeiter der Gesundheitssektion in Genf, benötigte die Statistiken des Reichsgesundheitsblattes.[90] Diese blieben bis Ende 1944 eine wichtige Informationsquelle für den epidemiologischen Nachrichtendienst, der wiederum zunehmend zur Existenzberechtigung der schrumpfenden Gesundheitssektion wurde. Auch für eine Dokumentation über den Gesundheitsstand der Bevölkerung europäischer Staaten, eine der wenigen größeren Publikationen, die Biraud während des Krieges für die LNHO herausbringen konnte, nutzte er die offiziellen deutschen Daten, deren Wahrheitsgehalt er jedoch kritisch hinterfragte.[91] Die deutsche Regierung dagegen bekam Informationen über die für den Kriegsverlauf nicht unwichtige Gesundheits- und Institutionslage in Europa, sowie möglicherweise intellektuelle Zuarbeit für die Pläne für eine gesundheitspolitische Umgestaltung Europas. Mindestens einmal, nach einem Bombenangriff im März 1944, erhielt das Reichsgesundheitsamt mit einigen

86 Siehe Biraud an Olsen, 19.6.1941; Biraud an Reiter, 19.6.1941; Olsen an Biraud, 1.9.1941; Biraud an Distributionsabteilung, 1.9.1941, alle ASDN, R 6069/8A/41083/1263 sowie ibid. Briefwechsel allgemein.

87 Vgl. Krauel an AA, 4.8.1941, PAAA, Konsulat Genf, Bündel 25, Informationen des Reichsgesundheitsamtes, der Reichsärztekammer etc., Band I (Kult. 11 Nr. 4).

88 Reiter an Olsen, 29.1.1942, PAAA, Konsulat Genf, Bündel 25, Informationen des Reichsgesundheitsamtes, der Reichsärztekammer etc., Band I (Kult. 11 Nr. 4).

89 Vgl. Reiter an Olsen, 29.1.1942, PAAA, Konsulat Genf, Bündel 25, Informationen des Reichsgesundheitsamtes, der Reichsärztekammer etc., Band I (Kult. 11 Nr. 4).

90 Dafür bedankte er sich ausdrücklich bei Reiter im gleichen Brief, in dem er anbot, nach Bedarf weitere Drucksachen nach Berlin zu schicken. Biraud an Reiter, 19.6.1941, ASDN, R 6069/8A/41083/1263.

91 Vgl. Biraud (1944).

Ampullen des Digitalisstandards auch praktische Hilfeleistung auf Genf. Dabei konnte sich Biraud in einer internen Notiz nicht den Kommentar verkneifen, dass die deutsche Pharmaindustrie bislang aufgrund ihrer Unfähigkeit, diesen Standard zu produzieren, nicht nach Schweden exportieren konnte: „This instance constitutes an object lessen for the competent German authority regarding the advantages of international cooperation!“ [92]

Dass diese Aktivitäten der deutschen Seite im Kriegsverlauf tatsächlich nutzten, ist allerdings zweifelhaft angesichts der britischen Politik, lediglich unbedenkliche Daten an Genf zu leiten.[93] Möglicherweise sandte jedoch auch die deutsche Seite lediglich ähnlich geartetes Material, so dass die Genfer Organisation sich vielleicht eine Weile durch den Austausch wertloser Daten am Leben erhielt.

Schillernd ist schließlich Olsens Rolle. Für ihn war eine Anstellung bei der nationalsozialistischen Regierung eine Möglichkeit, im neutralen Genf bleiben und, wenn auch eingeschränkt, in seinem Beruf zu arbeiten, anstatt an der Front zu kämpfen. Auch mag er tatsächlich gehofft haben, durch seine Kontakte zu humanitären Organisationen einschließlich des Internationalen und Deutschen Roten Kreuzes einen Beitrag „für die praktische Gesundheitspflege und Hilfeleistung für die Zivilbevölkerungen“ zu leisten.[94] Inwieweit er seine Tätigkeit als einen Beitrag zur alliierten Kriegsführung betrachtete oder in der Verbindung zur Regierung Hitlers möglicherweise im Gegenteil eine Absicherung für einen potentiellen deutschen Sieg suchte, mag dahingestellt bleiben. In der komplizierten Kriegswirklichkeit waren Überlebensinstinkt, Ehrgeiz, Idealismus und Opportunismus nicht immer leicht zu trennen.

Die Interpretation, dass die scheinbar deutsch-freundliche Informationspolitik der LNHO letztlich Teil einer prinzipiell pro-alliierten Haltung im Krieg war, erhält durch die zunehmende Kooperation mit britischen und amerikanischen Institutionen Nahrung. Alliierte Planungen für die Nachkriegszeit begannen früh. Bereits im Herbst 1941 entstand in London ein Büro in London, das Pläne für eine Reorganisation Europas nach Kriegsende vorbereitete und in diesem Zusammenhang Listen für voraussichtlich nach Kriegsende benötigte Medikamente und medizinische Ausrüstung aufstellte.[95] Von dort erging an die Gesundheitsabteilung eine Anfrage um Daten hinsichtlich der Ernährungsrationen, die vor und während des Krieges in den besetzten Ländern konsumiert worden waren, sowie zu den Nahrungsmitteln, die sich am besten zur Verteilung in konzentrierter Form in diesen Staaten eigneten sowie dazu, welche Art von Krankheiten aufgrund von Vitaminmangel zu befürchten seien.[96]

92 Interne Notiz Biraud, 21.3.1944, ASDN, R 6069 / 8A / 41083 / 1263.

93 Vgl. Memo M.S. Williams, 8.9.1942, Public Record Office, FO 371 / 30991.

94 Olsen an Reiter, 5.7.1943, PAAA, Konsulat Genf, Bündel 25, Informationen des Reichsgesundheitsamtes, der Reichsärztekammer etc., Band I (Kult. 11 Nr. 4), (Herv. i. Original).

95 Goodman (1971), S. 139f.

96 League of Nations, Chronicle of the Health Organisation, Special Number, December 1945, S. 6f.

Die Expertise der verbliebenen LNHO-Mitarbeiter wurde offenbar geschätzt. Im Frühjahr 1942 kamen Signale aus London, dass man dort darüber nachdachte, einen von ihnen zur längerfristigen Mitarbeit nach England einzuladen.[97] Dies konnte in Genf keine unproblematische Entscheidung sein. Schließlich hatte man die Wahl, entweder den Mitarbeiterstab vor Ort zu halbieren und die Organisation damit an den Rand der Selbstauflösung zu bringen, oder den Anschluss an die akuten internationalen gesundheitspolitischen Vorgänge zu verpassen.

Ab Oktober 1942 arbeitete Gautier im Völkerbundsbüro in London. Zusammen mit inter-alliierten Stellen erarbeitete er Pläne zur Aufteilung der vorhandenen Mittel an Personal, Seren und Impfstoffen, Medikamenten und medizinischer Ausrüstung auf die verschiedenen besetzten Ländern für die unmittelbare Nachkriegszeit.[98] Im März 1943 übersiedelte er nach Washington, wo er bis Ende 1944 mit dem *Office of Foreign Relief and Rehabilitation Operations* und später mit der *United Nations Relief and Rehabilitation Administration* (UNRRA) kooperierte.[99]

UNRRA entwickelte sich rasch zur größten Gesundheitsorganisation, die die Welt bislang gesehen hatte, basierend auf einer präzedenzlosen finanziellen Ausstattung: insgesamt verbrauchte UNRRA im Laufe seiner Existenz 168 Mio. Dollar für medizinische Belange. Allein 1946 wurden 82 Mio. Dollar eingesetzt. Dagegen betrug die höchste Summe, die der LNHO jemals für ein Jahr zur Verfügung gestanden hatte, klägliche 414.000 Dollar im Jahr 1931.[100]

Auf Anregung von Gouverneur Lehman, des Generaldirektors von UNRRA, wurde in Washington eine „Forschungseinheit" der LNHO eröffnet, deren Aufgaben darin bestand, die epidemiologischen Daten aus Genf und anderen Quellen zu interpretieren und auf diese Weise die Gesundheitsabteilung von UNRRA dabei zu unterstützen, einen Überblick über die Gesundheitslage im besetzten Europa sowie in Asien zu gewinnen. Insbesondere sollte sie eine unnötige Dopplung von Arbeiten vermeiden und daher die Wirkungsweise von UNRRA beschleunigen. Diese Einheit nahm am 15. Mai 1944 unter der Leitung von Gautier und den Statistikern Stouman und Deutschman, ihre Arbeit auf.[101] In den folgenden Monaten gaben sie einen wöchentlichen Digest heraus, in dem sie auf die jüngste Entwicklung von jeweils ein oder zwei Infektionskrankheiten eingingen, und verfassten zusätzliche Papiere zu unter-

97 Neville Goodman, Ministry of Health, Whitehall, an Biraud, 23.3.1942, ASDN, 8A/42219/41674/Box R 6151, 1933-46.

98 League of Nations, Chronicle of the Health Organisation, Special Number, October 1943, S. 4f.

99 Gautier to Madsen, 24 July 1945, LONA, R60601, 8A/3931/985, League of Nations, Chronicle of the Health Organisation, Special Number, October 1943, p. 4f.

100 Goodman (1971), S. 138.

101 Dr. Gautier's material for S..G.'s report 1944, received 18.12.1944, V. St. „Collaboration with UNRRA", Biraud, 13.4.1944, „Staff for Washington League Health Unit" ASDN, jeweils ASDN, 8A/42231/41674, Box R 6151, 1933-46; League of Nations, Chronicle of the Health Organisation, Special Number, December 1945, S. 7ff.

schiedlichen Themen und Ländern. Allerdings gestaltete sich die Arbeit, aus Gautiers Sicht, höchst unbefriedigend. Statt einer Kooperation zum beiderseitigen Nutzen, verlief der Informationsfluss einseitig von Genf über die Forschungseinheit zur UNRRA, wobei letztere eifersüchtig darauf wachte, dass die Mitarbeiter der LNHO nicht direkt mit alliierten Regierungsstellen kommunizierten. Zudem sah sich Gautier von Besprechungen der UNRRA-Mitarbeiter ausgeschlossen und vorrangig zur Bearbeitung der Themen aufgefordert, die sonst niemand wollte. Auch seine Versuche, das Ostasienbüro in Indien oder Australien neu zu eröffnen, gaben wenig Anlass zu Optimismus.[102] Im Herbst 1944 kehrte Gautier von Washington nach London zurück, wo er an der Konferenz zu Penicillin mitwirkte. Seine Arbeit in Washington übernahm der Statistiker Stouman.[103]

Währenddessen verblieb Biraud allein in Genf und hielt dort die regelmäßigen Veröffentlichungen am Leben, insbesondere den sich bedrohlich verkleinernden Epidemiologischen Nachrichtendienst und das Bulletin. Texte für das Bulletin zu finden, gestaltete sich schwierig, da die Kommissionsarbeit, die in den Aufsätzen vorrangig dargestellt worden war, fast vollständig zusammengebrochen war. Eine Ausnahme machte die weitgehend in Kopenhagener und Londoner Labors fortgeführte Arbeit an biologischer Standardisierung, die entsprechend die Kriegsausgaben des Bulletins dominierten.

Lediglich ein Beitrag über „Hungerkrankheit“ in südfranzösischen Internierungslagern hatte einen direkten Bezug zur Kriegswirklichkeit. Dieser Bericht ging auf ein Projekt einer „Commission d'Hygiène“ eines „Comite de Coordination pour l'assistance dans les camps“ zurück, das sich offenbar in Nimes zusammengefunden hatte und Hilfsleistungen in Internierungslagern in Frankreich organisierte.[104] Ab 1940 errichteten sie Stellen in südfranzösischen Lagern, wo sie mit weiteren Hilfsorganisationen kooperierten, darunter verschiedene Rotkreuzgesellschaften sowie jüdische Einrichtungen. Später stieß das Vereinigte Hilfswerk vom Internationalen Roten Kreuz hinzu, einer im Sommer 1941 unter der Federführung des IKRK entstandenen Organisation, das unter der Leitung von Robert Boehringer karitativ tätig war.[105] Im Frühjahr 1943 korrespondierte Boehringer mit Biraud über die Veröffentlichung eines Berichtes über ein Forschungs- und Hilfsprojekt in zwei Internierungslagern in Südfrankreich, in deren Verlauf unter extremer Mangelernährung leidende Internierte, primär Juden verschiedener Nationalität, medikamentös behandelt

102 Gautier, Research Unit Washington, an Jacklin, LON Treasury, London, (Sommer 1944, received in Geneva Dec 1944); 8A/4247/4247/R 6150/1933-48.

103 Stouman an Gautier, November 14 (?) 1944, ASDN, 8A/42474/42474/R 6159/1933-48.

104 Mitglieder waren insbesondere Dr. Rene Zimmer von der Unitarischen Kirche, USA, Maurice Dubois, Croix-Rouge Suisse, Secours aux enfants sowie Dr. Joseph Weill von der Union O.S.E.

105 Weill (1943). Vgl. auch Favez (1989), S. 235.

worden waren.[106] Benutzt wurden Medikamente, welche die Firmen Sandoz und C. Boehringer & Cie Basel, im Besitz von Konrad Boehringer, einem Bruder von Robert Boehringer, in Basel nach Kenntnis der verzweifelten Lage der Internierten zur Verfügung stellten.[107] Die LNHO hatte mit dem Projekt selbst wohl nichts zu tun, allenfalls leistete sie begrenzte moralische Unterstützung. Im Juli 1943 bedankte sich Joseph Weill für Ratschläge und das Bereitstellen eines „Arbeitsinstrumentes".[108] Dies mochte sich allerdings auch auf die Überarbeitung beziehen, die 1943 stattfand, um dem Bericht mehr technischen Gehalt zu geben und daher für den medizinisch gebildeten Leser interessanter zu machen, nachdem die ursprüngliche Fassung offenbar eher für den Laien gedacht gewesen war.[109] Beschrieben wurde ein kombiniertes Hilfs- und Forschungsprojekt, als dessen Ziele genannt wurden:

- Auffinden von Kranken mit Symptomen von Mangelerkrankungen
- Klinische und therapeutische Untersuchung der Hungerkrankheit
- Untersuchung der Ernährungslage
- Koordinierung der Hilfsbemühungen im Lager und Ausarbeitung von Direktiven
- Kritische Betrachtung der Ergebnisse

Als weiterführendes Ziel galt es, Erkenntnisse zur Anwendung bei Hilfsleistungen außerhalb des Lagers zu gewinnen. Zu diesem Zweck sollten mittels einer Untersuchung aller Internierten Hungerkranke gefunden und in speziellen Baracken untergebracht werden („Hospitalisierung"). Unter diesen kontrollierbaren Bedingungen wurden sie mit Diätprodukten, Vitaminen, Mineralien und Stärkungsmitteln behandelt.[110]

Der daraus hervorgehende Bericht ist durchaus nicht unproblematisch. Zwar werden die – offenbar erheblichen – Hilfsleistungen aufgeführt: So gelang es mit der Kooperation von über zehn Hilfsorganisationen mehrere Dutzend Züge mit je 50 Waggons Lebensmitten aus dem Balkan, der Türkei, Portugal, Spanien und den USA zu organisieren.[111] Der Schwerpunkt der Darstellung lag jedoch im Forschungsaspekt, somit in der genauen Beschreibung des Ausgangsgesundheitsstatus' der Internierten, der Vorgehensweise bei der Behandlung sowie der Ergebnisse nach der Behandlung. Dabei wurde großer Wert gelegt auf die Wissenschaftlichkeit der Arbeitsweise, etwa die Feststellung der

106 Siehe dazu „Nutrition in concentration camps in France", ASDN, 8A/41882/2133/Box R 6077/1933-51.

107 Briefe von Hans Joachim Klingspohr, C.H. Boehringer Sohn Firmen- und Familienarchiv, an Autorin, 18.9.2001 sowie 15.11.2001; Vgl. Auskunft von Hans-Peter Scheuner, Leiter Firmenarchiv der Novartis AG in E-Mail an Autorin, 19.11.2001.

108 Dr. Joseph Weill, Union des Sociétés OSE, Direction Centrale, Genève, an Biraud, 6.7.1943, 8A/41882/2133/Box R 6077/1933-51.

109 Biraud an Gautier, 7.7.1943, ASDN, 8a/8862/2353/ Box R 6083/1933-50.

110 In dem Bericht ist die Projektbeschreibung enthalten, Weill (1943), S. 730ff.

111 Der Lieferung von Hilfsgütern gingen zumindest auf Seiten des Vereinigten Hilfswerkes offenbar umfangreiche Verhandlungen von Carl Jacob Burckhardt mit den Behörden in London und Vichy voraus, Favez (1989), S. 234f.

verschiedenen Formen der „Krankheit" je nach Symptomen, die Beobachtung und die minutiöse Auflistung von Gewichts- und Verhaltensänderungen. Andere Möglichkeiten zur Verbesserung der Gesundheitslage der Internierten, auch im ernährungsunabhängigen Bereich wie etwa Unterbringung, Kleidung oder sanitäre Anlagen, finden keine Erwähnung und spielten für das Projekt offenbar keine Rolle. Dem heutigen Leser drängt sich der Eindruck auf, nicht das Wohlergehen der Patienten, sondern der aus der Internierungslage gewonnene Erkenntnisgewinn hätte im Zentrum des Projektes gestanden, was stellenweise Assoziationen von Menschenexperimenten hervorruft. Die gewonnenen Forschungsergebnisse nehmen sich demgegenüber durchaus bescheiden aus. Man kam zu dem Schluss, dass der Zustand auch im Spätstadium der „Krankheit" bis vor dem Eintreten des Komas reversibel sei. Der Einfluss von Vitaminmangel sei signifikant aber schwer einschätzbar. Unbehandelt führe Hungerkrankheit zum Tod.

In der Zeit konnten die Beteiligten offenbar weder an dem Projekt noch an dem Bericht Ambivalenz entdecken. Biraud betrachtete die Studie als ein vernichtendes Urteil über die Politik der Vichy-Regierung und betonte die karitative Leistung der Helfer.[112] Veröffentlicht wurde diese Ausgabe des Bulletins erst gegen Ende des Krieges, als eine deutsche Niederlage absehbar war.

Ab Herbst 1943, begann Reiter, Olsen zu einer Fahrt nach Berlin zu drängen, um ausstehende Fragen im persönlichen Gespräch zu klären. Bis Kriegsende entschuldigte sich Olsen damit, dass sein schlechter Gesundheitszustand eine Reise nach Berlin nicht zuließe, während Reiter zunehmend insistierte.[113] Statt dessen sandte Olsen reichlich Material, darunter über „Neuere englisch-amerikanische Fortschritte auf dem Gebiet der bakteriologischen Diagnostik", über die Ergebnisse der Konferenz von Hot Springs, wissenschaftliche Mitteilungen der Liga der Rotkreuzgesellschaften, statistisches Material zu Malariaerkrankungen auf dem Balkan, einen Bericht über „Britische Nachkriegspläne auf dem Gebiet des Ernährungswesens", eine „Ausarbeitung über die gesundheitliche Lage der Stadt New York" sowie der Schweiz, Abhandlungen über die Gesundheitspflege in „Sowjetrussland" und „Die Entwicklung der gesundheitlichen Lage Europas", über Gelbfieber in Afrika, Bluttransfusionen in England, USA und der UdSSR sowie Informationen zu „Aufgaben und Aufgaben der UNRRA".[114] Das breite Spektrum der Themen lässt die Frage offen, ob das Reichsgesundheitsamt geographisch und inhaltlich sehr breit interessiert war, oder ob Olsen wahllos über irgendetwas berichtete, das sich gerade

112 Biraud an Noel H. Field, 18.2.1943, ASDN, 8A/41882/2133/Box R 6077, 1933-51.

113 Reiter an Olsen, 21.10.1943; Reiter an Olsen, 11.2.1944; Olsen an Reiter, 28,8,1944, PAAA, Konsulat Genf, Bündel 25, Informationen des Reichsgesundheitsamtes, der Reichsärztekammer etc., Band I (Kult. 11 Nr. 4).

114 Vgl. Olsen an Reiter, 30.3.1944; Olsen an Holleben, 9.5.1944; Holleben an AA, 17.5.1944, 25.5.1944, 15.6.1944, 23.6.1944, 4.8.1944 und 18.8.1944; Olsen Anlage zum Schreiben vom 28.8.1944; jeweils PAAA, Konsulat Genf, Bündel 25, Informationen des Reichsgesundheitsamtes, der Reichsärztekammer etc., Bd I (Kult. 11 Nr. 4).

anbot. Er blieb in Kontakt mit Reiter, unterschrieb seine Briefe mit „Heil Hitler" – kam aber nicht nach Berlin. Im Juli 1944 setzte er sich auf Drängen von Biraud für Jaccques Parisot ein. Parisot, Professor in Nancy und Vorsitzender des LNHO-Komitees, war von der Gestapo inhaftiert worden und wurde als Geisel festgehalten. In einem Schreiben an das deutsche Konsulat drängte Olsen unter Hinweis auf seine persönliche Freundschaft zu Parisot, auf dessen „korrekte Haltung gegenüber Deutschland" und auf den schlechten Eindruck, den seine Deportation international machen würde, auf dessen Freilassung.[115] Parisot überlebte den Krieg. Inwieweit Olsen einen Anteil daran hatte, muss dahingestellt bleiben. Ab Herbst 1944 wurde der Briefwechsel zwischen Olsen und dem Reichsgesundheitsamt zunehmend unfreundlicher. Als Olsen auch nach nachdrücklicher Aufforderung nicht nach Berlin gekommen war und angedeutet hatte, er sehe seine Tätigkeit für die deutsche Regierung als „provisorisch" an, sowie seine Briefe wieder mit „freundlichen Grüßen" unterschrieb,[116] beendete Reiter widerstrebend sein Dienstverhältnis zum 31.10.1944.[117] Damit gingen die letzten Kontakte zwischen der LNHO und der nationalsozialistischen Regierung in Berlin ihrem Ende zu – ebenso wie diese Organisation und diese Regierung selbst. Letztlich mag die LNHO der Teil des ungeliebten Völkerbundes gewesen sein, der die ersten und letzten Kontakte zu Deutschland unterhielt.

Dabei blieb das Verhältnis zwischen dem nationalsozialistischen Deutschland und der LNHO durchweg ambivalent, geprägt sowohl von Ablehnung und perzipierter Bedrohung wie auch von gegenseitiger Abhängigkeit. Obgleich die Sympathien der Genfer Institution eindeutig auf alliierter Seite lagen und auch zunehmend mit alliierten Stellen kooperierten, brachen die Kontakte zwischen Genf und Berlin nie völlig ab. Der Informationsfluss blieb zum einen auf inoffiziellem Weg über den ehemaligen deutschen Mitarbeiter, Otto Olsen, erhalten, der, obgleich nicht mehr angestellt, Berichte über die Arbeit der LNHO nach Berlin sandte. Zum anderen erhielt die LNHO bis zum Ende des Krieges die epidemiologischen Nachrichten aus deutsch kontrollierten Gebieten. Da alliierte Regierungen ihre Daten in den letzten Kriegsjahren an andere epidemiologische Informationsstellen als die Genfer Organisation

115 Olsen an Holleben, 22.7.1944, PAAA, Konsulat Genf, Bündel 25, Informationen des Reichsgesundheitsamtes, der Reichsärztekammer etc., Band I (Kult. 11 Nr. 4); vgl. Correspondence in LONA, R6062/8A/13441/985.

116 Olsen an Reiter, 16.10.1944, PAAA, Konsulat Genf, Bündel 25, Informationen des Reichsgesundheitsamtes, der Reichsärztekammer etc., Band I (Kult. 11 Nr. 4).

117 Reiter an Olsen, 11.1.1945, PAAA, Konsulat Genf, Bündel 25, Informationen des Reichsgesundheitsamtes, der Reichsärztekammer etc., Band I (Kult. 11 Nr. 4). Olsen war in den folgenden Jahren als freier Mitarbeiter für die WHO tätig, wird 1955 allerdings als offenbar sehr eigenständig übersetzender Dolmetscher für den bundesdeutschen Gesundheitsminister Buurmann erwähnt. Vgl. Excerpt JMW (John Weir, Associate Director for Medical Education and Public Health, Rockefeller Foundation) Diary, Germany, Oct 31 – Nov 6, 1955, Rockefeller Foundation Archive, RF, RG 2, Series 1955 General Correspondence, Box 59, Folder 373.

sandten, wurden die deutschen Informationen zunehmend überlebenswichtig für den Genfer Dienst. Gleichzeitig besaß das deutsche Reichsgesundheitsamt offenbar großen Bedarf an Genfer Informationen.

Weder die nationalsozialistische deutsche Regierung noch die LNHO des Völkerbundes überlebten den Krieg. Beide erfuhren jedoch Nachfolgeeinrichtungen mit deutlichen personellen Kontinuitäten. Daneben gab es nicht viel, was sie gemeinsam hatten: Die kleine, internationale LNHO mit humanitärem, wissenschaftlichem und völkerverbindenden Anspruch und die Regierung eines mächtigen Staates, welche die Welt in einen rassistischen Krieg stürzte und den umfassendsten Genozid des Jahrhunderts verantwortete. Aber sie verband die Faszination mit medizinischem Fortschritt und die Entschlossenheit, diesen zur Umformung der Welt nutzen zu müssen. Glücklicherweise hat die Ausprägung der LNHO in Prinzipien der WHO eine größere Langlebigkeit erhalten.

Gedruckte Quellen und Literatur

Biraud, Yves: L'état sanitaire de l'Europe. Etude de la situation au point de vue des épidémies et de la nutrition, in : Bulletin de l'Organisation d'Hygiène, Vol. X, 1942-44, Allemagne, S. 635-41.

Borowy, Iris: Wissenschaft, Gesundheit, Politik. Das Verhältnis der Weimarer Republik zur Hygieneorganisation des Völkerbundes, in: Sozial.Geschichte, Zeitschrift für historische Analyse des 20. und 21. Jahrhunderts 20 (2005), S. 30-56.

Dubin, Martin: "The League of Nations Health Organisation", in: Paul Weindling (Hg.): International Health Organizations and Movements 1918-1939, Cambridge 1995, S. 56-80.

Eckart, Wolfgang: Geschichte der Medizin, Berlin/Heidelberg [4]2001.

Favez, Jean-Claude: Das IKRK und das Dritte Reich, München 1989.

Goodman, Neville: International Health Organizations and their Work, Edinburgh and London 1971.

Karo, Georg: Die Hygienesektion des Völkerbundes, in: Sonderdruck aus dem Maiheft 1927 der Süddeutschen Monatshefte (München) „Die deutsche Seemacht".

Kater, Michael H.: Ärzte als Hitlers Helfer, Hamburg/Wien 2000.

Moser, Gabriele/Fleischhacker, Jochen: People's Health and Nation's Body: the Modernisation of Statistics, Demography and Social Hygiene in the Weimar Republic, in: Rodriguez-Ocaña, Esteban (Hg.): The Politics of the Healthy Life. An International Perspective, Sheffield 2002, S. 156-158.

Proctor, Robert N.: The Nazi War on Cancer, Princeton 1999.

Schmiedebach, Peter: Ärztliche Standesehre und Standesethik 1919-1945, in: Baader, Gerhard/Schultz, Ulrich (Hg.): Medizin und Nationalsozialismus, Berlin [2]1983, S. 63-74.

Taipale, Ilka et al. (Hgs.): War or Health?, London/New York 2002.

Weill, Joseph: La maladie de la faim et son traitement dans des camps d'internes, in: Bulletin de L'Organisation d' Hygiene, Vol.X, 1942/43, S. 730ff.

Weindling, Paul: Epidemics and Genocide in Eastern Europe 1890 – 1945, Oxford 2000.

Vom Ideal der serologischen Rassendifferenzierung zum Humanexperiment im Zweiten Weltkrieg

ANNE COTTEBRUNE

In der wissenschaftsgeschichtlichen Forschung hat sich bisher die Perspektive, aus welcher die Entgrenzung des Menschenexperiments angegangen wird, weitgehend gewandelt. Täter stehen nicht mehr im Mittelpunkt des Interesses, sondern vielmehr das breite Umfeld, in dem sie handelten. Um zu erklären, wie es zu dieser Entwicklung kommen konnte, kann es nicht mehr ausreichen, auf die besondere Persönlichkeit der Täter hinzuweisen. Täter agierten nicht isoliert. Zum einen fungieren sie als Akteure in einem engmaschigen Netzwerk von kollegialen Kontakten, zum anderen sind ihre Forschungen in einem institutionellen und wissenschaftlichen Kontext eingebettet. So lassen sich zwischen ihrer Forschungstätigkeit und der übrigen, weitgehend unter der Kategorie von „Normalwissenschaft" subsumierten Forschungslandschaft viele Verbindungslinien ermitteln. Von dieser Perspektive aus wird der Ausnahmestatus von Forschungen, die eindeutig als medizinische Verbrechen zu werten sind, weitgehend relativiert, wenn nicht sogar infragegestellt. Die entgrenzten Formen der NS-Medizin können heute nicht mehr als schlechte „Pseudowissenschaft" abgetan werden.

Der vorliegende Beitrag konzentriert sich auf experimentelle Forschungen, die das Ziel verfolgten, eine serologische Rassendifferenzierung nachzuweisen und im Zweiten Weltkrieg zu Versuchen an NS-Opfern führten. Dabei geht es nicht nur darum, die besondere Form einer entgrenzten Wissenschaft zu enthüllen, der bisher kaum Beachtung geschenkt wurde[1], sondern vor allem das Menschenexperiment in einen breiten Kontext zu stellen. Die Idee, beim Men-

1 Ernst Klee behandelt zwar einige Aspekte dieses Forschungsfeldes. Allerdings bleibt seine Erwähnung der auf serologischen Forschungen beruhenden Menschenversuche zum einen sehr knapp, zum anderen unterlässt er es vor allem, die Menschenversuche in einem größeren Kontext einzuordnen. Siehe: Klee (1997), S. 166; Ders. (2001), S. 163-164. In einem Beitrag, der 2003 im Rahmen des Forschungsprogramms „Geschichte der Kaiser-Wilhelm-Gesellschaft im Nationalsozialismus" erschien, bemühte sich der Historiker und Biochemiker Achim Trunk um eine Aufklärung des von Verschuer geleiteten Forschungsprojekts „Spezifische Eiweißkörper", das auf zweihundert Blutproben aus Auschwitz rekurrierte und vermutlich auf das Ziel der Herstellung einer serologischen Rassendiagnose ausgerichtet war. Obwohl Trunk die damaligen Grundlagen serologischer Forschung eingehend erläutert, geht er nicht auf die in diesem Bereich durchgeführten Menschenversuche ein. Zwar erwähnt er die Forschungen vom Österreicher Karl Horneck, geht aber nicht auf die von diesem jüngeren Rassenhygieniker durchgeführten Menschenexperimente an Kriegsgefangenen aus französischen Kolonialtruppen ein. Siehe: Trunk (2003), S. 11. Erst Hans-Walter Schmuhl setzte sich in seiner 2005 erschienenen Monographie über das Kaiser-Wilhelm-Institut für Anthropologie, menschliche Erblehre und Eugenik mit dem Fall Karl Horneck auseinander und erläuterte erstmalig die von ihm durchgeführten Menschenversuche, Schmuhl (2005), S. 511-522.

schen serologische Rassendifferenzen auszuweisen, entstand nicht erst im Nationalsozialismus. Sie hat eine lange Vorgeschichte, die auf immunologische und serologische Forschungen am Ende des 19. Jahrhunderts zurückgeht. Ausgehend vom wissenschaftlichen Kontext, in dem man von serologischen Unterschieden zwischen als gegeben betrachteten Menschenrassen ausging, fragt der Beitrag einerseits nach der wissenschaftlichen „Normalität" des Menschenexperiments, andererseits aber auch nach der Verschiebung von anthropologischen Bestimmungen und Grenzen unter den politischen Bedingungen des Nationalsozialismus. Inwieweit ergab sich im NS ein qualitativer Wandel der wissenschaftlichen Bemühungen um den serologischen Nachweis einer menschlichen Rassendifferenzierung? Dieser Wandel der Forschungspraxis wird letztlich hinterfragt. Inwieweit bestand das leitende Motiv von im Zweiten Weltkrieg an entrechteten Menschen vorgenommenen serologischen Versuchen primär darin, mit der Wissenschaft dem NS-Regime und seiner rassenhygienischen Politik zu dienen? Welche Rolle spielten die rassenhygienischen Ideale und das theoretische Forschungsinteresse der wissenschaftlichen Akteure?

Dass besondere Formen von entgrenzter Wissenschaft an eine lange Forschungstradition anknüpfen, lenkt zwar den Blick auf die wissenschaftsimmanente Logik des Humanexperiments und relativiert ihre Einzigartigkeit, erklärt aber nicht zwingend, wie ethische Grenzen überschritten werden konnten. Weiterhin bedarf es einer Betrachtung der wissenschaftlichen Akteure, um einen umfassenden Einblick in die Motive, die zu einer Entgrenzung der Wissenschaft führten, zu gewinnen. Die bei der Durchführung experimenteller Forschung am Menschen beteiligten Akteure waren nicht frei von Werten, vielmehr handelten sie aus persönlich geprägten (rassenhygienischen) Motiven. In diesem Sinne soll die Betrachtung der Biographie des Täters – wenn auch in einer neuartigen Form – wieder hergestellt werden. So handelt es sich nicht darum, sich auf besondere, bzw. abnorme Charakterzüge des Täters zu konzentrieren, sondern vielmehr auf seine Lebenserfahrung und Politisierung, um die Rolle und Nachwirkung von rassenhygienischen Idealen besser einschätzen zu können.

Zur Einführung – Paul Uhlenhuth und die Blutserumforschung: Wandel einer Fragestellung

Der Hygieniker Paul Uhlenhuth, der an der Universität Freiburg von 1923 bis in die Nachkriegszeit hinein lehrte und eine rege Forschungstätigkeit entwickelte, sorgte Mitte der 1990er Jahre für Schlagzeilen in der Freiburger Presse.[2] Im Mittelpunkt der Kritik stand nicht nur seine Mitverantwortung für die Vertreibung des jüdischen Personals aus dem Freiburger Klinikum[3], sondern auch sein Antrag auf Menschenversuche während des Zweiten Weltkriegs. Anfang August 1944 hatte Uhlenhuth nämlich um die Erlaubnis des Oberkommandos des Heeres gebeten, serologische Versuche an Kriegsgefangenen aus Kolonialtruppen durchzuführen.[4] Die Polemik fiel umso heftiger aus, als Uhlenhuth, der in seiner Zeit als Koryphäe auf dem Gebiet der Hygiene, Bakteriologie, Immunitätsforschung und Chemotherapie galt, einen guten Ruf genoss und seit 1950 Ehrenbürger der Stadt Freiburg war. Bisher wurde zwar das Beweismaterial, das zu den schweren Vorwürfe gegen Uhlenhuth führte, sorgfältig untersucht,[5] Uhlenhuths Forschungsmotive bei den in Aussicht gestellten Menschenversuchen sind aber noch nicht genügend hinterfragt worden.[6] Vor allem stellt sich die Frage, wie Uhlenhuth dazu kam, Mitte 1944 einen Antrag auf Menschenversuche zu stellen. Inwiefern knüpfte er hierbei an bisherige Forschungsarbeiten an? In den Monaten vor seinem Antrag auf Menschenversuche war Uhlenhuth einerseits mit Forschungen über die Feldnephritis befasst, andererseits mit Untersuchungen über die Empfänglichkeit verschiedener Mäusearten für Leptospiren-Arten. Leptospiren-Arten waren Erreger aus der Familie der Spirochäten, zu deren Entdeckung Uhlenhuth bereits 1915 beigetragen hatte.[7] Diese Bakterien waren sowohl für die Weilsche Krankheit als auch für das deutsche Schlammfieber verantwortlich. Wie Alexander Neumann, der sich um die Auswertung von neuen Akten aus dem Einzelförderaktenbestand der Deutschen Forschungsgemeinschaft (DFG) bzw. des Reichsforschungsrates (RFR)[8] bemühte, feststellte, hatten die 1943 von Uhlenhuth mit der finanziellen Unterstützung des RFR durchgeführten und veröffentlichten Untersuchungen zunächst in erster Linie infektiologische Bedeutung.[9] Uhlenhuth glaubte – früheren Forschungsarbeiten von Robert Koch über die Empfänglichkeit der Feld- und Hausmaus für Wundinfektionskrankheiten

2 Siehe: „Freiburger NS-Arzt Ehrenbürger der Stadt“, in: Die Badische Zeitung vom 26.10.1996. Der entsprechende Artikel stellte die Ehrenbürgerschaft und die Benennung einer Straße sowie eines Klinikgebäudes in Frage. Vgl. Seidler (1997), S. 11.

3 In Vertretung des abwesenden Rektors an der Universität Freiburg unterzeichnete er das Schreiben, mit dem die jüdischen Mitarbeiter des Klinikums entlassen worden waren.

4 BA-MA RH 12-23/1849.

5 Siehe: Seidler (1997), S. 11-15; Neumann (2002), S. 387-417, Ders. (2006). Ich danke dem Verfasser für die Einsichtnahme seines noch unveröffentlichten Aufsatzes.

6 In den neunziger Jahren des 19. Jahrhunderts arbeitete Uhlenhuth als Assistent in Kochs Institut für Infektionskrankheiten in Berlin.

7 Zusammen mit Albert Fromme entdeckte Uhlenhuth den Erreger des Weilschen Krankheit, den Spirochäten (Leptospira) icterogenes. Siehe: Uhlenhuth (1943), S. 338.

8 Der 1937 eingerichtete und 1942 reorganisierte Reichsforschungsrat hatte die Aufgabe, die staatliche Forschung auf die Ziele des Vierjahresplanes bzw. des Krieges auszurichten. Er fungierte als Beschlussorgan im Bereich der Forschungsförderung, während die DFG auf die Funktion einer Verwaltungs- und Kassenstelle reduziert wurde. Siehe: Zierold (1968), S. 381-383.

9 Siehe: Neumann (2006).

folgend –, dass die Empfänglichkeit verschiedener Mäusearten für die Leptospiren und ihre besondere Typen maßgeblich von der Verschiedenheit des *Bluteiweißes* herrührte.[10] Im Juli 1943 erstatte Uhlenhuth folgenden Bericht an die Fachsparte der Medizin des RFR über seine Forschungen: „Im übrigen haben wir im Anschluss an unsere Schlammfieberuntersuchungen feststellen können, dass man das Blut der Feldmäuse von dem der Hausmäuse durch Präzipitationsreaktion mit Sicherheit unterscheiden kann, was epidemiologisch bezüglich der Empfänglichkeit der Mäuse für die verschiedenen Leptospiren-Arten von interessanter Bedeutung ist.“[11] Die Präzipitin-Reaktion, die im Folgenden eingehend beschrieben wird, wurde von Uhlenhuth angewandt, um das Blut einer Feld- und einer Hausmaus voneinander zu unterscheiden. Dabei war er an der infektiologischen Auswertung interessiert, denn es galt ihm nicht nur, Blutunterschiede feststellen zu können, sondern daraus besondere Schlussfolgerungen im Hinblick auf die Empfänglichkeit für Leptospiren-Arten zu ziehen. In einem Bericht an den Leiter der Kriegswirtschaftsstelle im RFR, Georg Graue, stellte Uhlenhuth im Januar 1944 noch vorsichtig fest: „Bei den Untersuchungen über die Empfänglichkeit der Mäuse für Leptospiren wurde festgestellt, dass die Hausmäuse im Gegensatz zu Feldmäusen scheinbar unter natürlichen Verhältnissen keine Leptospirenbefunde aufweisen. Diese Tatsache führt zu der Feststellung, dass das Bluteiweiß der beiden Mäusearten bei der biologischen Präzipitinreaktion sich verschieden verhält, so dass man Feldmaus und Hausmaus mit dieser Reaktion voneinander unterscheiden kann. Es ist möglich, dass darauf die verschiedene Empfänglichkeit für die Leptospira grippo typhosa zurückzuführen ist.“[12] Von einer Übertragung der Ergebnisse auf den Menschen war Anfang 1944 nicht die Rede. Erst im November 1944 formulierte Uhlenhuth die Absicht, „mittels der Präzipitin- und der Abderhalden'schen Abwehrfermentreaktion bei Menschenrassen ein eventuell ähnliches Verhalten des Bluteiweißes festzustellen.“[13] Dabei stellt sich die Frage, ob Uhlenhuth bei seinen in Aussicht gestellten Menschenversuchen einen Forschungsansatz zu verfolgen bemüht war, der auch auf die infektiologische Auswertung der Ergebnisse gerichtet war, oder ob er lediglich am Nachweis einer serologischen Rassendifferenzierung beim Menschen interessiert war – so wie es bei mindestens zwei weiteren Wissenschaftlern, die etwa zeitgleich ebenso vom RFR bzw. der DFG gefördert wurden, der Fall war.[14]

Bereits am Anfang des 20. Jahrhunderts hatte Uhlenhuth ein Verfahren zur Unterscheidung von Blut verschiedener Herkünfte entwickelt und den Weg

10 Zierold (1968), S. 346.
11 BArch R 73/15285: Uhlenhuth an DFG, 24.07.1943.
12 BArch R 73/316: Bericht Uhlenhuth, 22.01.1944.
13 BArch R 73/15285: Uhlenhuth an RFR, 06.11.1944.
14 Dabei handelte es sich um Otmar Freiherr von Verschuer und um den jüngeren Rassenhygieniker Karl Horneck, die sich während des Krieges um eine serologische Rassendiagnose bemühten und deren Forschungen im vorliegenden Beitrag untersucht werden.

zur Anwendung dieses Verfahrens sowohl in der gerichtsärztlichen Praxis als auch in der Nahrungsmitteluntersuchung geebnet. Uhlenhuths Methode erlaubte es, einerseits tierisches Blut vom menschlichen Blut zu unterschieden, andererseits aber auch das Fleischeiweiß verschiedener Tiere auseinander zu halten. Die praktische Brauchbarkeit seiner Methode konnte Uhlenhuth dadurch unter Beweis stellen, dass es ihm bei zahlreichen vom preußischen Justizminister zur Verfügung gestellten Asservaten von abgelaufenen Kriminalfällen gelungen war, in jedem einzelnen Fall die richtige Diagnose zu stellen.[15] Infolgedessen war die Methode in Preußen, Baden, Württemberg, Bayern, Österreich und anderen Staaten eingeführt worden, um bei Prozessen der Justiz ihre Dienste zu leisten. Uhlenhuths Methode war außerdem für die Nahrungsmittelkontrolle von großer Bedeutung, da es mit Hilfe der übrigen chemischen und physikalischen Untersuchungsmethoden nicht möglich war, in einzelnen Lebensmitteln Fleisch irgendeines Tieres nachweisen zu können, besonders wenn es sich um Wurst oder sonstige Fleischgemische handelte. Neben seinen Untersuchungen zur Anwendung seiner Methode im Bereich der Forensik und der Nahrungsmittelprüfung führte Uhlenhuth gleichzeitig weitere Untersuchungen zur biologischen Unterscheidung von Blut verwandter Tiere durch. Dabei war er um den Nachweis einer serologischen Artspezifizität bemüht. Beispielsweise unterzog er die scheinbar verwandtschaftlichen Beziehungen zwischen den Vertretern der einzelnen Tierarten, aber auch die zwischen Affen und Menschen, einer serologischen Untersuchung.[16]

Vermutlich war Uhlenhuth darauf bedacht, an diese Forschungen anzuknüpfen, als er im Jahr 1944 einen Antrag auf Menschenversuche stellte. Sowie er bemüht gewesen war, die Verwandtschaft des Blutes verschiedener Tiere untereinander festzustellen, könnte er schließlich daran gedacht haben, sein bisher in der Hauptsache auf Tierseren bezogenes Verfahren ganz auf den Menschen zu übertragen, um die serologische Ähnlichkeit bzw. Verschiedenheit mehrerer Menschenrassen nachzuweisen. Es kann aber heute nicht mehr entschieden werden, ob Uhlenhuth bei den geplanten Menschenversuchen an den im Jahre 1943 laufenden Forschungen zur Empfänglichkeit verschiedener Mäusearten für Leptospiren-Arten oder eher an seine früheren Forschungsarbeiten über die Blutverwandtschaft verschiedener Tiere oder aber auch an beide Forschungsschwerpunkte anzuknüpfen bemüht war. Am 5. September 1944 wurde Uhlenhuth mitgeteilt, dass sich in München etwa „150 schwarze und farbige Kriegsgefangene"[17] befanden. Bisher fehlt jede Spur über eine Vornahme von Menschenversuchen durch Uhlenhuth,[18] vermutlich führte der Kriegsverlauf zur Unterbrechung von Uhlenhuths Forschungstätigkeit.

15 Uhlenhuth/Seiffert (1927), S. 367.
16 Uhlenhuth (1904), 682-688; Ders. (1905); Ders. (1937).
17 BA-MA RH 12-23/1849.
18 Vgl. Seidler (1997), S. 15.

Auf die Präzipitin-Reaktion zurückgreifend verfolgte Uhlenhuth insgesamt sehr unterschiedliche Forschungsmotive, die je nach Zeitpunkt wechselten. Wenn der Schwerpunkt der eingeleiteten Forschungen zunächst auf der gerichtsmedizinischen und phylogenetischen Bedeutung der von ihm erprobten Präzipitin-Reaktion lag, verschob sich später Uhlenhuths Interesse in Richtung einer infektiologischen Fragestellung. Mit dem sich radikalisierenden Krieg könnte sich zuletzt – so lassen es die in Aussicht gestellten Menschenversuche an farbigen Kriegsgefangenen erahnen – das Interesse an einer rassenhygienischen Anwendung der Präzipitin-Reaktion ergeben haben. Im Folgenden soll dem engen Zusammenhang zwischen Serologie und Rassenforschung Schritt für Schritt nachgegangen werden.

Vorgeschichte, Anthropologie und Serologie: Die Präzipitin-Reaktion im Dienste der Abstammungslehre

Die Präzipitin-Reaktion, die von Uhlenhuth über mehrere Jahrzehnte hindurch zu unterschiedlichen Zwecken angewandt wurde, wurde zum ersten Mal am Anfang des 20. Jahrhunderts erprobt. Worum handelte es sich eigentlich bei dieser Reaktion, die eng mit dem Aufkommen der Immunologie am Ende des 19. Jahrhunderts verbunden war? Beruhend auf der Beobachtung, dass die Injizierung von kleinen Dosen von Diphtherie-Toxin in das Blutserum eines Tieres nicht zum Tod des Tieres, sondern vielmehr zu seiner Immunisierung gegen die Krankheit führte, hatte Emil Behring 1890 postuliert, dass das Tier die Krankheit überwindet, indem es Antitoxin erzeugt.[19] Dies war der Anfang der passiven Immunisierung. Ausgehend von der Anhäufung des Antitoxins im Blut des immunisierten Tieres, injizierte man das Blutserum des immunisierten Tieres in den Körper eines künstlich infizierten Tieres, um eine Gift neutralisierende Wirkung zu erzeugen. Die von Behring entwickelte Theorie, die später zum Zweck der therapeutischen Anwendung ausgebaut wurde, inspirierte Anfang des 20. Jahrhunderts eine Vielzahl von weiteren Untersuchungen über die Wirkung unterschiedlicher Gifte. Nicht nur bei der Einspritzung von Diphtherie-Toxin nahm man die Erzeugung eines Antitoxins an. Sowohl bei pflanzlichen als auch tierischen Giften war man bestrebt, dieselbe Reaktion zu untersuchen und darzulegen.

So verschiedene Forscher wie die bakteriologisch ausgebildeten Hygieniker Max von Gruber und Herbert Edward Durham[20], die beide das Prinzip der bak-

19 Behring/Kitasato (1890), S. 1113-1114.

20 Herbert Edward Durham (1866-1945): Geboren in London. Studium der Medizin in Cambridge. Er bildete sich am Guy's Hospital praktisch aus. Er lehrte am Guy's Hospital zunächst Anatomie und Mikroskopie, später auch Chirurgie und wirkte als Chirurg am St. Alban's Hospital. Zusammenarbeit mit Gruber in Wien. Arbeit über gelbes Fieber und die Thiamin-Mangelkrankheit Beriberi. Siehe: Silverstein (1989), S. 358; Hirsch (1962), S. 351.

teriologischen Agglutination beschrieben, sowie Richard Pfeiffer[21], Ordinarius für Hygiene in Königsberg und der pathologisch ausgebildete Serologe Rudolf Kraus[22], waren mit der Analyse von mit unterschiedlichen Giften immunisierten Seren befasst. Ihre Untersuchungen legten in den betreffenden Seren die Existenz von drei verschiedenen Arten von Substanzen nahe. Diese waren Stoffe, welche das Gift zusammenballen, ferner solche, welche es abtöten und auflösen, schließlich solche, die gemischt mit dem ausgehenden Gift einen Niederschlag erzeugen.[23] Letztere wurde mit dem Namen Präzipitin bezeichnet und demgemäß nannte man die Reaktion, die sich in der Bildung eines Niederschlags nach Mischen eines immunisierten Blutseren mit dem Ausgangsserum äußerte, Präzipitin-Reaktion. Beispielsweise wurde einem Kaninchen Blutserum eines Menschen injiziert und das Antiserum, das man anschließend aus dem Blut des immunisierten Kaninchens gewann, mit dem menschlichen Ausgangsserum gemischt – so der spätere Ordinarius für Anthropologie in München, Theodor Mollison, in einem Aufsatz von 1912: „Man injiziert einem Versuchstier, meist einem Kaninchen, alle 6 bis 8 Tage eine kleine Menge, etwa 1 bis 5 ccm reines steriles Serum der Tierart, deren verwandtschaftliche Stellung geprüft werden soll. Nach einer Reihe von Injektionen liefert dann in der Regel das Versuchstier ein genügend kräftiges Antiserum, d. h. ein Serum, welches mit dem Blut des zur Vorbehandlung verwendeten Tieres einen Niederschlag liefert, und ebenso mit dem Blut von verwandten Arten, freilich um so weniger, je geringer die Verwandtschaft".[24] Hiermit suggerierte Mollison, dass die Präzipitin-Reaktion dazu geeignet war, auf serologische Art- und Rassenunterschiede hinzuweisen – ihr Ausfall war nämlich unterschiedlich stark je nach Verwandtschaft der angewandten Seren – und folgte im wesentlichen Paul Uhlenhuth, der ein paar Jahre zuvor die Präzipitin-Reaktion sogar als eine Hilfswissenschaft der Anthropologie definiert hatte: „Die Deszendenzlehre mit ihrer wichtigsten speziellen Folgerung der Anthro-

21 Richard Pfeiffer (1858-1928): Geboren in Zduny, Provinz Posen. Er studierte an der Kaiser-Wilhelms-Akademie in Berlin und promovierte 1880. Bis 1889 war er Militärarzt und von 1887 bis 1891 Assistent Robert Kochs. 1891 habilitierte er sich für Hygiene und Bakteriologie. 1897 nahm er an der deutschen Kommission zur Erforschung der Pest in Indien teil und weilte 1898 mit Koch zur Erforschung der Malaria in Italien. 1899 wurde er Ordinarius für Hygiene in Königsberg und war in gleicher Eigenschaft von 1909 bis zu seiner 1925 erfolgten Emeritierung in Breslau tätig. Siehe Silverstein (1989), S. 371; Hirsch (1962), S. 1206-1207 u. Fußnote 20.

22 Rudolf Kraus (1868-1932): Geboren in Jungbunzlau, Böhmen. Er studierte in Prag, wo er 1893 promovierte. Er war Assistent am Pathologischen-anatomischen Institut in Wien und habilitierte sich daselbst 1903 für allgemeine und experimentelle Pathologie. 1913 wurde er Direktor des Bakteriologischen Instituts in Buenos Aires, dann des Serologischen Instituts in Butantan (Sao Paolo), und kehrte 1923 nach Wien zurück, wo er als Leiter des serotherapeutischen Instituts wirkte. 1928 übernahm er ein neues Institut in Santiago de Chile und wurde 1930 zum Generaldirektor des gesamten Sanitätswesens in Chile ernannt. Siehe: Silverstein, S. 364 und Hirsch (1962), S. 816.

23 Uhlenhuth (1904), S. 683.

24 Mollison (1912), S. 132.

pogenie, d.h. der Lehre von dem Ursprung und der Entwicklungsgeschichte des Menschengeschlechts [...] muss heutzutage als eine sicher bewiesene wissenschaftliche Tatsache angesehen werden. Diese Beweise ergeben sich aus den drei Hilfswissenschaften, welche wir all unseren phylogenetischen Untersuchungen zugrunde legen – das sind die Paläontologie, die vergleichende Anatomie und die Entwicklungsgeschichte. Zu diesen drei Hilfswissenschaften, deren blühende Entwicklung wir dem 19. Jahrhundert verdanken, gesellt sich nun noch eine vierte hinzu, die wir an der Schwelle des 20. Jahrhunderts als jüngstes und hoffnungsreiches Kind unserer bakteriologischen Wissenschaft begrüßen, das ist die biologische Blutserumforschung“.[25]

Mit ihren Definitionen wiesen Mollison und Uhlenhuth auf die besondere Bedeutung der Präzipitin-Reaktion für die Abstammungslehre hin. Dass ursprünglich der Anwendungsbereich der Präzipitin-Reaktion vorzüglich die Abstammungslehre war, zeigen eine Reihe von Forschungen, die im ersten Jahrzehnt des 20. Jahrhunderts von an phylogenetischen Fragestellungen interessierten Bakteriologen ausgingen. Diese verfolgten das Ziel, die bisher auf morphologischen Untersuchungen basierende Abstammungslehre auf eine serologische Grundlage zu stellen. Dabei ging es meistens zunächst um einen serologischen Beweis der Blutsverwandtschaft zwischen Menschen- und Affengeschlecht, aber auch um die phylogenetische Stellung (dem Menschen gegenüber) von anthropoiden Affen im Vergleich zu niederen so genannter Altweltwaffen. Als erster befasste sich der Anthropologe und Physiologe Hans Friedenthal mit der Blutsverwandtschaft zwischen Menschenaffen und Menschen.[26] An seinen Forschungen setzte später der bakteriologisch ausgebildete Nordamerikaner George Henry Falkiner Nuttall[27] an und führte Versuche mit Antiseren von Orang-Utan und Makaken durch. Dabei maß er die Menge des erzeugten Niederschlags bei der Präzipitin-Reaktion, indem er ihn sich in einer Glasröhre von sehr engem Querschnitt absetzen ließ.[28] Da sich dabei zeigte, dass das Orang-Utan-Antiserum stärker mit Menschenblut als mit Makakenblut reagierte, wurde der Schluss gezogen, dass Orang-Utan und Mensch näher miteinander verwandt sind. Die Forschungen von Nutall und Strangeways waren nicht isoliert, vielmehr regten sie weitere Forschungen an. Ein italienischer Forscher wiederholte das Experiment von Nutall mit einer etwas anderen Versuchsanordnung, und Mollison selbst war mit einem ähnlichen

25 Uhlenhuth (1904), S. 682.

26 Friedenthal (1924), S. 9. Hans Friedenthal (1870-1942): Geboren in Scheitnig bei Breslau. Er studierte Medizin in Kiel, München und Heidelberg. Nach seiner Promotion in Bonn war er Assistent von Rosenthal in Erlangen. 1902 habilitierte er sich in Berlin für Anthropologie.

27 George Henry Falkiner Nuttall (1862-1937): Geboren in San Francisco. Ausbildung in den Vereinigten Staaten, in Frankreich, in Deutschland und in der Schweiz. Dozent für Bakteriologie an der Universität von Cambridge. 1906 Professor für Biologie. 1921 Gründer des Molteno Instituts für Biologie und Parasitologie. Nutall beschrieb als erste die natürliche bakterielle Aktion des Blutes. Serologische Arbeiten mit phylogenetischer Fragestellung. Siehe: Silverstein (1989), S. 369.

28 Mollison (1912), S. 132.

Forschungsvorhaben befasst. Statt an Antiseren von Makaken experimentierte Mollison an aus Schimpansenblut gewonnenen Antiseren.[29] Dabei ging es ihm darum, die auf morphologischen Untersuchungen basierende Beobachtung, wonach der Schimpanse dem Menschen näher als der Orang-Utan steht, zu bestätigen. Der Dermatologe Carl Bruck[30] griff nicht nur auf das Blutserum von Schimpansen zurück, sondern auch auf das von so verschiedenen Affenarten wie Gibbon, Mach rhesus, Mach nemestricus und Mac cynomolgus. Dabei war er in der Lage, eine Abstufung der untersuchten Arten zu erzielen. Zum Teil mündete diese Forschungsrichtung in den Versuch, einen vollständigen Evolutionsbaum nachzuzeichnen. In seiner 1904 erschienenen Monographie zur serologischen Immunität und Blutsverwandtschaft beschrieb Nutall insgesamt 16.000 Versuche, die an sehr verschiedenen Spezies vom Hummer bis Primaten vorgenommen wurden.[31]

Bald nachdem die ersten Forschungsergebnisse zur biologischen Differenzierung von Tiergattungen vorgelegt waren, wurde der Anwendungsbereich der Präzipitin-Reaktion ausgeweitet. Sowie die Präzipitin-Reaktion der Feststellung von serologischen Unterschieden bei verschiedenen Tiergattungen gedient hatte, sollte erprobt werden, ob sie – so Carl Bruck – „zu einer der anthropologischen Forschung nutzbringenden, biologischen Rassendifferenzierung der [Menschen]rassen führen könnte".[32] Bruck war also nicht nur mit den Blutseren von verschiedenen Arten von Affen befasst, er war auch darum bemüht, die bisher angewandten Verfahren auf den Menschen zu übertragen, um den Nachweis einer serologischen Rassendifferenzierung beim Menschen zu erbringen. So sollten sich neue Perspektiven für die Rassendiagnose eröffnen, die bis dahin auf mess- und klassifizierbare Körpermerkmale angewiesen blieb. Anlässlich seiner Beteiligung an der Expedition des Breslauer Dermatologen Albert Neisser in Java nahm er Versuche an den Vertretern der dort unterschiedenen drei Rassen vor, die neben- und miteinander lebten, nämlich die weiße, die mongolische und die malaiische Rasse. Hierbei griff er auf die „Komplementsbindungsmethode" zurück, die eine Präzisierung der durch die Präzipitin-Reaktion erzielten Ergebnisse ermöglichte. Die Forschungen des Bakteriologen Max Neisser und des Serologen Hans Sachs hatten beim Zusammentreffen von Präzipitin und präzipitabler Substanz die Existenz eines Komplements nachgewiesen, dessen Bindung demonstriert werden konnte. Die „Komplementsbindungsmethode" schien für Bruck besser geeignet, um

29 Ebd.

30 Carl Bruck (1879-1944): Geboren in Glatz (Schlesien). Er studierte Medizin in München und Berlin, promovierte 1902 in München und arbeitete anschließend am Robert-Koch-Institut. Er nahm an der deutschen Reichsexpedition zur Erforschung der Syphilis auf Java und war von 1908 bis 1914 Oberarzt an der Breslauer Universitätsklinik für Hautkrankheiten unter Neisser. 1911 erhielt er den Titel von Professor und wurde 1914 als dirigierender Arzt der dermatologischen Abteilung des Städtischen Krankenhauses nach Altona berufen. Mit Wassermann und Neisser war er an der Begründung der Serodiagnostik der Syphilis beteiligt.

31 Nutall (1904).

32 Bruck (1908), S. 794.

biologische Differenzen von Blutseren nachzuweisen, denn sie wies – so seine Behauptung – unmittelbar auf die Bindung von Antigen und Antikörpern hin, während bei der Präzipitin-Reaktion lediglich „das physikalische, sichtbare Phänomen der Ausfällung“ als Indikator angenommen wurde.[33] Darüber hinaus stellte diese Methode einen großen Vorteil dar, denn durch ihre Anwendung konnte Bruck zeigen, dass in den Blutseren einzelner Individuen derselben Art keine Unterschiede festgestellt werden konnten. Dies hätte nämlich die Aussicht auf eine mögliche serologische Rassendifferenzierung zunichte gemacht. Dass durch die Präzipitin-Reaktion gegensätzliche Ergebnisse erzielt worden waren, lag – so Bruck – in der mangelnden Präzision der Präzipitin-Reaktion begründet. Insgesamt nahm Bruck Untersuchungen an 26 Menschenseren vor und verglich die erzeugten Reaktionen beim Zusammentreffen von mit Holländerseren immunisierten Kaninchenseren mit den Seren von vier Holländern, fünf Chinesen, sechs Malaien, sieben Javanern und einem Westjavaner. Da die Untersuchungen eindeutige Ergebnisse ergaben, konnte Bruck daraus schließen, dass es „mit Hilfe eines gegen Vertreter der weißen Rasse gerichteten Immunserums möglich ist, diese von Angehörigen der mongolischen und malaysischen Rasse biologisch zu unterscheiden, und gleichzeitig aus den erzielten Titergrößen auf die Verwandtschaft der einzelnen Rassen untereinander zu schließen“.[34] Während die Holländerseren den stärksten Niederschlag mit dem vorbehandelten Kaninchenserum erzeugten, ergab sich eine Abstufung des Niederschlags bei den mit Araber-, Chinesen- und Malaienseren erzielten Reaktionen.[35] Diese Ergebnisse waren Grundlage genug, eine Theorie der Rassendifferenzierung aufzustellen: Bruck vertrat die Meinung, dass das Eiweiß von Unterarten derselben Rasse nicht in derselben Weise verschieden war wie dasjenige der Vertreter verschiedener Arten. Im Vergleich zu den Untersuchungen an Affen- und Menschenseren, die von mehreren Wissenschaftlern in relativ kurzen Zeitabständen wiederholt wurden, waren Brucks Untersuchungen allerdings nicht Anlass zu weiterführenden Versuchen. Erst in den dreißiger Jahren wurde an diese Forschungsrichtung wieder angeknüpft. Dabei hatte sich das Forschungsinteresse aber eindeutig von einer phylogenetischen zu einer rassenhygienischen Fragestellung verschoben. Dass Brucks Untersuchung sich von späteren rassenhygienisch motivierten Versuchen zur Erstellung einer serologisch abgesicherten Rassendiagnose unterschied, lässt sich vor allem an den im Vorfeld des eigentlichen Berichts über die Forschungsergebnisse ausgedrückten ethischen Bedenken gegenüber dem Menschenexperiment nachvollziehen. Bruck arbeitete ausschließlich mit Kaninchenimmunseren und wies darauf hin, dass das Experiment mit Menschenseren einer bedeutenden Einschränkung unterlag. So betonte er, dass „kreuzweise Immunisierungen, denen Uhlenhuth seine Resultate verdankte, sich

33 Ebd., S. 795.
34 Ebd., S. 796.
35 Siehe: Tabelle 2: Biologische Differenzierung menschlicher Rassen, in: Ebd., S. 796.

beim Menschen von selbst" verböten.[36] Uhlenhuth war im Übrigen zu demselben Schluss gekommen. Analog zu seinen Versuchen mit Hasen- und Kaninchenseren hätte er Menschen Affenblut und Affen Menschenblut einspritzen müssen. Da sich die erste Versuchsanordnung aber – so die Formulierung von Uhlenhuth und Walter Seiffert in einem Handbuchbeitrag von 1927 – von selbst verbot, hatte Uhlenhuth stets Affen mit Menschenblut vorbehandelt und nicht umgekehrt.

Die Wissenschaftler, die frühzeitig mit Experimenten zur serologischen Rassendifferenzierung befasst waren, waren in der Regel nicht an einer rassenhygienischen Auswertung der bei Menschen erprobten Präzipitin-Reaktion, sondern grundsätzlich an einer phylogenetischen Fragestellung interessiert. Dies stellt den grundsätzlichen Unterschied zwischen den frühen Immunisierungsversuchen und den von derselben Methode ausgehenden Menschenversuchen im Nationalsozialismus dar. An diesen Versuchen waren die ersten Anwender der Präzipitin-Reaktion nicht mehr beteiligt. Zwar stellte Uhlenhuth einen Antrag auf Menschenexperimente, dabei handelt es sich aber um einen Einzelfall. Die anderen Wissenschaftler, die sich als Pioniere mit der Frage der serologischen Rassendifferenzierung auseinander setzten und gestützt auf die Präzipitin-Reaktion Forschungen anstellten, taten sich in der Regel auf diesem Gebiet nicht mehr hervor. Der Anthropologe jüdischer Abstammung Hans Friedenthal, der als erster dazu beigetragen hatte, die tierexperimentellen Untersuchungen mit der Präzipitin-Reaktion auf den Menschen zu übertragen, wurde bereits im ersten Jahr des Dritten Reiches entlassen.

Nachdem die Frage nach der serologischen Rassendifferenzierung mit der Erprobung der Präzipitin-Reaktion am Anfang des 20. Jahrhunderts zu einer regen Forschungstätigkeit geführt hatte, verschwand anscheinend das Interesse an der Präzipitin-Reaktion in den zwanziger Jahren. Vermutlich sorgte die besondere Schwierigkeit, eindeutige Differenzen in der Präzipitierbarkeit der Seren verschiedener Rassen zu ermitteln, für eine Ruhepause. Mehrere Forscher scheiterten nämlich am Versuch, die Ergebnisse der eingeleiteten Forschungen zur serologischen Differenzierbarkeit der Menschenrassen zu bestätigen. Vor allem waren die Angaben Brucks umstritten.[37] Gleichzeitig wurde die Rassen-

36 Ebd., S. 794.

37 In ihrem längerem 1930 erschienenen Aufsatz zur „biologischen Eiweißdifferenzierung mittels der Präcipitation mit besonderer Berücksichtigung der Technik" führten Uhlenhuth und Seiffert rekapitulierend auf: „Linossier und Lemoine gelang es nicht, mit Hilfe der Präcipitinreaktion das Blut verschiedener Rassen derselben Tierart oder verschiedener menschlicher Individuen zu unterscheiden; sie sind jedoch der Ansicht, dass daraus noch nicht auf eine absolute Identität der Serumeiweißkörper geschlossen werden darf. Auch von Marshall und Teague sowie von Fitzgerald angeführte Untersuchungen konnten die Angaben von Bruck nicht bestätigen; weder mit Hilfe der Präzipitinreaktion noch mittels der Komplementbindung konnten sie das Blut verschiedener Menschenrassen differenzieren". Siehe: Uhlenhuth/Seiffert (1930), S. 373-374. In ihrem 1938 in der Zeitschrift für Immunitätsforschung und experimentelle Therapie erschienenen Artikel wiesen Fischer und Raquet darauf hin,

frage auf dem Gebiet der Serologie aus einer anderen Perspektive angegangen: Durch die Großuntersuchung der geographischen Verteilung der menschlichen Blutgruppen sollte die Frage nach der serologischen Rassendifferenzierung in einem größeren Rahmen gestellt und nicht mehr nur auf bestimmte Individuen bezogen werden, deren Rassenzugehörigkeit es im Einzelnen serologisch zu untersuchen galt. Vielmehr ging es darum, serologische Rassenunterschiede nicht nur qualitativ, sondern auch und vor allem quantitativ zu bestimmen. Dabei prägte die 1926 gegründete Deutsche Gesellschaft für Blutgruppenforschung weitgehend die Bemühung um eine neue serologisch ausgerichtete Rassenforschung.

Die Deutsche Gesellschaft für Blutgruppenforschung und die serologische Rassendifferenzierung

Während in den zwanziger Jahren serologische Forschung noch weitgehend durch Untersuchungen über Transfusion und die Feststellung von bakteriologischen Arten beherrscht wurde[38], förderte und prägte die Deutsche Gesellschaft für Blutgruppenforschung ab Mitte der zwanziger Jahre eine neue Forschungsrichtung, die auf dem von Hanna und Ludwik Hirszfeld entwickelten Rassenindex aufbaute.[39] Die Hirszfelds, die nach der Entdeckung der Blutgruppen durch Karl Landsteiner mit Forschungen zur Untersuchung der Erblichkeit der Blutgruppen befasst waren[40], sollten infolge ihrer Feststellung, dass die Häufigkeit der Blutgruppe A zugunsten der Blutgruppe B von Westen nach Osten abnimmt, den Weg zu einer Definition der Blutgruppen als Rassenmerkmale ebnen. Während Untersuchungen an Europäern und „Australnegern“ ein starkes Überwiegen des Agglutinogens A über B ergeben hatten, war bei manchen asiatischen Völkern die Umkehrung dieses Verhältnisses beobachtet worden.[41] Die Idee, dass sich zwei Hauptrassen nach zwei Verbreitungspolen verbreitet haben, wurde schnell aufgegriffen. Der Bakteriologe und Marinegeneralarzt Paul Steffan, der durch seine Tätigkeit beim Militär Zugang zu einer Vielzahl von bei Rekruten und Soldaten entnommenen Blutproben hatte, stellte als einer der ersten Wissenschaftler Forschungen auf diesem Gebiet an. 1925 stellte er vor der Wiener Gesellschaft für Anthropologie die Ergebnisse seiner Blutgruppenstudien an sechzig verschiedenen Bevölkerungsgruppen vor und legte eine Karte über die Verteilung der Blutgruppen in Europa an.[42] Ab 1926 begann die Deutsche Gesellschaft für Blutgruppenfor-

dass die Forscher Marshall, Teague und Fitzgerald die serologische Differenzierbarkeit der Menschenrassen nicht bestätigen konnten. Siehe: Fischer/Raquet, (1938), S. 105.

38 Mazumdar (1990), S. 188. Siehe: Hirszfeld (1928).

39 Hirszfeld/Ludwik (1919), S. 675-79.

40 Ebd.

41 Landsteiner (1933), S. 41-42.

42 Steffan (1926). Siehe: Mazumdar (1990), S. 190-192.

schung mit einer großflächigen Untersuchung von zentraleuropäischen Bevölkerungsgruppen. Initiiert wurde das Projekt sowohl vom Gründer der Deutschen Gesellschaft für Anthropologie, dem völkischen Anthropologen Otto Reche, der als Professor für Anthropologie und Ethnologie in Wien tätig war, als auch von Paul Steffan. Die Idee war hierbei, eine Karte zu erstellen, die die historischen Niederlassungen der einzelnen Menschenrassen sichtbar machen sollte, wodurch sogar die Völkerwanderungen nachvollzogen werden könnten. Dabei ging es nicht nur darum, Daten über Blutgruppen, sondern auch die gewonnenen Ergebnisse mit den üblichen anthropophysischen Untersuchungen zur geographischen Verteilung von Rassenmerkmalen zu korrelieren.[43] Das Projekt der Deutschen Gesellschaft für Blutgruppenforschung fand 1942 seinen größten Niederschlag in der Veröffentlichung einer farbigen Karte, auf der die Häufigkeit von Blutgruppen in Zentraleuropa verzeichnet war. Zu diesem Zeitpunkt hatten die forscherischen Bemühungen um die individuelle Nachprüfung der serologischen Rassenzugehörigkeit schon längst wieder Anlauf genommen.

Seit Mitte der dreißiger Jahre war Werner Fischer, der als Abteilungsleiter am Institut für experimentelle Krebsforschung in Heidelberg 1938 zum Leiter der serologischen Abteilung am Robert-Koch-Institut in Berlin wechseln sollte, mit der „Frage des Nachweises einer serologischen Differenzierung der menschlichen Rassen“ befasst.[44] Dabei knüpfte er an den bereits am Anfang des Jahrhunderts mit der Präzipitin-Reaktion durchgeführten Forschungen zur serologischen Rassendifferenzierung an und trug dazu bei, in einem neuen forschungspolitischen Kontext die Untersuchungen mit präzipitierenden Antiseren wiederzubeleben. Im Mittelpunkt des Interesses stand nur noch die Frage nach der serologischen Differenzierung der menschlichen Rassen, da Untersuchungen zur anthropologischen bzw. phylogenetischen Stellung von Affen nicht mehr in Aussicht gestellt wurden.

Die serologische Rassendifferenzierung und das Menschenexperiment im Zweiten Weltkrieg

Werner Fischers Auseinandersetzung mit der serologischen Rassendifferenzierung ergab sich aus einer längeren Beschäftigung mit serologischer Forschung. Fischer erfreute sich zunächst als Volontär in der serologischen Abteilung des Staatlichen Instituts für experimentelle Therapie in Frankfurt einer Vorbildung in der Serologie. Unter der Leitung von Werner Kolle, dem Direktor des Frankfurter Instituts, war er sowohl mit der Technik der Blutgruppenbestimmung, der Frage der Vererbungsweise der Blutgruppenmerkmale als auch mit Arbeiten über aktive Diphtherieschutzimpfung in Zusammenarbeit

43 Steffan (1929).
44 Fischer/Raquet (1938), S. 104-121.

mit der Standardisierungskommission des Hygiene-Komitees des Völkerbundes befasst.[45] Diese Untersuchungen machten ihn mit Methoden der Wertbemessung vertraut, die später im Rahmen seiner Forschungen zur serologischen Rassendifferenzierung eine tragende Rolle spielen sollten. Der Wendepunkt bei den Forschungszielen Fischers von der serologischen Grundlagenforschung bis hin zur rassenhygienisch motivierten serologischen Forschung kam erst mit dem Wechsel nach Heidelberg im Jahre 1933. Als Assistent am Institut für experimentelle Krebsforschung in Heidelberg arbeitete Fischer unter der Leitung des Tropen- und Rassenhygienikers Ernst Rodenwaldt, dem Vorreiter einer kolonialen Rassenideologie, die besonders auf die Lösung zu erwartender „Mischlingsprobleme“ ausgerichtet war.[46] Fischer will erst im Laufe der dreißiger Jahre auf Anregung von Rodenwaldt Forschungen zur serologischen Rassendifferenzierung begonnen haben.[47] In diesen Jahren war Fischer intensiv mit serologischer Forschung befasst: Einerseits widmete er sich Nachforschungen zu den menschlichen Blutgruppen[48], andererseits führte er Untersuchungen über die Blutgruppeneigenschaften beim Kaninchen durch.[49]

Zusammen mit Bennot Raquet veröffentlichte Fischer zum ersten Mal 1938 in der in Deutschland führenden Zeitschrift für Immunitätsforschung und experimentelle Therapie die Ergebnisse seiner Untersuchungen über die Reaktionsfähigkeit von menschlichen Seren verschiedener Rassen. Fischer war dabei mit Seren von schwarzen Menschen (hier sprach er systematisch von „Negerserum“) und denen von weißen Menschen befasst. Im Hinblick auf die gestellte Frage nach ihrer serologischen Verschiedenheit legte er Ergebnisse vor, die alles andere als schlüssig waren. Zum einen konnte er in keinem Antiserum regelmäßig auftretende Differenzen ermitteln bzw. nachweisen, zum anderen war er mit Befunden konfrontiert, die allen Erwartungen widersprachen. So präzipitierte ein „Weißenserum“-Antiserum ein bestimmtes „Negerserum“ bis zu einer stärkeren Antigenverdünnung als das „Weißenserum“, obwohl nach dem Verständnis der Präzipitin-Reaktion das Gegenteil zu erwarten gewesen wäre. Außerdem reagierten zwei weitere Antiseren mit dem heterologenen „Negerserum“ stärker und schneller als mit dem homologen Weißenserum. Lediglich im ersten Fall war aber der Unterschied in der Präzipitierbarkeit von „Neger- und Weißenserum“ sehr groß. Interessant ist in diesem Zusammenhang, dass Fischer auf ein Forschungsvorhaben hinwies, das bereits 1933 auf Untersuchungen der Seren mehrerer Bevölkerungsgruppen und insbesondere von so genannten Zigeunern aufbaute, bei denen das homologe Serum-

45 Siehe: Abschrift vom 8.12.1932, in: Nsp 8, Nr. 6, Personalakte Werner Fischer, Archiv des Robert-Koch-Instituts.

46 Eckart (1998).

47 Fischer/Raquet (1938), S. 104.

48 Auf diesem Gebiet veröffentlichte Fischer mehrere Artikel in der Zeitschrift für Immunitätsforschung. Siehe: Fischer (1935a), S. 136-148; Ders. (1935b), S. 177-188.

49 Siehe: Fischer (1935c).

Antigen fast nie den größten Antigenwert besaß.[50] Es ist kein Zufall, dass Fischer sich für solche Untersuchungen interessierte, denn er sollte später im Konzentrationslager Sachsenhausen Versuche an „Zigeunern" vornehmen. Leider ist aber über den Umfang und die Umstände, unter denen diese Menschenversuche 1942 stattfanden, wenig bekannt.[51] Fischer injizierte vermutlich den von ihm ausgesuchten KZ-Opfern Seren verschiedener Rassen.

Am Schluss seines Artikels stellte Fischer Perspektiven für weitere Forschungen: „Es wird erforderlich sein, festzustellen, ob die Seren von Weißen, die seit Jahren oder Jahrzehnten unter den gleichen klimatischen Verhältnissen wie die Neger leben (Farmer und Missionare), ebenso reagieren wie die Seren von in Europa lebenden Weißen. Weiter wären die Seren von längere Zeit in Europa lebenden Negern auf ihre Reaktionsfähigkeit zu untersuchen, nach Möglichkeit auch Seren von Bastarden".[52] Einerseits knüpfte er an ältere Forschungen über die so genannte Akklimatisation an,[53] andererseits wandte er sich der „Mischlingsfrage" zu, die im Nationalsozialismus eine neue Aktualität gewonnen hatte. Da die schwächere Reaktionsfähigkeit des homologen Antigens nicht zu erklären war, forderte er schließlich „zahlreiche Kontroll- und Ergänzungsversuche", die als unabdingbar betrachtet wurden, „bevor an die mögliche Perspektive einer serologischen Rassendiagnose mit Hilfe derartiger Antiseren gedacht werden" konnte.[54]

Fischers Bemühungen um eine serologische Differenzierung der menschlichen Rassen blieben nicht ohne Beachtung. Das Ideal einer serologischen Diagnose hatte weitere Nacheiferer, und die Forschungen Fischers machten Schule. An seine Versuche knüpfte der junge Österreicher Karl Horneck unmittelbar an, der „in persönlichen Vorsprachen Prof. W. Fischer gebeten [hatte]", unter seiner Anleitung an den „bis zur verwertbaren Rassendiagnose" „unerlässlichen" und „aussichtsreichen Kontrollversuchen" mitarbeiten zu dürfen.[55] Auf Anregung Fischers hin hatte er begonnen, – so berichtete er 1942

---

50 Im Rahmen jenes Forschungsvorhabens wurden Antiseren, die durch Immunisierung mit Eskimo-, Zigeuner-, Juden-, Alpinen- und Nordischen-Serum erhalten wurden, untersucht und Differenzen in der Präzipitierbarkeit der Seren sowohl verschiedener Rassen als auch verschiedener Individuen der gleichen Rasse ermittelt. Siehe: Fischer/Raquet (1938), S. 105.

51 Ernst Klee führt lediglich einen Brief des Reichsarztes-SS Grawitz vom 20. Juli 1942 auf, in dem hervorgeht, dass Fischer seine Versuche über Serumverschiedenheiten bei den menschlichen Rassen im Konzentrationslager Sachsenhausen aufgenommen hat und dabei dies ersten Untersuchungen an 40 Zigeunern durchgeführt werden. Siehe: Klee (1997), S. 166.

52 Fischer/Raquet (1938), S. 121.

53 Im ausgehenden 19. Jahrhundert begannen Wissenschaftler und u.a. Rudolf Virchow, sich für die Gewöhnungsart der Bewohner der gemäßigten Zone an die Eigentümlichkeiten des Klimas in der tropischen Zone zu interessieren. Dies hatte hinsichtlich der Kolonisationsfrage eine große Bedeutung. Dabei wurde die Meinung vertreten, dass eine Dauerakklimatisation durch Generationen hindurch nicht möglich war und als hierfür die sinkende Fruchtbarkeit der betreffenden Europäer vorgeführt. Siehe: Ludwig Aschoff über Akklimatisation, Universitätsarchiv Freiburg, Nachlass Aschoff, E 10/175.

54 Fischer/Raquet (1938), S. 121.

55 Horneck (1942).

in der Zeitschrift für menschliche Vererbungs- und Konstitutionslehre – „die Immunisierung von Mensch zu Mensch bei verschiedenen Rassen zu versuchen“.[56] Im Jahre 1936 hatte der Direktor des rassenbiologischen Instituts der Universität Königsberg und frühere Assistent am Kaiser-Wilhelm-Institut für Anthropologie, menschliche Erblehre und Eugenik in Berlin, Lothar Löffler, den jungen Karl Horneck als Assistenten an sein Institut geholt, da er sich in Österreich – so Löffler – in völlig „aussichtsloser Position“ befand.[57] In seinen persönlichen Angaben zu seiner Biographie machte Horneck klar, dass er aus politischen Gründen in Österreich verfolgt wurde. Kurz bevor er nach Königsberg ausgewandert war, hatte er 1936 die Deutsche Forschungsgemeinschaft (DFG) um Gewährung eines Stipendiums gebeten. Seit diesem Zeitpunkt soll sein Arbeitsvertrag an der medizinischen Klinik in Graz nicht verlängert worden zu sein.[58] In seinem Lebenslauf, den er zusammen mit seinem Forschungsantrag an die DFG schickte, wies er darauf hin, dass sowohl seine Bewerbung um eine Bundesbahnarztstelle als auch um eine Krankenkassenarztstelle im März bzw. Oktober 1933 „wegen Zugehörigkeit zur NSDAP abschlägig beschieden“ worden war.[59] Ebenso vermerkte Horneck, dass ihm eine unbesoldete Assistentenstelle im Januar 1936 „wegen politischer Unverlässlichkeit“ nicht verlängert worden war.[60] Für Horneck, der zu diesem Zeitpunkt noch in Graz tätig war, war die DFG nicht unmittelbar, sondern die Österreichisch-Deutsche Wissenschaftshilfe zuständig. Der Direktor der psychiatrischen und Nervenklinik in Köln, Max de Crinis, der zwischen der DFG und der Österreichisch-Deutschen Wissenschaftshilfe die wichtige Rolle eines Vermittlers spielte, befürwortete Hornecks Forschungsantrag nicht zuletzt aufgrund seines politischen Engagements. So beschrieb er Horneck als einen „bewährten und alten Pg., der angeblich als Arzt in Österreich wissenschaftlich wegen seiner Gesinnung nicht mehr weiter arbeiten [konnte].“[61] Horneck war am 7. März 1933 in die NSDAP eingetreten und gehörte seit dem 1. September 1933 der SA an.

Horneck wurde in seiner Heimat an verschiedenen Grazer Kliniken wissenschaftlich vorgebildet. Anfang der zwanziger Jahre war er an der Frauenklinik und an der Geburtshilfeklinik in Graz tätig.[62] Anschließend konnte er sich sowohl als Sekundärarzt an der ersten medizinischen Abteilung als auch als Hilfsarzt in den Infektionsabteilungen des Landeskrankenhauses Graz in internen Fächern und in der Neurologie spezialisieren. Nachdem er 1924 eine Privatpraxis in der Bezirkstadt Feldbach eröffnet hatte, wechselte er von dort aus gegen Ende 1931 als Volontärarzt und seit Anfang 1932 als unbesoldeter

56 Ebd.
57 BArch, R 73/12756: Lothar Löffler an Kurt Blome, 17.10.1942.
58 BArch, R73/11807: Curriculum vitae.
59 Ebd.
60 Ebd.
61 BArch R 73/11807: De Crinis an Pg. Suchenwirth, 1.01.1936.
62 BArch R 73/11807: Curriculum vitae.

außerordentlicher Assistent an die medizinische Klinik in Graz. An die DFG bzw. Österreichisch-Deutsche Wissenschaftshilfe war Horneck bereits Anfang 1936 mit einem Forschungsprojekt über die „Strukturverhältnisse der Kapillaren unter Verwendung der Infrarotphotographie“ herangetreten.[63] In den Jahren zuvor hatte er sich mit mikrochemischen Blutuntersuchungen beschäftigt. In einer Arbeit aus dem Jahr 1922 hatte er sich mit der „Senkungsgeschwindigkeit der roten Blutkörperchen bei puerperal-septischen Prozessen“ auseinandergesetzt.[64] Horneck war auf dem Gebiet der Serologie vorgebildet, als er die Stelle eines Assistenten am rassenbiologischen Institut in Königsberg antrat. In die wissenschaftliche Rassenhygiene war er mit seiner Forschungsrichtung noch nicht eingebunden.

Erst unter der Leitung von Lothar Löffler in Königsberg arbeitete sich Horneck in den Bereich „Erb- und Rassenpflege“ ein und setzte im Zweiten Weltkrieg seine serologischen Forschungen fort – diesmal unter einem rassenhygienischen Aspekt. In einem Artikel, den Horneck im April 1942 bei der Zeitschrift für menschliche Vererbungs- und Konstitutionslehre eingereicht hatte, berichtete er über seine Forschung zur Reaktionsfähigkeit verschiedener Seren von kriegsgefangenen Kolonialtruppen aus dem besetzten Frankreich. Aus jenem Artikel geht lediglich hervor, dass Horneck auf die Anregung Fischers mit Immunisierungsversuchen von Mensch zu Mensch begonnen hatte. Die angesprochenen Menschenversuche sind aber nicht Thema des Artikels, sondern Tierversuche, die womöglich den Zweck hatten, den Mangel an direktem Zugang zu den Versuchspersonen auszugleichen. Horneck hatte vermutlich Schwierigkeiten, an Versuchspersonen heranzukommen, da er während des Krieges in die Wehrmacht eingezogen wurde. Nur während seiner Fronturlaube konnte er zu den entsprechenden Kriegsgefangenenlagern fahrenUm Horneck die Möglichkeit zu weiteren Versuchen zu geben, stellte Lothar Loeffler im Oktober 1942 einen Antrag an die DFG um „Genehmigung eines Forschungsauftrags und Gewährung von Forschungsmitteln in Höhe von 2.600 RM für serologische Arbeiten über Rassendifferenzierung beim Menschen“.[65] Im Betrag von 2.600 RM waren 1.000 RM für Trennungsgeldentschädigung für vier Monate sowie 500 RM für Reisen zu den Gefangenenlagern enthalten. Im November 1942 bewilligte die DFG eine Sachbeihilfe von genau 2.600 RM. Das Bewilligungsschreiben trug das Zeichen des Präsidenten der DFG Rudolf Mentzel[66] und des Leiters der Fachsparte Bevölkerungspolitik

63 BArch R73/11807.
64 Siehe: Mahnert/Horneck (1922).
65 BArch R73/12756.
66 Rudolf Mentzel wurde im November 1936 Präsident der DFG und löste Friedrich Schmidt-Ott, der unter dem politischen Druck auf seine Position verzichten musste. Rudolf Mentzel (1900-1987): 1919-1925 Studium der Chemie und Naturwissenschaften in Göttingen, 1925 Promotion in Göttingen, 1922 Mitglied der NSDAP, 1928 Wiederaufnahme in die NSDAP, 1926-1933 Privatassistent am chemischen Universitätsinstitut Göttingen. Seit 1932 Mitglied der SS, 1933 Habilitation in Greifswald. 1933-1935 Abteilungsleiter im Kaiser-Wilhelm-Institut für Physikalische Chemie und Elektrochemie. Seit 1934 Referent für Naturwissen-

Kurt Blome.[67] In seinem Tätigkeitsbericht, der Anfang April 1943 bei der DFG eingereicht wurde, schrieb Horneck, dass er seit Januar 1943 neben Tierversuchen auch Menschenversuche wieder aufgenommen hatte:

> „Ich habe vor etwa 1 ½ Jahren Immunisierungsversuche begonnen, wobei ich mich selbst zur Verfügung stellte. Damals konnten keine verwertbaren Ergebnisse erzielt werden. Diesmal habe ich die Immunisierungsversuche an mehreren Negern der verschiedensten Blutgruppen begonnen. Es wurden vor der ersten Injektion den Negern je etwa 30-50 ccm Blut entnommen, um ein Artserum vor der Behandlung zu gewinnen. Dann erhielten die Neger in vier intravenösen Injektionen insgesamt 80-100 ccm Weissenserum. 24 Stunden nach der letzteren Injektion und eine Woche nach der letzten Injektion wurden von den Negern abermals 50-60 ccm Blut entnommen. Die Seren der vorbehandelten wie nicht vorbehandelten Neger wurden bei der Optimumpräcipitation ausgewertet und hierbei interessante Differenzen festgestellt. Da auch diese Untersuchungen noch laufen, kann ich mich derzeit noch in keine Deutung einlassen. Ein Teil dieser Seren wurde in Venülen steril abgefüllt und mittels Kurier an Prof. W. Fischer, Reichsinstitut Robert Koch, Berlin geschickt, wo Kontrolluntersuchungen vorgenommen werden“.[68]

Die zur Verfügung gestellten DFG-Gelder sollten es Horneck offenbar ermöglichen, seine Forschungen an Menschen auszubauen. Während er seine im Jahre 1942 vorgenommenen Menschenversuche hatte aufgeben und sich zunehmend mit Tierversuchen hatte begnügen müssen, konnte er nun mit umfangreicherem „Menschenmaterial“ seine Versuche fortsetzen. So betonte er, dass er diesmal Versuche an „mehreren Negern der verschiedensten Blutgruppen“ begonnen habe.[69] Trotz unverwertbarer Ergebnisse verzichtete er nicht auf weitere Menschenversuche: Die induktive Methode war auf eine Theorie

---

schaften im Amt Wissenschaft des Reichserziehungsministeriums, 1935-1939 Ordinarius an der TH Berlin, 1936-1945 Präsident der DFG. 1939-1942 Vizepräsident des Reichsforschungsrates. 1939-1945 Ministerialdirektor und Amtschef Wissenschaft im REM, 1941-1945 zweiter Vize-Präsident der Kaiser-Wilhelm-Gesellschaft, 1942-1945 Leiter des Geschäftsführenden Beirates im Reichsforschungsrat. 1945-1948 in Internierungshaft, lebte danach in Delmenhorst. Siehe: Grüttner (2004), S. 117-118.

67 Die Fachsparte für „Bevölkerungspolitik, Erbbiologie und Rassenpflege“ entstand 1940 im Reichsforschungsrat und hatte zum Ziel eine bessere Koordinierung der Forschungsförderung auf den in ihre Kompetenz fallende Gebieten. Kurt Blome (1894-1969): Stellvertretender Reichsgesundheitsführer. 1922 NSDAP. 1931 SA, Sanitätsbrigadeführer. 1935 Beauftragter des Reichsärzteführers für ärztliche Fortbildung. 1936 im Reichsausschuss zum Schutz des deutschen Blutes. 1939 Stellvertretender Leiter des NS-Ärztebundes, Stellvertretender Leiter des Hauptamts für Volksgesundheit der NSDAP und der Reichsärztekammer. Generalarzt. 1940-1942 Fachspartenleiter des Reichsforschungsrates für Erb- und Rassenpflege, 1943 Fachspartenleiter für Krebsforschung. Ab 30.4.1943 Bevollmächtigter für Krebsforschung (Tarnwort für Bio-Waffen), Mitglied der Arbeitsgemeinschaft Blitzableiter (Tarnwort für biologische Kriegführung). 1944 Mitglied des wissenschaftlichen Beirats des Bevollmächtigten für das Gesundheitswesen Karl Brandt. 1947 Freispruch im Nürnberger Ärzteprozess. Siehe: Klee (2003), S. 54.

68 BArch R 73/12756: Bericht über die von mir im Januar 1943 begonnenen Untersuchungen über serologische Verschiedenheiten der menschlichen Rassen.

69 Ebd., S. 3.

gestützt, die es um jeden Preis zu beweisen galt. An der Methode selbst wurde nicht gezweifelt. Unter dieser Voraussetzung führte jedes Ergebnis, das der Grundannahme einer rassischen Spezifizität von Blutseren widersprach, zu weiteren Versuchen, während zufällige Beobachtungen, die im gewünschten Sinne interpretiert werden konnten, als Beweis vorgeführt wurden. Immerhin gab Horneck in seinem Tätigkeitsbericht zu, dass er zwar interessante – nicht näher erläuterte – Unterschiede festgestellt hatte, sich jedoch vorläufig auf keine Deutung einlassen konnte. Bei seinen Tierversuchen, die mit lediglich zwei Marokkanerseren, einem „Senegalnegerserum", einem Anamitenserum und verschiedenen – zahlenmäßig nicht näher angegebenen – Europäerseren durchgeführt wurden, postulierte er, dass die unterschiedliche Reaktionsfähigkeit von Weißenserum auf einer rassischen Eigenschaft beruhe.[70] Bisher lässt sich nicht ermitteln, in welchen Kriegsgefangenenlagern Horneck seine Menschenversuche vornahm. In seinem 1942 in der Zeitschrift für menschliche Vererbungs- und Konstitutionslehre erschienenen Artikel bedankte sich Horneck sowohl bei dem Leiter des Serologisch-Bakteriologischen Laboratoriums des Hospice Générale du Havre, Prof. Vincent, für die „teilweise Überlassung seiner Arbeitsräume" sowie bei seiner „ausgezeichneten Laboratoriums-Assistentin, Frau Dautry, für ihre wertvolle Mitarbeit".[71] Spätestens ab Anfang 1943 hielt sich Horneck in Bordeaux auf[72] und führte vermutlich in dortigen Kriegsgefangenenlagern seine erweiterten Menschenversuche durch. Diese Vermutung wird durch die Aussagen des Tropenhygienikers Ernst Rodenwaldt bekräftigt, welcher in einem am 21. April 1945 aufgezeichneten Gefängnisgespräch sich seiner kurz vor dem Abschluss stehenden tropenmedizinischen Experimente und seiner Tätigkeit in einem „Neger Gefangenenlager" bei Bordeaux im besetzten Frankreich im Jahr 1940 rühmte.[73] Tatsächlich unterstand Rodenwaldt während seines Kriegseinsatzes in Frankreich bei Bordeaux ein kolonialmedizinisches Sonderlazarett.[74]

Zuletzt beantragte Horneck – und nicht mehr sein Vorgesetzter Löffler – im Februar 1944 1.500 RM bei der DFG bzw. beim RFR zur Fortführung seiner Untersuchungen über die serologische Rassendifferenzierung beim Menschen und bat um Anweisung des Betrages an die Reichskreditkasse Paris.[75] Im April 1944 erfreute er sich der Zusage der DFG bzw. des RFR betreffend Gewäh-

70 Auf die wissenschaftliche Vorgehensweise Hornecks soll in der von der Autorin vorbereiteten Monographie zur Förderung der menschlichen Erblehre durch die DFG ausführlich eingegangen werden.

71 Siehe Horneck (1942), S. 319.

72 Am 20. Februar 1943 ließ die DFG über die Reichskredit Paris 1.000 RM an Horneck mit dem Vermerk „Oberstabsarzt, z. Zt. Bordeaux zukommen. Siehe: Schreiben der DFG, 20.02.1943, BArch R73/11807.

73 BArch, Filmrolle SAIC/X: Medical and other scientific experiments, Paul Kubala, 21. April 1945, 9 S. Tonbandprotokoll.

74 Siehe: Eckart (1998), S. 217.

75 BArch R73/11807: Horneck an die Fachsparte Bevölkerungspolitik, Erb- und Rassenpflege, 11.2.1944.

rung einer Sachbeihilfe von 1.500 RM. Horneck wusste insofern seine Unterstützung durch die DFG bzw. den RFR zu nutzen, als er im Oktober 1944 den DFG-Referenten für medizinische Belange, Sergius Breuer, darum bat, ihm zu bescheinigen, dass er „im Deutschen Forschungsrate [sic] vorsprechen solle, damit er leichter die Bewilligung eines Sonderurlaubs bekam".[76] Nur die mit fortschreitendem Krieg immer unumgänglicher gewordenen äußeren Umstände vermochten Hornecks Bemühungen um eine Vertiefung seiner Forschungsarbeit ein Ende zu setzen. Infolge seines Einsatzes an der Ostfront war Horneck schließlich nicht mehr in der Lage, seine Versuche fortzusetzen.[77]

Der (Einzel)fall Hornecks[78] verdient deswegen besondere Beachtung, weil Horneck neben Werner Fischer nicht davor zurückschreckte, Menschenversuche vorzunehmen, um dem Ideal einer serologisch abgesicherten Rassendiagnose näher zu kommen. Dabei gingen seine Bemühungen bemerkenswerterweise den Forschungen von Otmar Freiherr von Verschuer zu „Spezifischen Eiweißkörpern" voraus, die erst im Laufe des Jahres 1943 ihren Anfang nahmen. Verschuers Projekt, das von der DFG bzw. dem RFR gefördert wurde und die kriegswichtige Dringlichkeitsstufe „S" erhielt, ist nun eingehend untersucht worden: Der Biochemiker und Wissenschaftshistoriker Achim Trunk, der sich im Rahmen des Forschungsprogramms „Geschichte der Kaiser-Wilhelm-Gesellschaft im Nationalsozialismus" mit den darüber noch vorhandenen, leider spärlichen Quellen auseinander setzte, versuchte, den Ablauf des Vorhabens zu rekonstruieren und wies darauf hin, dass Verschuer auf die 1909 von dem Biochemiker Emil Abderhalden[79] als bahnbrechende Entdeckung vorgeführte Abwehrferment-Reaktion zurückgriff, um höchstwahrscheinlich die Erbbedingtheit von Einweißkörpern im Blut von Menschen „verschiedenster rassischer Zugehörigkeit" nachzuweisen.[80] So versuchte Verschuer ausgehend von der Abwehrferment- anstatt der Präzipitin-Reaktion ebenfalls serologisch am Ziel einer Rassendiagnose zu arbeiten – so die Rekonstruktion Trunks, die uns gegenüber der Schilderung des Projektes durch Benno Müller-Hill wesentlich plausibler erscheint. Durch den Vergleich mit Hornecks Projekt kann Verschuers Projekt in eine neue Perspektive gestellt werden. Neben den von Fischer und Horneck praktizierten Immunisierungsversuchen sollte durch Verschuers Forschungen mit der Abwehrferment-Reaktion erneut versucht werden, den Beweis einer serologischen Rassenverschiedenheit zu

---

76 BArch R 73/11807: Horneck an Breuer, 4.10.1944.

77 Siehe: ZSt Humanversuche, KL Ravensbrück, zit. nach Klee (1997), S. 166.

78 Laut Lothar Löffler war Horneck „fast der einzige Rassenbiologe, der [...] serologisch arbeitet[e]". Siehe: BArch R73/12756: Löffler an Blome, 17.10.1942.

79 Emil Abderhalden (1877 – 1950): 1915 Gründer des „Bundes zur Erhaltung und Mehrung der deutschen Volkskraft". Herausgeber der Zeitschrift „Ethik. Forderung der Ausschaltung Minderwertiger". Abderhalden glaubte an der Möglichkeit einer serologischen Rassendiagnose, da er der Meinung war, dass die Eiweißstoffe des Blutes rassenspezifische Merkmale enthielten. 1931-1945 Präsident der Leopoldina. 1934 NS-Lehrerbund. 1946 Ordinarius in Zürich. Siehe: Klee (2003), S. 9.

80 Trunk (2003).

erbringen. Möglicherweise hatten Verschuers Forschungsvorhaben einen unmittelbaren Bezug zur NS-Bevölkerungspolitik. In den eingegliederten Ostgebieten wurde ein erheblicher bürokratischer Aufwand betrieben, um zu entscheiden, ob die dort ansässigen Menschen als „Deutsche“, „Eindeutschungsfähige“ oder „Fremdrassige“ zu behandeln seien. Die rassenanthropologische Praxis der Rassenbegutachtung, die auf die Ermittlung mess- und klassifizierbarer Körpermerkmale angewiesen war, brachte eine gewisse empirische Unschärfe mit sich und ermangelte einer exakteren Grundlage[81]. Vor diesem Hintergrund sollte die Perspektive, eine naturwissenschaftlich begründete Diagnose mittels einer Analyse des Blutserums anzustreben, als besonders attraktiv erscheinen. Vermutlich hatten die von Verschuer eingeleiteten Forschungen das Ziel, die Möglichkeit einer serologischen Rassendiagnose zu erproben, um mit der Unschärfe der bisherigen Rassenbegutachtung zu brechen.

Während Fischers und Hornecks Forschungen sich vor allem auf den Nachweis einer serologischen Rassenverschiedenheit zwischen einerseits weißen und andererseits Menschen nordafrikanischer bzw. schwarzafrikanischer Abstammung konzentrierten, war Verschuer mit den „Substraten aus den Blutseren von über 200 Personen verschiedenster rassischer Herkunft“ befasst[82], die durch die Vermittlung seines ehemaligen Assistenten Josef Mengele mitten im Krieg von Auschwitz nach Berlin gelangten. Es ist anzunehmen, dass es sich hierbei um Blutseren von Angehörigen verschiedener europäischer Völker handelte. So ging es bei Verschuers Forschungsvorhaben vermutlich nicht mehr nur darum, grundsätzlich nach der serologischen Rassenverschiedenheit zu fragen, sondern feine serologische Unterschiede auch zwischen „weißen“ Menschen zu ermitteln. So könnten beispielsweise die Seren von deutschen und slawischen Personen einer besonderen serologischen Untersuchung unterzogen worden sein. Vor diesem Hintergrund stellt Verschuers Forschungsvorhaben möglicherweise eine gewisse Ausweitung der forscherischen Bemühungen um eine serologische Rassendiagnose dar, da es vermutlich unmittelbarer auf die rassenhygienische Praxis des NS-Staates bezogen war. Dabei unterscheidet es sich aber in seiner verbrecherischen Dimension von den Forschungen Hornecks und Fischers. Im Rahmen von Verschuers Forschungsprojekt fanden wahrscheinlich keine unmittelbaren Versuche an Menschen – sieht man von der ethisch dennoch äußerst bedenklichen und zu verwerfenden Abnahme von Blutproben von entrechteten KZ-Opfern ab.

81 Ebd., S. 10.

82 MPG-Archiv, Abt. III, Rep. 84/2, wiss. Korrespondenz, Verschuer an Butenandt, 19.02.1945.

Zusammenfassung

Obwohl Immunisierungsversuche zum Zweck des Nachweises einer serologischen Rassendifferenzierung im Nationalsozialismus vereinzelt blieben, können sie keineswegs als ein Randphänomen betrachtet werden. Die im Nationalsozialismus durchgeführten Immunisierungsversuche waren das Produkt einer längeren Auseinandersetzung mit dem Ideal einer serologischen Rassendifferenzierung, welches bereits am Anfang des 20. Jahrhunderts die serologisch-bakteriologische Fachgemeinschaft zu mobilisieren begonnen hatte. Mit der Präzipitin-Reaktion, die auf die bakteriologische Theorie von Emil Behring aufbaute, wurden die ersten Immunisierungsversuche durchgeführt. Diese zielten vor allem darauf ab, die Abstammungslehre auf eine serologische Grundlage zu stellen und unterscheiden sich von späteren im Nationalsozialismus durchgeführten Immunisierungsversuchen, die auf eine rassenhygienische Anwendung gerichtet waren. Während es im NS nur noch um einen Nachweis der serologischen Verschiedenheit der einzelnen Menschenrassen unter sich ging, waren die Forschungsmotive bei der Durchführung der ersten Immunisierungsversuche diverse und nicht allein auf den serologischen Nachweis einer Rassendifferenzierung ausgerichtet. Neben dem Wunsch nach einer serologischen Bestätigung der bisher auf morphologischen Untersuchungen beruhenden Abstammungslehre spielte unter dem Einfluss von Paul Uhlenhuth die Brauchbarkeit der Immunisierungsversuche für die Forensik und die Nahrungsmittelprüfung eine Rolle. Diese früheren Immunisierungsversuche wurden ausschließlich an Tieren vorgenommen und unterscheiden sich also qualitativ von den späteren Versuchen, die im Nationalsozialismus auch an Menschen durchgeführt wurden.

Im Nationalsozialismus waren die wissenschaftlichen Akteure von Immunisierungsversuchen, die neben anderen bekannten Forschungsformen als medizinische Verbrechen zu werten sind, überzeugte Rassenhygieniker. Diese versuchten um jeden Preis den Nachweis einer serologischen Differenzierung menschlicher Rassen zu erbringen und schreckten nicht davor zurück, Experimente an entrechteten Kategorien von NS-Opfern durchzuführen. Der junge Österreicher Karl Horneck, der im Zweiten Weltkrieg mit Versuchen an Kriegsgefangenen aus Kolonialtruppen begann, war sehr früh mit dem Nationalsozialismus in Berührung gekommen. Seine Experimente zeigen, dass seine rassenhygienische Überzeugung, aber auch sein theoretisches Forschungsinteresse Grundlage genug waren, um sich über jede ethische Grenze hinwegzusetzen. Diese wurden gar nicht erst thematisiert.

Bei den von Verschuer eingeleiteten Forschungen zu „spezifischen Eiweißkörper[n]“, die seit Mai 1943 eine nicht unbeträchtliche Förderung durch den RFR bzw. die DFG erfuhren, war vermutlich der rassenbiologische Anwendungskontext vor dem Hintergrund der Expansionspolitik des NS-Staates von großer Bedeutung. Sie könnten eine bedeutende Ausweitung der forscherischen Bemühungen um den Nachweis einer serologischen Rassendifferenzierung beim Menschen dargestellt haben. Zweifelsohne war im Vergleich zu den etwa zeitgleichen, auf Immunisierungsversuchen aufbauenden Forschungen (zum Nachweis einer serologischen Rassendifferenzierung) der Umfang von Verschuers Forschungsprojekt, das sich mit 200 Blutproben befasste, beachtlich. Dabei soll aber der bevorzugte Forschungsansatz am kurzlebigsten geblieben sein. Während die Abderhaldensche Reaktion, welche von Verschuer vorgezogen wurde, den Tod seines Initiators in den fünfziger Jahren nicht überlebte, verlor der Immunisierungsgedanke keineswegs an verführerischer Anziehungskraft in der Forschungswelt.

Gedruckte Quellen und Literatur

Behring, Emil/ Kitasato, Shibasaburg: Ueber das Zustandekommen der Diphterie-Immunität und der Tetanus-Immunität bei Thieren, in: Deutsche Medizinische Wochenschrift 16, 1890, S. 1113-1114.

Bruck, Carl: Die biologische Differenzierung von Affenarten und menschlichen Rassen durch specifische Blutreaktion, in: Berliner Klinische Wochenschrift 26, 1908, S. 793-797.

Eckart, Wolfgang U.: Generalarzt Ernst Rodenwaldt (1878-1965), in: Ueberschär, Gerd: Hitlers militärische Elite, Bd. 1, Von den Anfängen bis Kriegsbeginn, Darmstadt 1998, S. 210-222.

Fischer, Werner: Beitrag zur Untersuchung des menschlichen Blutgruppenmerkmals B, in: Zeitschrift für Immunitätsforschung 84 (1935a), S. 136-148.

Ders.: Über auffallende Schwäche der gruppenspezifischen Reaktionsfähigkeit bei einem Erwachsenen, in: Ebd. (1935b), S. 177-188.

Ders.: Über Blutgruppeneigenschaften beim Kaninchen, in: Zeitschrift für Immunitätsforschung und experimentelle Therapie 86 (1935c), S. 97-129.

Ders./Raquet, Benno, Beitrag zur Frage des Nachweises einer serologischen Differenzierung der menschlichen Rassen, in: Zeitschrift für Immunitätsforschung und experimentelle Therapie 94 (1938), S. 104-122.

Friedenthal, Hans, Die Sonderstellung des Menschen in der Natur. Mensch und Affe, Berlin 1924.

Grün Bernd/Hofer Hans-Georg/Leven, Karl-Heinz: Medizin und Nationalsozialismus. Die Freiburger Medizinische Fakultät und das Klinikum in der Weimarer Republik und im Nationalsozialismus, Frankfurt am Main 2002.

Grüttner, Michael: Biographisches Lexikon zur nationalsozialistischen Wissenschaftspolitik, Heidelberg 2004.

Hirsch, August (Hg.): Biographisches Lexikon der hervorragenden Ärzte aller Zeiten und Völker, 5 Bde, 3. Aufl., München/Berlin 1962.

Horneck, Karl G.: Über den Nachweis serologischer Verschiedenheiten der menschlichen Rassen, in: Zeitschrift für menschliche Vererbungs- und Konstitutionslehre 26, 1942, S. 309-319.

Hirszfeld, Ludwig: Konstitutionsserologie und Blutgruppenforschung, Berlin 1928.

Hirszfeld Hanna und Ludwik: Serological differences between the blood of different races: the result of researches on the Macedonian front, in: Lancet 197 (2), 1919, S. 675-79.

Klee, Ernst: Auschwitz, die NS-Medizin und ihre Opfer, Frankfurt am Main 1997.

Ders.: Deutsche Medizin im Dritten Reich. Karrieren vor und nach 1945, Frankfurt am Main 2001.

Ders.: Das Personenlexikon zum Dritten Reich. Wer war was vor und nach 1945, Frankfurt am Main 2003.

Landsteiner, Karl: Die Spezifizität der serologischen Reaktionen, Berlin 1933.

Mahnert, A./Horneck, Karl: Senkungsgeschwindigkeit der roten Blutkörperchen bei puerperal-septischen Prozessen, im besonderen über ihr Verhalten nach intravenösen Injektionen von kolloidalem Silber (Dispargen) und Pregl'scher Jodlösung bei diesen Erkrankungen", in: Archiv für Gynäkologie 116 (1922), Heft 2, S. 383-390.

Mazumdar, Pauline, Blood and Soil: The Serology of the Aryan Racial State, in: Bulletin of the history of medicine 64, 1990, S. 187-219.

Mollison, Theodor: Die Präzipitinreaktion als Zeugnis für die Anthropomorphenverwandtschaft des Menschen, in: Korrespondenz-Blatt der Deutschen Gesellschaft für Anthropologie, Ethnologie und Urgeschichte, 1912, S. 132-134.

Neumann, Alexander: Medizin und Krieg. Freiburger Ordinarien im Dienste der Wehrmacht, in: Grün/Hofer/Leven (2002), S. 397-417.

Ders.: Paul Uhlenhuth und Franz Büchner revisited – Neue Dokumente zu den Humanversuchen Freiburger Mediziner (Manuskript 2006).

Nutall, George H. F., Blodd immunity and Blood Relationship. A demonstration of certain Blood-Relationships amongst Animals by Means of the Precipitin Text for Blood, Cambridge 1904.

Schmuhl, Hans-Walter: Grenzüberschreitungen. Das Kaiser-Wilhelm-Institut für Anthropologie, menschliche Erblehre und Eugenik 1927-1945, Göttingen 2005.

Seidler, Eduard: Freiburger Professoren in der Kritik: Paul Uhlenhuth – Franz Büchner, in: Freiburger Universitätsblätter 135 (1997), S. 11-22.

Silverstein, Arthur M.: A history of Immunology, San Diego 1989.

Steffan, Paul: Weitere Ergebnisse der Rassenforschung mittels serologischer Methoden, in: Mitteilungen der Anthropologischer Gesellschaft 56, 1926, Wien, S. 79-109.

Ders.: Die Beziehungen zwischen Blutgruppe, Pigment und Kopfform, 3. Fortsetzung, Osnabrück, in: Zeitschrift für Rassenphysiologie 2, 1929, S. 57-61.

Trunk, Achim: Zweihundert Blutproben aus Auschwitz. Ein Forschungsvorhaben zwischen Anthropologie und Biochemie (1943-1945). (Vorabdruck aus dem Forschungsprogramm „Geschichte der Kaiser-Wilhelm-Gesellschaft im Nationalsozialismus", Ergebnisse 12) Berlin 2003.

Uhlenhuth, Paul: Ein neuer biologischer Beweis für die Blutsverwandschaft zwischen Menschen- und Affengeschlecht, in: Archiv für Rassen- und Gesellschaftsbiologie 1, 1904, S. 682-688.

Ders.: Eine Methode zur Unterscheidung nahe verwandter Blutarten, in: Verhandlungen der 77. Versammlung deutscher Naturforscher und Ärzte, Meran 1905.

Ders.: Ein Verfahren zur biologischen Unterscheidung von Blut verwandter Tiere, in: Deutsche Medizinische Wochenschrift 42, 1905, 1673-1676.

Ders., Weidanz: Praktische Anleitung zur Ausführung des biologischen Eiweißdifferenzierungsverfahrens mit besonderer Berücksichtigung der forensischen Blut- und Fleischuntersuchung u.s.w. Technik und Methodik der biologischen Eiweißdifferenzierung, in: Kraus-Levaditi (Hrsg.): Handbuch der Technik und Methodik der Immunitätsforschung, Jena 1909.

Ders.; Seiffert, Walter: Die biologische Eiweißdifferenzierung mittels der Präcipitation mit besonderer Berücksichtigung der Technik, in: Kolle, Wilhelm; Wassermann, August von: Handbuch der pathogenen Mikroorganismen, Band 3,1 , Jena 1927, S. 365-468.

Ders.: Der biologische Nachweis der verschiedenen Blutarten und die Blutsverwandtschaft unter den Tieren. Vortrag in der Deutschen Gesellschaft für Züchtungskunde, in: Verhandlungen der Deutschen Gesellschaft für Züchtungskunde, Februar 1937.

Ders.: Die Maus als Leptospirenträger, zugleich ein Beitrag zur Frage der Blutdifferenzierung verschiedener Mäusearten, in: Zeitschrift für Immunitätsforschung 104, 1943, S. 338-355.

Zierold, Kurt: Forschungsförderung in drei Epochen. Deutsche Forschungsgemeinschaft. Geschichte – Arbeitsweise – Kommentar. Wiesbaden 1968.

Krankheit und Verwundung im Kessel von Stalingrad

WOLFGANG U. ECKART

Einleitung

Das Erlebnis von Stalingrad gehört – zusammen mit dem Erleben der Verwundbarkeit der Zivilbevölkerung durch die alliierten Bombenangriffe auf zivile Ziele in Deutschland – zweifellos zu den traumatischsten Ereignissen des Zweiten Weltkriegs aus deutscher Perspektive. Es markiert den in weiten Kreisen der Bevölkerung so empfundenen Beginn des Zusammenbruchs der Front in der besetzten Sowjetunion und ist damit zugleich Wendepunkt des Krieges. Es markiert den Beginn einer verzweifelten Lügenpropaganda der Führungsclique um Hitler, die am 18. Februar 1943 in der berüchtigten Sportpalastrede Goebbels ihren ersten Höhepunkt fand. Und es markiert die Manifestation des Leidens der verratenen und sinnlos der Vernichtung preisgegebenen deutschen Soldaten im Osten und ihrer hoffnungslosen Angehörigen in der Heimat. Wie kaum ein anderes Ereignis des Krieges, nicht einmal übertroffen von der Landung der Alliierten in der Normandie, hat der Zusammenbruch des Kessels von Stalingrad den Fluss der deutschen Erinnerungsliteratur unterschiedlichster politischer Färbung und Intention nach 1945 über den Krieg im Osten beeinflusst, der bis heute noch nicht zum Stillstand gekommen ist.[1] Der medizinischen Situation im Kessel von Stalingrad ist bislang nur wenig Aufmerksamkeit gewidmet worden[2]; ihre Rekonstruktion aus dem überlieferten Aktenmaterial und der Erinnerungsliteratur aber ist außerordentlich aussagekräftig hinsichtlich des Erlebens der Einkesselungssituation ebenso wie hinsichtlich der menschenverachtenden politischen und militärischen Führung, die ohne jeden militärischen Sinn, sehr wohl aber aus propagandistischen Gründen, die Vernichtung der 6. Armee in Stalingrad billigend in Kauf nahm, das Schicksal der eingeschlossenen Soldaten verlogen kaschierte und noch dazu die Gesamtsituation als medizinisches „Hungerexperiment" im großen Stil deklarierte.

Als sich der Kessel von Stalingrad am 22. November 1942 schloss, beherbergte er etwa 300.000 deutsche und mit ihnen verbündete Soldaten. Annähernd 100.000 bis 145.000 von ihnen sind „während des Kampfes gefallen, erfroren, verhungert, an Seuchen und anderen Krankheiten gestorben".[3] Zwi-

---

1 Vgl. zuletzt etwa Schober (2002) oder Steinkamp (2001); Ulrich (2005); Zank (2004); Museteanu (2004).

2 Vgl. hierzu Eckart (1992). Der vorliegende Beitrag greift auf diese Erstpublikation zurück.

3 Dibold (1949), Epilog [S. 215]. – Herrn Dr. Gerd R. Ueberschär (MGFA, Freiburg/Br.) sei an dieser Stelle für seine vielen Hinweise und Hilfen bei der Suche nach Aktenstücken an erster Stelle herzlich gedankt. Mein besonderer Dank gilt aber auch den Ärzten der eingekesselten 6. Armee, die mir durch fernmündliche Auskünfte und schriftliche Anmerkungen zu

schen 29.000 und 45.000 Verwundete, Kranke und Gesunde, die Zahlen lassen sich nicht mehr exakt ermitteln, konnten vor ihrer Gefangennahme aus dem Kessel unter häufig dramatischen Umständen ausgeflogen werden. Über 90.000 Mann schließlich gerieten vor und vor allem nach der Kapitulation am 2. Februar 1943 in sowjetische Kriegsgefangenschaft. Auch von diesen Erschöpften war der überwiegende Teil verwundet, litt an Erfrierungen, Krankheiten und extremer Unterernährung. Im folgenden Bericht wird versucht, die Lage der Verwundeten, Kranken und Unterernährten im Kessel, ihre ärztliche Versorgung, die verzweifelten Rettungsversuche auf dem Luftweg und schließlich den Kollaps der Sanitätsversorgung in den Kellern der Ruinenstadt Stalingrad zu rekonstruieren. Es konnte dabei auf gedruckt vorliegende Berichte, auf Zeugenaussagen ehemaliger Stalingradärzte und auf die allerdings nur noch nur lückenhaft vorliegende Aktenüberlieferung zurückgegriffen werden. Entstanden ist schließlich das fragmentarische Bild einer sterbenden Armee.

Sanitätsversorgung

Die Sanitätsversorgung[4] der deutschen Landstreitkräfte während des schnellen Bewegungskrieges der ersten Jahre des Zweiten Weltkrieges war von Anfang an mit erheblichen Mängeln behaftet. Die rückwärtigen Sanitätseinheiten hatten erhebliche Probleme, Anschluss zur kämpfenden Truppe zu halten. Dies galt in besonderer Weise für den Überfall auf Polen, die Benelux-Staaten und Frankreich. Die Erfahrungen dieser Kriege sind in die Vorbereitung des Überfalls auf die Sowjetunion zwar eingegangen. Mit der „Wende" des Krieges im Osten vor Moskau und Stalingrad sah sich die Sanitätsversorgung aber erneut mit Problemen konfrontiert, auf die sie wiederum nicht vorbereitet war und auch nicht sein konnte, weil die Möglichkeit umfangreicher Rückzugsbewegungen oder gar längerfristiger Einkesselungen nicht vorgedacht war. Es handelte sich hierbei in erster Linie um Versorgungsprobleme, die durch unzureichende Transportkapazitäten verursacht wurden. Sanitätsmaterialien aus den vorgeschobenen Sanitätsmateriallagern der Ostfront, wie etwa in Charkow, konnten nicht in die Hauptkampfzonen geführt werden, weil der Großteil aller Transportmittel für die Heranführung frischer Verbände und den Munitionstransport benötigt wurde. Aus dem gleichen Grund konnten Verwundete nicht mehr in angemessener Zeit und angemessenem Umfang in rückwärtige Laza-

---

ihren Erfahrungen in Stalingrad beim Verständnis der dortigen Sanitätslage und bei der Abfassung des Manuskriptes behilflich waren: Prof. Dr. med. Hans Girgensohn (ehem. Pathologe d. 6. Armee), Frau Gisela Girgensohn, geb. Vleugels, Dr. med. Wolfgang Wagner (ehem. Unterarzt d. Res., Hilfsarzt 2. Abt. SWR2), Dr. med. Rudolf Hein (ehem. Oberarzt, Adjutant Div.-Arzt, Stab 60. I. D. mot.), Dr. med. Otto Schälke (ehem. Unter- u. bataill.-Arzt, Btl. 576, 305. I. D.).

4 Vgl. hierzu Guth (1990).

rette transportiert werden. Für den Abtransport aus dem Kessel selbst schließlich standen zu keinem Zeitpunkt der Umschließung hinreichende Lufttransportkapazitäten zur Verfügung. Die Liegendplätze in den Maschinen waren dazu extrem beschränkt, so dass gerade Schwerstverletzte nicht mehr in einer dem Verwundetenanfall entsprechenden Zahl ausgeflogen werden konnten. Hinzu kam, dass Druckausgleichsprobleme in den Maschinen Schwerstverletzte besonders gefährdeten. Aber es gab auch spezifische Sanitätsprobleme, die besonders durch die extrem niedrigen Temperaturen, mangelhafte Ernährung, Bekleidung und Unterkunft verursacht waren, durch Probleme also, die sich der Regelung durch Sanitätsoffiziere und Sanitätsmannschaften völlig entzogen.

Verwundungen und Krankheiten

Die dominierenden Probleme der Sanitätsversorgung der im Kessel eingeschlossenen Soldaten ergaben sich aus dem hohen Verwundetenanfall und einer stetig ansteigenden Zahl schwerster Erfrierungen. Bei den Verwundungen waren es insbesondere Bauchschüsse oder Splitterverletzungen des Bauchraumes, bei denen nicht selten Darm und Magen mehrfach durchschlagen wurden, die einer besonderen Behandlung bedurft hätten. Zu einer ordnungsgemäßen Versorgung gerade dieser äußerst bedrohlichen Verletzungsart konnte es indessen nicht kommen, weil sie viel zu zeitaufwendig und ihr glücklicher Ausgang darüber hinaus äußerst fragwürdig war. Nahezu jede Bauchschussoperation beschäftigte schon unter „normalen" Bedingungen „eine volle Operationsgruppe mindestens 1 ½ - 2 Stunden", wobei mit einer Sterblichkeit von 50% gerechnet werden musste.[5] Operationen dieser Art wurden daher zugunsten anderer Eingriffe mit größeren Heilungsaussichten bald nicht mehr vorgenommen. Da Bauchschussverletzte in der Regel liegend transportiert werden mussten, beim Ausfliegen also viel Transportraum benötigten, dürfte auch die Anzahl der ausgeflogenen Soldaten mit diesem Verletzungstypus gering gewesen sein.[6] Andere Verletzungsarten wurden in großer Zahl und im pausenlosen Einsatz der Operationsgruppen behandelt. Chirurgischen Einsatz machte insbesondere die zunehmende Häufigkeit schwerster Erfrierungen III. und IV. Grades erforderlich. Unzureichende Bekleidung und Temperaturen unter 30 Minusgraden verursachten vor allem an Füßen, Händen und Ohrmuscheln schwerste Frostnekrotisierungen. Die Gefahr des Feuchten Brandes mit seinen septischen Komplikationen erforderte oft zwingend die Amputation der nekrotisierten Glieder.

5 Orator (1943), S. 24.
6 Ebd., S. 9: „Bauchschüsse müssen innerhalb der ersten 6 Stunden operiert werden; deshalb wird ein Lufttransport für sie selten in Frage kommen".

Theodor Plievier[7] (1892-1955) hat in seinem gut recherchierten Reportageroman „Stalingrad“, basierend auf Aussagen deutscher Kriegsgefangener[8], zwar mit fiktiven Ärzten aber gleichwohl außerordentlich situationsecht[9] auch die Arbeit der Operationsgruppen im Kessel episch rekonstruiert. Es mag daher legitim sein, die Darstellung an dieser Stelle durch Plieviers Situationsbeschreibung zu illustrieren: „Wundgeruch, Stickluft. [...] Das Band zerfetzter Leiber reißt nicht ab. Einer wird weggetragen, ein anderer auf den Tisch gelegt. Blut fließt über die Planke. Kein Aufblicken – so wurde es Tag, und Bäumler stand mit den Füßen in einer Blutlache.“ Die Reihe der zu Versorgenden endete nie und die effektiven Möglichkeiten der chirurgischen Behandlungsmöglichkeiten waren extrem eingeschränkt: „Eine Oberschenkelverwundung, ein Splitter war durch einen Schnitt zu entfernen. Tetanusspritze, Verband. Der nächste Gesäßdurchschuss. Der Mann lag mit der Nase auf dem Ätherkissen, die Jacke über den Kopf geschlagen, die Hosen nach unten gestreift, die Füße in schweren, lehmverkrusteten Stiefeln. Die Fetzen wurden von der Wunde abgeschnitten, die Ränder sauber gemacht, ein Rivanoldrain eingelegt“. Viele Fälle, insbesondere Hirn- und Bauchschüsse waren ohne jede Hoffnung: „Weiter, der nächste: Bauchschuss. Aussichtslos. Einen Verbandsfetzen auf die Einschussstelle und beiseite gelegt. Der nächste!“[10]

Auf diese Weise wurde bei entsprechendem Verwundetenanfall oft tagelang mit nur kurzen Pausen bis zur Erschöpfung operiert. Aber nicht nur die chirurgische Direktversorgung der Soldaten gestaltete sich schwierig. Problematisch wurde bald nach der Schließung des Kessels auch die postoperative medikamentöse Versorgung der Behandelten. Zur Schmerzlinderung wurde den Verwundeten und Erfrierungs-Amputierten, solange der Vorrat reichte, Morphium und seine Ersatzmittel Pantopon, Dilaudid oder Eugodal verabreicht. Blutverluste konnten in den ersten Tagen des Kessels entweder durch Blutkonserven und Nativblut – „direkt“ oder „indirekt“ – oder durch Infusionen physiologischer Kochsalz- und Nährlösungen (Tutofusin, Normosal, Dextropur) ausgeglichen werden, falls es gelang diese Flüssigkeiten aufzutauen. Bereits Anfang Dezember war ein hinreichender Nachschub an Medikamenten und Blutersatzstoffen aber schon nicht mehr gewährleistet.[11] Insbesondere die Infusions-

7 Vgl. zur Kurzbiographie Pliviers (1892-1955), zu seinen Werken und seiner Literatur Martini/Hay (1973), Wilde (1965), Lotze (1969), Sevin (1972), Beyer (1985), Müller (1987), Zach (1997) sowie Kindlers Neues Literatur Lexikon, Bd. 13: Pa-Re, S. 452-453.

8 Plivier war 1933 aus Deutschland emigriert und über verschiedene europäische Länder in die Sowjetunion gelangt. 1945 kehrte er von dort mit der Roten Armee nach Deutschland zurück. Sein Roman basiert auf Befragungen deutscher Kriegsgefangener.

9 Wie mir von überlebenden Stalingradärzten wiederholt bestätigt wurde.

10 Plivier (1946), S. 44-45.

11 BA-MA RH 20-6/792: Stabsarzt Seggel an Armeearzt d. 6. Armee, Stalingrad, 2.12.1942;- BA-MA RH 20-6/792: Armeearzt 6. Armee [Name des I. A. zeichnenden Oberstabsarztes unleserlich], an Heeresgruppenarzt Heeresgruppe Don, 2.12.1942; BA-MA RH 20-6/793: Armeearzt 6. Armee [Name des I.A. zeichnenden Oberstabsarztes unleserlich] an OQu. 6.

lösung Tutofusin ging sehr bald dramatisch zur Neige. Auch fehlten Blutgruppenteste. Der Nachschubmangel war insbesondere deshalb entstanden, weil nicht genügend Transportraum zur Überführung des in Charkow in großer Menge (ca. 1.800 to.) lagernden Sanitätsgutes zur Verfügung gestellt werden konnte. Damit blieben die außerhalb des Kessels liegenden Sanitäts-Materialausgabestellen Sacharowskoj und Morosowskajs sowie der Zweigpark Kamensk unbeliefert.[12] Die Arbeit der Chirurgen im Kessel reduzierte sich also auf die reine Operationstätigkeit. An die lebensentscheidende postoperative Nachsorge der Patienten war nicht mehr zu denken.

Bei den Erkrankungen, die im Kessel beobachtet wurden, häuften sich mit zunehmender Einschließungsdauer Fälle von infektiöser Hepatitis. Zum täglichen Erscheinungsbild gehörten grippale Infekte und alle Formen von Durchfallerkrankungen, meist harmlosere Gastro-Entero-Colitiden. Sie waren in der Regel nicht lazarettpflichtig, während Soldaten mit Gelbsucht und Dysenterie stationär behandelt werden mussten. Insbesondere bei Soldaten mit „Balkan-Anamnese" kam es häufiger zu Malaria-Rezidiven (Malaria tertiana und quartana), die – „allem Atebrin-Schlucken zum Trotz" zusammen mit der infektiösen Gelbsucht bereits vor der Einkesselung Ausfälle verursacht hatten. Frische Malaria-Fälle waren jahreszeitlich bedingt im Kessel aber nicht mehr zu erwarten. Dies galt auch für das Steppenfieber (Pappatacifieber), eine von Stechmücken übertragene hochfieberhafte Virus-Infektionskrankheit, die die Truppe im Spätsommer und Herbst erheblich geschwächt hatte. Fleckfiebererkrankungen größeren Ausmaßes und auch andere Seuchen traten erst in den ersten Wochen der Gefangenschaft auf. Im Kessel selbst konnte bis zur Kapitulation von einer großen Seuchenlage im strengen Sinne nicht gesprochen werden.

Neben Verwundungen, Erfrierungen und Krankheiten war es aber vor allem der sich aufgrund völlig unzureichender Lebensmittelrationen stetig verschlechternde Allgemeinzustand der Soldaten, der die Gesundheitslage im Kessel nachhaltig bestimmte und das leise, undramatische Sterben der 6. Armee beschleunigte. Gegen ihn konnten die ohnehin in ihren Hilfsmöglichkeiten extrem eingeschränkten Ärzte nichts ausrichten.

Ärzte

Die Anzahl der im Kessel von Stalingrad eingeschlossenen Ärzte ist heute nicht mehr genau zu rekonstruieren. Sicher waren es mehr als die bei Manfred Kehrig aufgeführten 23 Sanitätsoffiziere[13], vermutlich aber auch weniger als

Armee, Stalingrad, 9.12.1942: „Wichtige Arzneimittel wie Tutofusin, Dextropur usw. fehlen fast völlig."

12 Ebd.

13 Vgl. Kehrig (1974), S. 285.

600, eine Zahl, an die sich der in den Kessel eingeflogene Armeepathologe Hans Girgensohn erinnert.[14] Von den leitenden Sanitätsoffizieren, die sich Anfang Dezember im Kessel befanden, sind der Armeearzt der 6. Armee, Generalstabsarzt Dr. Renoldi[15], sein Adjutant, Oberstabsarzt Dr. Gerhard Singer-Wolthaus, der Sanitätsoffizier für Kampfstoff-Fragen, Stabsarzt d. R. Dr. med. habil. Karl-Adolf Seggel, Oberstabsarzt Dr. Groß als Beratender Chirurg, Oberstabsarzt Professor Westphal als Beratender Internist, der Korpsarzt des LI. Armeekorps, Oberstabsarzt Dr. Arndt als zeitweiliger Vertreter Renoldis, sowie der Armeepathologe Stabsarzt Dozent Dr. Hans Girgensohn namentlich bekannt. Weiterhin sollen neun Chirurgen, vier Internisten, drei Hals-Nasen-Ohrenärzte sowie zwei Augenärzte zu diesem Zeitpunkt im Kessel Dienst getan haben. Darüber hinaus lebt aber noch heute eine Reihe von Ärzten, die – häufig unmittelbar nach dem Examen an die Ostfront kommandiert – als Unterärzte oder Adjutanten verschiedener Divisionsärzte in den unterschiedlichsten Sanitätseinrichtungen das Leiden und Sterben der Soldaten im Kessel begleiteten und in großer Zahl zusammen mit den ihnen Anvertrauten in Gefangenschaft gerieten. Ihre Namen sind, soweit sie in Gefangenschaft gerieten, in Hans Dibolds authentischem Bericht über seine Tätigkeit in den sowjetischen Kriegsgefangenenlagern in und um Stalingrad[16] zum Teil genannt. Viele Andere blieben unerwähnt.

Sanitätseinrichtungen

Weder örtlich noch zeitlich rekonstruierbar ist auch die Mehrzahl der Verwundetensammelstellen, Hauptverbandsplätze und kleineren Sanitätsstationen der Divisionen, die mit der Zusammenschnürung des Kessels entweder nacheinander verloren gingen oder in permanenter Bewegung bleiben mussten, um schließlich – nach Beginn der sowjetischen Offensive vom 10. Januar 1943 – völlig aufgerieben zu werden. Die größeren Sanitätseinrichtungen des Kessels, die – immer restlos überfüllt – Tausende von Verletzten und Kranken aufnahmen, sind hingegen bekannt. So wurde Anfang Dezember in unmittelbarer Nähe des Flugplatzes Pitomnik eine große Krankensammelstelle eingerichtet, die als Sammel- und Versorgungsstelle für die auszufliegenden Schwerstverwundeten diente. Gebildet wurde sie aus Teilen der Armeesanitätskompanie 542 und des Kriegslazaretts 1/541.[17] Eine Einrichtung mit ähnlicher Funktion,

---

14 Girgensohn (1973)

15 Geb. 9.10.1886 Essen. R. war nicht im Reichsheer. 1938: Oberstarzt 1.10.1936 (3), Div. Arzt d. 36. Div. zugl. Kdr. d. San. Abt. 36; Gen. Arzt 1.11.40; Gen. Stabsarzt 1.11.1942. 2. Weltkrieg: 26.8.1939 Div. Arzt 36. Int. Div.; 27.10.1939 Korpsarzt XXII. A. K.; 20. 9.1942 Armeearzt 6. Armee; in Stalingrad in russ. Gefangenschaft, aus dieser entlassen 9.10.1955; gest. 1967 in München. -Vgl. Keilig (1956ff.), S. 212.

16 Dibold (1949).

17 Kehrig (1976), S. 285.

wenngleich kleiner dimensioniert, gab es am Behelfsflugplatz Basargino. Eine große Lazarettbasis bestand von Anfang Dezember 1942 bis zum Beginn der sowjetischen Januaroffensive in Gumrak, dem zeitweiligen Standort des Hauptquartiers von Generaloberst Paulus. Diese Einrichtung war entstanden durch eine Zusammenziehung des Armeefeldlazaretts 1/542, von Teilen des Kriegslazaretts 1/541 sowie der Armeesanitätskompanie 1/542 und anderen, kleineren Sanitätskompanien.[18] Medikamente, Verbandstoffe und andere Sanitätsmaterialien, insgesamt etwa 100 to, wurden ihr aus einer Sanitätsmaterialsammelstelle zugestellt, die in Gebäuden der Sowchose Karpowka entstanden war und von einem Stabsapotheker Bruch geleitet wurde. Für den Krankentransport standen Kraftwagen zur Verfügung, deren Zahl Anfang Dezember noch als hinreichend bezeichnet wurde. Zu diesem Zeitpunkt belief sich die Anzahl der Verwundeten und Kranken z.B. in Gumrak auf 1437, im Kessel insgesamt nach Schätzungen auf 4.000 bis 5.000.[19] Diese Zahl hätte indessen – auch noch zu jenem Zeitpunkt – wesentlich kleiner sein können, wenn der Verwundetenabtransport vor der Kesselschließung unbehindert durchgeführt worden wäre. Hiervon konnte indessen keine Rede sein. Stattdessen kam es zu Behinderungen und Rückstaus. Noch am 18. November, also einen Tag vor der Einkesselung, hatte Gerneralstabsarzt Renoldi auf eklatante Missstände beim Verwundetenabtransport mit den zurückrollenden Lazarettzügen hinweisen müssen. Sie seien auf den Rückfahrten von Marsch-Batallionen und Urlaubern teilweise „schwer beschädigt" und regelrecht „ausgeplündert" worden. Für die Lazarettzüge bereitgestellte Lokomotiven wurden wieder zurückgeschickt, woraus Wartezeiten bis zu 18 Stunden resultierten. Die durch solche und ähnliche Eingriffe entstandenen „Schäden und Verluste" waren „nicht wieder gut zu machen".[20] Tatsächlich dürfte bedingt durch den schleppenden Abtransport von Verwundeten und Kranken ein Rückstau entstanden sein, der die Ausgangssituation für die Sanitätsversorgung im Kessel nach dessen Schließung von vornherein ungünstig beeinflusste. Mit der Zusammenschnürung des Kessels und dem stetigen Zustrom von Verwundeten und Kranken aus bereits überfüllten Sanitätseinrichtungen der westlichen Armeegebiete, die nacheinander geräumt werden mussten[21], spitzte sich die Lage dann weiter zu.

---

18 San.-Komp. 1/160, 2/160, 1/376, 1/389, Kr. S. St. der Kr. Trsp.Abtl. 541. BA-MA RH 20-6/792: Dr. Seggel an Armeearzt 6, Stalingrad, 2.12.1942.

19 BA-MA RH 20-6/792: Stabsarzt Seggel an Armeearzt 6, Stalingrad, 2.12.1942; vgl. auch Kehrig (1976), S. 285.

20 BA-MA RH 20-6/792: Generalstabsarzt Renoldi an OQu. 6. Armee, Stalingrad, IS. VI. 1942.

21 Ebd.: Generalstabsarzt Ronoldi an OQu. 6. Armee, Stalingrad, 18.11. 1942.

Verhungern im Kessel

Bald nach der Schließung des Kessels registrierten die dort noch verbliebenen Ärzte eine bemerkenswerte Häufung von Todesfällen, die nicht durch Verwundungen, Krankheiten oder Erfrierungen erklärt werden konnten; eigentlich legten die erheblichen Versorgungsdefizite insbesondere in der Ernährung, wie sie bereits unmittelbar nach der Einkesselung deutlich spürbar wurden, durchaus nahe, dass es sich bei diesen Todesfällen um nichts anderes als den Hungertod handeln konnte[22]; gesprochen wurde darüber, wenn überhaupt, freilich nur hinter der vorgehaltenen Hand. Offiziell „vermutet" wurden „Unterkühlung und Erschöpfung"; von Verhungern „wagte" indessen „keiner der etwa 600 Ärzte im Kessel zu sprechen". Günter Toepke berichtet hierüber in seine Stalingraderinnerungen: „Von den Truppenärzten wurde der Gesundheitszustand der Soldaten genau beobachtet. Es waren bei ihnen in vielen Fällen bereits Anschwellungen der Glieder festgestellt worden. Diese Hungerödeme waren die natürliche Folge der mangelhaften Ernährung. Sonst ganz leichte Erkrankungen, wie Grippe oder Erkältungserscheinungen hatten in starkem Maße schon den Tod zur Folge. Ich wusste, dass bis zu diesem Zeitpunkt [um die Weihnachtszeit – Verf.] nach einer Feststellung des Generalarztes Renoldi derartige Krankheiten in 56 Fällen tödlich verlaufen waren. Das Wort ‚verhungert' stand nicht in dem Totenschein, sondern eben nur der Befund der akuten Krankheit".[23] Vor dem Hintergrund dieses Tatbestands erteilte der Armeearzt in Morosowskaja, also außerhalb des Kessels, dem Armeepathologen Hans Girgensohn (geb. 1909) am 15. Dezember 1942 den Auftrag, die Todesursachen bei unverwundeten Soldaten im Kessel zu klären.[24] Am 18. Dezember gelang es, den Pathologen einzufliegen. Am Flughafen Pitomnik wurde Girgensohn von Stabsarzt Dr. Seggel, dem Kampfstoffexperten der Armee, in Empfang genommen, in die Lage eingewiesen und zum Armeefeldlazarett beim Bahnhof Gumrak in der Nähe des Armeeoberkommandos gebracht. Seine Unterkunft beschreibt Girgensohn, gemessen an den Kesselverhältnissen, als „luxuriös" ein Erdbunker im Lehm der steilen Balka[Schlucht-]wand mit vorgebauter Holzwand, darin zwei doppelstöckige Feldbetten mit

22 Vgl. hierzu Toepke (1949), S. 83.

23 Toepke (1949), S. 83. In einem Interview, das Ende der 1950er Jahre mit Generalstabsarzt Renoldi von einem Reporter der Zeitschrift „Quick" geführt wurde und das Alexander Kluge in seinem Bericht „Schlachtbeschreibung" veröffentlicht hat, äußert sich Renoldi zur Situation der eingeschlossenen Soldaten: „Es wurde immer wieder gemeldet, dass Leute gestorben sind, mehr oder weniger eingeschlafen sind. Ich habe dann durch meinen Adjutanten einzelne Sektionen machen lassen. Nicht Vollsektionen, sondern nur Sektionen zum Zweck der Feststellung, ob tatsächlich Hungertod vorlag. Diese Sektionen ergaben, dass alle am Hungertod gestorben sind. Es standen zu, sagen wir mal 60 bis 70g Brot, für Leute, die direkt an der Front lagen, vielleicht 100 oder 120g, aber nicht mehr. Man muss sich das vorstellen: etwa zwei Semmeln." Siehe Kluge (1964), S. 135.

24 H. Girgensohn (geb. 1909), der heute als 82jähriger Pensionär in Freiburg im Breisgau lebt, hat 1973 seine Erinnerungen an diesen Auftrag veröffentlicht. Vgl. Girgensohn (1973).

Laken (!), ein Tisch und ein eiserner Ofen, der mit Holz aus den Häusertrümmern von Stalingrad geheizt wurde. Die Verwundeten lagen in einer aufgestellten Holzbaracke auf engstem Raum".[25]

Nach dem Bericht Girgensohns wurden dem Pathologen von den Divisionsärzten die zu untersuchenden Todesfälle telefonisch gemeldet. Mit seinen beiden Sektionsgehilfen musste er sich dann vor Ort begeben: „Die Fahrten zu den Sektionen in dem 30 bis 50 km im Durchmesser großen Kessel waren anstrengend. Es galt zu improvisieren und unkonventionelle Wege zu finden. Als Sektionsraum wurden ein Erdbunker, wenn ein Dorf vorhanden war, ein vorübergehend geräumtes Zimmer in einer Hütte, ein Eisenbahnwaggon oder ein Zelt zu Verfügung gestellt". Einmal mussten hintereinander drei Obduktionen in einer Schneemulde bei Minus 30 Grad und unter Fliegerbeschuss durchgeführt werden: „Aus einem kleinen Bunker wurde immer wieder heißes Wasser gebracht, damit ich meine in Gummihandschuhen steckenden erstarrten Finger auftauen konnte". Besondere Probleme brachte der extreme Frost auch auf andere Weise mit sich. Häufig genug waren die zu untersuchenden Leichen glashart gefroren. Sie mussten zunächst umständlich aufgetaut werden, bevor an eine Sektion gedacht werden konnte.

Insgesamt hat Girgensohn in der Zeit vom 19. bis zum 31. Dezember 50 Leichenöffnungen durchgeführt. In 25 Fällen fanden sich ausschließlich die Zeichen des Hungertodes. Beweisend waren in diesen Fällen der vollständige „Schwund des Fettgewebes", die „Verkleinerung (Atrophie) des Herzens und der Leber", der „Schwund der Skelettmuskulatur" sowie die „Erweiterung der rechten Herzkammer", allesamt klassische Zeichen der Hungerdystrophie. Vielleicht das am meisten entmutigende Ergebnis der Sektionen war die Feststellung, dass selbst eine kurzfristige hochkalorische Ernährung nicht die Rettung der extrem Hungernden bedeutet hätte, sondern im Gegenteil den schnelleren Tod. Der Pathologe berichtete hierzu: „Nicht selten kam es vor, dass ein in Stellung liegender Soldat dem die Runde machenden Unteroffizier erklärte, ‚mir geht es gut, ich will jetzt etwas essen' (ein kleines Stückchen Fettfleischkonserve, die als besonders hochkalorisch bevorzugt eingeflogen wurde), und bei der nächsten Runde tot aufgefunden wurde. Die Sektion ergab dann regelmäßig im völlig fettgewebsfreien Gekröse des Dünndarms eine pralle gelbe Füllung aller Lymphgefäße mit dem resorbierten Fett, wie man sie sonst nur in anatomischen Injektionspräparaten sehen kann. Der Beginn der Verdauungsarbeit hatte den Kreislauf überfordert und zum Tode geführt". Still und undramatisch starb der Soldat.

Die Sektionen brachten aber auch alte Fehlentscheidungen, die lange vor der Umschließung des Kessels getroffen worden waren, ans Licht. So zeigten sich die meisten Hungertodesfälle bei der 113. Infanteriedivision, deren Zahlmeister ausgezeichnet worden waren, weil sie schon im Herbst 1942, noch vor der Schlammperiode mit ihren Unterbrechungen im Lebensmittelnachschub,

25 Ebd., auch zu den folgenden Zitaten aus Girgensohns Bericht.

die Verpflegungsrationen ihrer Einheiten gekürzt hatten, um so für die bevorstehende Schlammperiode Vorräte zu horten. Als dann im Kessel das noch vorhandene Nachschubmaterial, also auch die Verpflegungsbestände, möglichst gleichmäßig an alle Verbände verteilt werden musste, wurde gerade diese „gut versorgte" Division „mit ihren schon vorher unterernährten Soldaten zum bevorzugten Opfer des Hungertodes".

Es starben indessen nicht nur deutsche Soldaten Hungers in und um Stalingrad. Auf besonders grausame Weise traf der Hungertod die sowjetische Kriegsgefangenen, wie sie in der Vorweihnachtszeit zu annähernd 3500 allein im Lager Woropnowo[26] oder bei Gumrak, zusammengepfercht auf engstem Raum, gefangen gehalten wurden. Die erschütternde Lage der sowjetischen Kriegsgefangenen war dem Armeeoberkommando durchaus bekannt. Um Weihnachten 1942 berichtete der beim Quartiermeister des AOK 6 eingesetzte Hauptmann Toepke den Zahlmeistern der Armee[27] über die Lage der Kriegsgefangenen: „Beide bestätigten [ihm], dass es im Gefangenenlager [vermutlich Woroponowo] nicht anders sei. Es sei unerträglich, dieses Elend mit anzusehen und nicht helfen zu können. Angeschwollene Glieder seien bei den meisten Gefangenen festzustellen. Das Fleckfieber greife um sich, jeden Tag lägen an die 20 Tote im Lager. Die entkräfteten Körper hätten keine Widerstandskraft mehr. Als Todesursache verzeichneten die Totenscheine auch hier [nur] das Fleckfieber."[28] Tatsächlich hat Generaloberst Paulus am 14. Januar vor dem Hintergrund dieser Situation die Freilassung der Kriegsgefangenen angeordnet, die Ausführung dieses Befehls aber nicht mehr überprüfen können. Viele der Gefangenen dürften zu diesem Zeitpunkt indessen schon verstorben gewesen sein. So berichtet etwa der Dichter Erich Weinert, der als deutscher Kriegsfreiwilliger der Roten Armee seit dem 2. Dezember 1942 vor Stalingrad lag und sich im Rahmen der sowjetischen psychologischen Kriegsführung per Lautsprecher an die eingeschlossenen deutschen Soldaten gewandt hat, in einer Tagebuchnotiz vom 25. Januar 1943 über eine grausigen Fund im befreiten Gumrak: „Früh ein Gang durch Gumrak. Einige Häuser rauchen noch, die gestern von deutschen Bomben getroffen wurden. Die ganze Landschaft nichts als Trümmer und Leichen. Der Schnee über Nacht hat die grässlichen Bilder halb zugeweht. Hier und da starren noch kahle Schädel, Füße oder Hände aus dem Schnee. In einer Schlucht finden wir einen Berg von Leichen russischer Kriegsgefangener, fast entkleidet, mager wie Skelette, die Haut schon schwarzbraun, alle auf einen Haufen geworfen. Sie müssen schon längere Zeit hier liegen, verhungert oder zu Tode gequält."[29]

Auch der Armeepathologe Girgensohn hatte Gelegenheit erhalten, sowjetische Hungertote zu sehen und zu obduzieren. Nach der Leichenöffnung von

26 Toepke (1949), S. 82.
27 Oberzahlmeister Rehberg, Zahlmeister Liesbach.
28 Toepke (1949), S. 83-84.
29 Weinert (1960), S. 122.

drei ehemals als Hilfswillige tätigen kriegsgefangenen Sowjetsoldaten – so sein Bericht – habe sich der „junge Offizier der Einheit“ bei ihm nach der Todesursache erkundigt. Die Diagnose „Verhungern“ habe er, so Girgensohn, völlig überrascht zur Kenntnis genommen. Sie könne nicht richtig sein: „Die bekommen die gleiche Verpflegung wie wir, drei Scheiben Brot und einen halben Liter guter Pferdefleischsuppe (Wasser mit 4 bis 5 kleinen Fleischwürfeln!)“.[30] Diese Aussage des jungen Offiziers war nicht ganz korrekt, wie die Erinnerungen von Toepke belegen; auch konnte die „Hilfswilligkeit“ der sowjetischen Kriegsgefangenen aufgrund ihrer extrem geschwächten physischen Verfassung längst nicht mehr ausgebeutet werden: „An eine Beschäftigung der Russen war infolge der immer schlechter werdenden Verpflegungslage nicht mehr zu denken. Anfangs hatte das Lager [Woroponowo] sich ebenso wie unsere Truppenteile mit eigenen Fahrzeugen aus dem großen Getreidesilo der Stadt Stalingrad weitgehend eingedeckt. Diese Bestände waren aber jetzt wie überall zur Neige gegangen. Die Kriegsgefangenen lebten also nur noch von den zugeteilten Lebensmittelrationen, die wohl dieselben waren wie bei unseren Einheiten, doch mit dem Unterschied, dass unsere Verbände ihre Mahlzeiten immer noch aus kleinen eigenen Reservebeständen hatten strecken können, während den Gefangenen ausschließlich nur die Rationen zur Verfügung standen. Außerdem erhielten die Gefangenen keine Sonderzuteilungen an Rauchwaren, Schoca-Kola und Bonbons“.[31]

Die Ernährungssituation der deutschen Soldaten im Kessel verschlechterte sich nach Weihnachten, also noch während der Sektionstätigkeit des Armeepathologen Girgensohn, dramatisch. Mit Befehl vom 26. Dezember 1942, wurden die Brotrationen teilweise von 100 auf 50 Gramm „pro Kopf und Tag“ reduziert. Diese Reduzierung noch vor Weihnachten anzuordnen, hatte das AOK 6 aus psychologischen Gründen vermieden. „Verschiedene Einheiten mussten dann [aber] trotzdem infolge der Notlage schon zu Weihnachten diese Kürzung durchführen.“ Außerdem konnte „zu Mittag ein Liter Suppe ausgegeben werden. Sie wurde ohne Fettzusatz, meist aus Hülsenfrüchten bereitet. Abends gab es etwas Büchsenverpflegung oder – örtlich verschieden – ein zweites dünnes Suppengericht, also ausgesprochen kalorienarme Verpflegung. Die Folge war ein baldiger allgemeiner Kräfteverfall der Truppe“.[32]

In der Silvesternacht 1942 schrieb der Pathologe seinen Abschlußbericht, der eindeutig das Hungersterben im Kessel beim Namen nannte. Am Morgen des 1. Januar 1943 händigte Girgensohn den Bericht an Stabsarzt Seggel aus, der ihn unmittelbar an den Oberbefehlshaber des AOK 6, Generaloberst Paulus weiterleitete.[33] Fünf Tage später äußerte sich auch Generalstabsarzt Renoldi in einem Schreiben an den Oberquartiermeister der 6. Armee zur Hungersi-

30 Girgensohn (1973).
31 Toepke (1949), S. 82-83.
32 Ebd., S. 68.
33 Girgensohn (1973).

tuation, das vielleicht nicht ohne Ironie formuliert war[34]: „Seit Anfang Dezember macht die Armee ein Hungerexperiment großen Stils durch. Die damals festgelegten – noch heute gültigen – Portionssätze enthalten eine Nahrungsmenge, die knapp die Hälfte dessen beträgt, was der arbeitende Erwachsene braucht. Es besteht kein Zweifel darüber, dass eine derartige Ernährung, wenn die Verhältnisse dazu zwingen, eine begrenzte Zeit lang dem Soldaten zugemutet werden kann, ohne dass ernstere Schäden allgemein auftreten.“[35]

Es ist bezeichnend, dass sich die Oberquartierabteilung diesen Bericht, der die mangelhafte Ernährungssituation im Kessel und die aus ihr erwachsenden Folgen noch viel zu vorsichtig andeutete und in die noch zu geringe Forderung von 3.200 Kalorien pro Tag und Mann mündete, zu eigen machte. Gleichwohl überrascht der Begriff „Hungerexperiment“ im Bericht des Arztes. Letztlich wird nicht mehr zu klären sein, ob Renoldi ihn eher ironisch gemeint oder die Situation im Kessel tatsächlich als hungerphysiologisches Experiment aufgefasst hat. Beispiele solchen Denkens liegen aus dem ersten Weltkrieg durchaus vor. Diese Auffassung wäre in der konkreten Katastrophensituation der 6. Armee im Januar 1943 aber zumindest realitätsfern, wenn nicht zynisch gewesen. Denn was sich vor den Augen des höchsten Sanitätsoffiziers im Kessel von Stalingrad vollzog, war kein Ernährungsexperiment, sondern eine durch das Versäumnis der Armeeführung und sicher ohne jeden Anspruch auf Wissenschaftlichkeit herbeigeführte Ernährungskatastrophe „großen Stils“. Beabsichtigte und systematisch durchgeführte Vernichtungsexperimente solcher Art sind freilich in der Tat durchgeführt worden, allerdings nicht in Stalingrad, sondern in deutschen Lagern für sowjetische Kriegsgefangene, wo bereits im Sommer des Jahres 1941 die Kaloriensätze weit unter dem Existenzminimum, aber noch über denen im Kessel von Stalingrad lagen.[36] Bemerkenswert ist, dass Renoldi in seinem Bericht die Tätigkeit des Armeepathologen Girgensohn im Kessel, über dessen Anforderung und Ankunft er auch nicht informiert war[37], an keiner Stelle erwähnt.

Die letzte Hoffnung – Verwundete werden aus dem Kessel ausgeflogen

Mit der Schließung des Kessels am 22. November 1942 konnten Verwundete und Kranke nur noch auf dem Luftweg abtransportiert werden. Leichtverwundete wurden in aller Regel nach Morozovsk, Schwerverwundete nach Tacinskaja ausgeflogen.[38] Hierzu standen im Kessel bis zum 14. Januar die Roll-

34 BA-MA RH 20-6/796: Renoldi an OQu. 6. Armee, Stalingrad, 6.1.1943.
35 Ebd.
36 Vgl. den Beitrag von A. Neumann in diesem Band.
37 Mündliche Auskunft von Prof. Girgensohn.
38 BA-MA RH 20-6/793: Armeehauptquartier, Abt. IVb, [Name,des zeichnenden Oberstabsarztes nicht leserlich], an OQu. 6. Armee betr.: Beitrag zur Beurteilung der Versorgungslage v.9.12, 1942; vgl. auch Kehrig (1976), S. 285.

felder Pitomnik und Basargino zur Verfügung; Gumrak blieb bis zum 16. Januar aus der Luft erreichbar. Eine kleine behelfsmäßige Feldpiste in Stalingradski, wenige Kilometer vor der Stadt, existierte nach der Aufgabe von Gumrak noch für einige Tage. Obwohl diese Landepiste unter dauerndem Beschuss lag, gelang es doch noch einigen Versorgungsflugzeugen, dort zu landen und vollbeladen mit Verwundeten wieder zu starten. Die letzte Maschine verließ Stalingradski am 23. Januar 1943.

Die Verwundeten und Kranken gelangten auf unterschiedliche Weise zu den Flugplätzen; oft in Fahrzeugen, häufiger zu Fuß und bisweilen auch kriechend.[39] Für die Ausgeflogenen bedeutete die sichere Landung in Morozovsk oder Tacinskaja zunächst Rettung aus unmittelbarer Lebensgefahr; der zügige Weitertransport von den Flughäfen in rückwärtige Sanitätsstellen war jedoch keineswegs sichergestellt. Engpässe ergaben sich sowohl beim Abtransport von den Flugplätzen als auch beim Weitertransport auf der Schiene. Wie viele Verwundete, Kranke und Gesunde insgesamt zwischen dem 19. November 1942 und dem 24. Januar 1943 aus Stalingrad evakuiert werden konnten, ist nicht mehr genau zu ermitteln. Die in der Literatur berichteten Zahlen liegen zwischen 29.000 und 45.000. Eine Zusammenstellung der – nicht überprüfbaren – Verwundeten-Ausflugzahlen für den Zeitraum vom 25. November 1942 bis zum 11. Januar 1943 auf der Grundlage des „Tagebuchs Pickert“ ergibt eine Gesamtzahl von 24.776, was einer durchschnittlichen Tagesleistung von 516 Ausgeflogenen entsprechen würde.[40] Geschätzte Ausflugzahlen liegen für den Flugplatz Pitomnik von Anfang Dezember vor. So wurden von dort zwischen dem 19. November und dem 2. Dezember „rund 2000 Verwundete und Kranke“ ausgeflogen.[41] Die Tagesleistungen des Verwundetenabtransportes waren dabei abhängig von den möglichen Flugaktivitäten und vielen deshalb auch recht unterschiedlich aus. So konnten etwa am 30. November 660 Verwundete und Kranke von Pitomnik ausgeflogen werden, Tags zuvor nur 194.[42] Gezählt wurde im Kessel unter „normalen“ Transportbedingungen, „was eingeladen worden ist, nicht was angekommen ist“.[43] So lässt sich nicht mehr mit letzter Sicherheit ermitteln, wie viele der Gestarteten tatsächlich sicher wieder gelandet sind. Die Flugzeuge waren meist erheblich überladen, landeten und starteten unter Beschuss, flogen bei guten Sichtverhältnissen unter ständiger Bedrängung sowjetischer Jäger. Bekannt sind mindestens 495 Verluste von Transportmaschinen, was auf mehrere Tausend Opfer unter den ausfliegenden Besatzungen und Verwundeten schließen lässt.

Der „geregelte“ Abtransport vollzog sich in Pitomnik so, dass die in Bunkern und Unterständen der Luftwaffe behelfsmäßig untergebrachten Verwun-

39 BA-MA RH 27-16/43: Bericht des Oberfeldwebels Walirawe, 16. Panzerdivision, vom 6. 8.1943.
40 Vgl. Görlitz (1960), S. 274-277.
41 BA-MA RH 20-6/792: Stabsarzt Seggel an Armeearzt 6, Stalingrad, 2.12.1942.
42 Ebd.
43 Armeearzt, in: Kluge (1964), S. 133.

deten von einer Sanitätskompanie, der auch fünf bis sechs Ärzte angehörten, gesammelt, gesichtet und ans Rollfeld transportiert wurden.[44] Dort war nach einer Listenerfassung der „Passagiere" dafür zu sorgen, „dass die leeren Flugzeuge, sobald sie entladen waren, sofort wieder beladen wurden mit den Verwundeten". Auch eine letzte Versorgung für die kurze Transportzeit, wurde nach Möglichkeit vorgenommen. Dies habe, so der Armeearzt der 6. Armee, „in kürzester Frist ganz ausgezeichnet" geklappt. Jeder Verwundete habe auch einen Schein von der absendenden Dienststelle erhalten, der mit seinem Namen und der Verwundungsart versehen gewesen sei. Vor dem Abflug sei die Richtigkeit der Angaben nochmals von einem Arzt kontrolliert worden. Trotzdem habe es wohl „Mogeleien", vorgetäuschte Verwundungen, gegeben. Nachdem sich solche Fälle offensichtlich im Offizierskorps zu häufen begannen, durften Offiziere nur noch nach persönlicher Überprüfung ihres Falles durch den Armeearzt ausgeflogen werden. Eine genaue Überprüfung freilich war zu Stoßzeiten, d. h. wenn bei günstigen Transportlagen täglich mehr als 1000 Verwundete ausgeflogen wurden[45], nicht möglich. In solchen Fällen hafteten die überweisenden Ärzte dem Armeearzt persönlich für die Richtigkeit der Ausflugerlaubnis.[46]

Bisweilen wurde die Suche nach vermeintlichen „Drückebergern" auf dem Flugplatz Pitomnik auch systematisch in „Säuberungsaktionen" betrieben, wie einem Eintrag im Kriegstagebuch der Quartiermeisterabteilung der 6. Armee vom 29. November 1942 zu entnehmen ist: „Bei den auf Flugplatz Pitomnik befindlichen Verwundeten wurde eine Säuberungsaktion auf Drückeberger vorgenommen, wobei etwa 150 bis 200 Soldaten der Truppe wieder zugeführt werden konnten."[47]

Zu panikartigen Situationen oder dramatischen Engpässen sei es, so die Aussage des Armeearztes, erst unmittelbar vor der „Räumung" des Flugplatzes gekommen. Vorher sei „alles unter Kontrolle" gewesen.[48] Was freilich dort „unter Kontrolle" gehandhabt wurde, war bereits bald nach der Schließung des Kessels nichts anderes als ein katastrophaler Evakuierungsnotstand. Der tägliche Verwundetenanfall war um ein Vielfaches höher als die Ausflugleistungen der Luftwaffe. Hauptmann Toepke, seit dem 11. Dezember 1942 im Quartiermeister-Stab der 6. Armee, erinnert sich an die deprimierende Bilanz, die er zusammen mit dem Oberquartiermeister, Major von Kunowski, hinsichtlich des Verwundetenausflugs bereits am 15. Dezember zu ziehen hatte: „Das Ergebnis war vernichtend [...] Die Anhäufung von Verwundeten auf dem Flug-

44 Armeearzt, in: Kluge (1964), S. 131, 129, auch zum Folgenden.
45 So z. B. am 19.12.1942 (1010), 20.12.1942 (1220) und am 4.1.1943 (1220).
46 BA-MA RH 20-6/795: Rundschreiben des Armeearztes der 6. Armee, Generalstabsarzt Renoldi, betreffend „Versorgung und Abtransport Verwundeter u. Kranker", Stalingrad, 26.11.1942.
47 BA-MA RH 20-6/794: KTBOQu. d. 6. Armee, Stalingrad, 29.11.1942.
48 Armeearzt, in: Kluge (1964), S. 219.

platz wurde von Tag zu Tag zu einem ernsteren Problem, weil der Abflug lange nicht dem Abtransport auf den Flugplatz entsprach“.[49]

Offensichtlich war der für den Abtransport verantwortliche Armeearzt der 6. Armee, Generalstabsarzt Renoldi, der – so Gerüchte im eingeschlossenen Sanitätsoffizierskorps – von Paulus persönlich in den Kessel hatte befohlen werden müssen, mit der Organisation des Abtransports aus den Sanitätseinrichtungen der Divisionen auf den Flugplatz völlig überfordert.[50] Sein Adjutant arbeitete zwar eng mit der Quartiermeisterabteilung zusammen, um eine „genaue Übersicht über den Abflug des Verwundetenstromes zu gewährleisten“[51]; was konnte dies freilich nützen, wenn weder die Lufttransportkapazität, noch die Unterbringungsmöglichkeiten in Flughafennähe ausreichten, um „Tausende von Verwundeten und Kranken abzutransportieren“.[52] Dafür, dass die Unterkünfte am Flugplatz „von Verwundeten überliefen“[53], war nicht nur die zu schwache Bereitstellung von Flugzeugen, sondern auch die mangelhafte Regelungskompetenz des Armeearztes verantwortlich.

Die Situation verschärfte sich mit Beginn der sowjetischen Offensive ab 10. Januar dramatisch. Am 12. Januar mussten unter zunehmendem Druck von Westen die Hauptverbandplätze in Dimitrijewka, Karpowka, Nowo-Alexejewka und Barbukin aufgegeben werden. Aus jeder dieser Stellungen waren Hunderte Schwerverwundeter unter dürftigsten Verhältnissen mit allen verfügbaren Fahrzeugen nach Osten in Richtung Stalingrad evakuiert worden. Teile dieser ungeordneten Fluchtkolonnen erreichten auch den Flughafen Pitomnik und trugen dort zur Eskalation der Situation bei.

Zunehmender sowjetischer Druck, aber auch Gerüchte über den bevorstehenden Fall Pitomniks erschütterten dann das labile Gleichgewicht auf dem Flugplatz. Der Armeepionierführer Selle berichtet über die dortige Zuspitzung der Ereignisse: Bereits am 12. Januar sei der Flugplatz „ohne ersichtlichen Grund“ aufgegeben worden. Beim Verlassen des Rollfeldes hätten „sich nicht gerade erhebende Szenen“ abgespielt, die freilich durch „keinen Anlass gerechtfertigt“ gewesen seien, denn man habe „weit und breit“ noch keinen Russen sehen können. Gleichwohl sei plötzlich die „Luft von Panikstimmung erfüllt“ gewesen, „bar jeder inneren Zucht [sic!], keinem anderen Gesetz gehorchend als dem triebhafter Selbsterhaltung“ alles „in wilder Flucht nach Rückwärts“ gestürzt.[54]

Was sich in Pitomnik aus der Sicht Selles an „nicht gerade erhebenden Szenen“ abgespielt hat, lässt sich nicht mehr im Detail rekonstruieren. Sicher ist nur, dass der Flughafen und die Bunker der etwa 500 m entfernt liegenden Sa-

49 Toepke (1949), S. 56.
50 So der Mitte Dezember zur Untersuchung der Hungertodesfälle in den Kessel eingeflogene Pathologe Hans Girgensohn, Telefongespräch mit Verf. vom 4.1.1992.
51 Toepke (1949), S. 56.
52 Ebd.
53 Renoldi in einem Telefongespräch mit Toepke am 15.12.1942, in: Toepke (1949), S. 56.
54 Seile (1948), S. 9.

nitätskompanie bereits Tage vor der Aufgabe mit einer großen Menge Verwundeter so überbelegt waren, dass auch unter den eingespielten Bedingungen für die Wenigsten Hoffnung bestand, noch lebend ausgeflogen zu werden. Die drohende Einbeziehung des Flughafens in die Hauptkampflinie, Hunger, Erfrierungen, Verwundungen, der Selektionsstress vor dem Ausfliegen und das klar erkennbare persönliche Schicksal beim Fall des Flughafens dürften für die chaotischen Zustände unmittelbar vor der Aufgabe Pitomniks auslösende Faktoren gewesen sein. Als das Gerücht anrückender „Panzer" mit dem unmittelbar bevorstehenden Start zweier Maschinen – die wohl die letzten sein würden – zusammentraf, brachen alle psychologischen Barrieren. Es kam zu gewaltsamen Versuchen, die letzten Flugzeuge unmittelbar vor dem Start und noch während des Starts zu stürmen. Es ist, wie Zeugenaussagen bestätigen, sicher auch Gegengewalt angewandt worden, um den Start der letzten Maschinen zu sichern. Ob ausdrücklicher Schießbefehl an das Bodenpersonal gegeben wurde ist nicht klar, bei der sich überstürzenden Situation aber auch unwahrscheinlich. Dokumentarisch sind die Ereignisse in Pitomnik nicht festgehalten worden; Zeugenaussagen und Erinnerungen unmittelbar Beteiligter sind spärlich. Aber auch das Wenige ist aussagekräftig genug. So berichtet etwa Gisela Girgensohn, die Gattin des nach Stalingrad eingeflogenen Armeepathologen über Erlebnisse ihres inzwischen verstorbenen Onkels Walter Vleugels: „Der Bruder meines Vaters, Ingenieur Walter Vleugels, hat mir nach Stalingrad, ich war damals junge Studentin, erzählt, sein furchtbarstes Kriegserlebnis sei gewesen, als er als Besatzungsmitglied (nicht Pilot) nach Stalingrad-Pitomnik eingeflogen war. Vor dem Start zum Rückflug hätten die Soldaten das Flugzeug fast gestürmt und sich bei Startbeginn laut [...] schreiend in die Propeller gestürzt oder am Fahrgestell der Ju festgehalten."[55]

Theodor Plievier (1892-1955) hat die dramatische Endzeit des Flughafens Pitomnik in seinem Reportageroman „Stalingrad", basierend auf Aussagen deutscher Kriegsgefangener, episch rekonstruiert und mit dieser Skizze die Vorstellung des schwer Rekonstruierbaren – auch für die Zeitzeugen – nachhaltig geprägt: „Die Transportmaschinen [...] schwebten an. [...] Und Hunderte humpelten und stolperten, so schnell sie konnten, von den Verwundetenzelten zum Flugplatz. [...] Auf dem Schnee Hunderte von Füßen, von Fetzen, Decken, Zeltleinwand umwickelt, schlurfende Füße. Und da waren andere, welche schneller waren, welche die Haufen der Fuß- und Halblädierten durchbrachen und mit geweiteten flackernden Augen, mit aufgerissenen Mäulern, mit geblähten Nasen, keuchend näher kamen. Und nicht die Überrannten und Niedergetretenen – die lagen mit dem Gesicht im Schnee – jene, die zu langsam waren und zurückblieben, erfüllten die Luft mit Geschrei. [...] Versprengte, Verwundete, Sanitätsträger, Soldaten, Offiziere, alle drängten und stießen und schluchteten in das Flugzeug hinein. Und der Raum bot doch nur Platz für zwanzig Mann, dazu war der mitgebrachte Proviant erst zur Hälfte ausgela-

55 G. Girgensohn, geb. Vleugels, an Verfasser, Freiburg, 11.1.1992.

den. Der Flugzeugführer hatte keine Wahl – ohne Hilfe, ohne Zeit, der Nebel stieg – kletterte er an seinen Platz. Motor und Propeller liefen. Schnee wurde aufgepflügt. Propellergeheul. Aufheulen der zurückfallenden Menge. Die Kabinentür stand offen. Arme, Beine, Körper hingen heraus. Zweimal schlug die überladene Maschine an den Boden zurück, dann hob sie sich schwerfällig in die Luft. [...] über Pitomnik wurde es finster."[56]

Generalstabsarzt Renoldi beobachtete die Aufgabe des Flughafens Basargino am 14, Januar, die ihm nicht einleuchten wollte, weil kein Gegner zu sehen gewesen sei. „Ganz zum Schluss", so der Bericht, sei dort die Lage „nicht mehr unter Kontrolle" gewesen, obwohl man von seiner Unterkunft aus – einem halb eingegrabenen Fahrzeug – in unmittelbarer Rollfeldnähe, so der Armeearzt, noch keinen „Russen" habe sehen können.[57] Von Basargino begab sich Renoldi zum Flughafen Gumrak, um seinen Kontrollaufgaben nachzukommen; von einem kontrollierten Abtransport der Verwundeten konnte aber dort ebenso wenig die Rede sein wie in Pitomnik. Verzweifelte Versuche, mit letzter Kraftanstrengung noch ausfliegende Transportmaschinen zu erreichen, hat es gerade auch an diesem eher behelfsmäßig zu nennenden Landeplatz – dem vorletzten der 6. Armee – gegeben. So liegen aus Gumrak Berichte von Luftwaffenangehörigen – meist Flugzeugführer – vor, die erahnen lassen, welche Szenen sich dort unter den verzweifelten Verwundeten abgespielt haben müssen. Am 17. Januar 1943 behinderten „völlig kopflose Verwundete, die nicht mehr mitgenommen werden konnten", den Start einer Maschine. Luftwaffen-Offiziere haben mit Maschinenpistolen den Ansturm auf die Maschine abgewehrt. Nur „weniger Schwerverletzte", die „sich auf Grund ihrer körperlichen Verfassung einen Platz vor den völlig Erschöpften im Flugzeug" hatten „sichern" können, konnten ausgeflogen werden.[58] Am 19. Januar stürmten „Leichtverwundete" in ihrer Verzweiflung die ausrollenden Flugzeuge, ohne deren Entladung abzuwarten. Der Ansturm wurde durch „Lattenschläge" abgewehrt, bei denen „ein Mann getötet" und einem Offizier „sämtliche Finger der einen Hand abgeschlagen" wurde.[59] Besonders bedrückend waren Starts von Pitomnik, bei denen aufgrund von Flugzeugbeschädigungen, durch Be-

56 Plievier (1946), S. 145-146.

57 Armeearzt, in: Kluge (1964), S. 132.

58 BA-MA RL 30/3: Hauptmann Mayer, Staffelkpt. 9. /K. G. 27, 21.1.1943, Bericht über die Platzverhältnisse in Gumrak; ebd., RL 30/4: Vernehmung des Oblt. Thofehrn vom 18.1.1943: [17.1.1943, 14.00 Uhr, Gumrak:! „Nach Ausrollen starker Andrang von Verwundeten, die teilweise nur mit Gewalt von der Maschine abgehalten werden konnten. 15 Min. nach Landung Eintreffen eines Oblt. und eines Uffz., die die inzwischen von der Besatzung ausgeladene Verpflegung übernahmen. Eine halbe Stunde später kam ein Stabsarzt der Luftwaffe, der das Einsteigen der Verwundeten regelte."

59 BA-MA RL 30/3: Funkspruch von Flugzeug Odysseus 17 (Flugzeugführer Ofw. Schmidt), 19.1.1943, Lage Flugplatz Gumrak.

schuss des Landeplatzes oder wegen der mangelhaften Flugplatzorganisation überhaupt keine Verwundeten ausgeflogen werden konnten.[60]

Dramatisch spitzte sich die Situation der verzweifelt auf Rettung Hoffenden auf der letzten Behelfspiste im Kessel in Stalingradskij zu, die bis zum 23. Januar 1943 zur Verfügung stand. Es herrschte Endzeitstimmung. Joachim Wieder berichtet hierüber anhand von Zeugenbefragungen: „Auch hier in Stalingradski hatten sich – wie bei den letzten startenden Flugzeugen in Pitomnik – noch entsetzliche Panikszenen auf dem Rollfeld abgespielt, als der Russe bereits herandrängte und verzweifelte Menschen die ausflugbereiten Maschinen bestürmten, sich an Fahrgestell und Rumpf anklammernd in dem Wahn, auf diese Weise dem Untergang entgehen zu können."[61] Am 23. Januar gelang es noch einer Maschine, einer Ju 52, unter direktem Beschuss von Stalingradskij zu starten. Ein letzter Startversuch fand am folgenden Tag noch statt. Er scheiterte. Das Flugzeug kam nicht mehr vom Boden weg und fiel in sowjetische Hände.[62]

Verwundetenrückzug ins Stadtzentrum

Während die Unterbringung der Verwundeten auch nach der Schließung des Kessels an der relativ gut ausgebauten Nordfront und selbst im Stadtgebiet von Stalingrad zunächst nach dem Urteil von Hauptmann Toepke – den Umständen entsprechend – noch als „tragbar" bezeichnet werden konnte, war die Lage an der Westfront des Kessels bei Temperaturen unter 30 Minusgraden und mangelndem Unterbringungsraum von Beginn der Umschließung an „katastrophal"[63]: „Bei diesen Verhältnissen – verbunden mit der eisigen Kälte und dem noch eisigeren Steppenwind – waren alle Fürsorgemaßnahmen beinahe sinnlos." Verwundete, Kranke und Hungernde erfroren zu Hunderten. Der zunehmende körperliche Kräfteverfall auch des Sanitätspersonals führte noch vor der Kesselweihnacht dazu, dass „bei den Lazaretteinrichtungen keine normalen Beerdigungen mehr durchgeführt werden konnten, da das Personal [...] nicht in der Lage war, die hartgefrorene Erde mit Pickel und Spaten aufzubrechen. Die Toten wurden auf die blanke Erde gelegt und mit Schnee zugedeckt."

Am 8. Januar übermittelte Generalleutnant K. K. Rokossowski, der Oberbefehlshaber der sowjetischen Truppen der Donfront dem Befehlshaber der 6. Armee, Generaloberst Paulus, ein Kapitulationsangebot, das ausdrücklich auf die Situation der deutschen Kranken und Verwundeten im Kessel Bezug nahm: „Die Lage Ihrer eingekesselten Truppen ist schwer, sie leiden unter

60 BA-MA RL 30/4: Vernehmung des Leutnant Spannbauer (Kettenführer von drei He 111) vom 17.1.1943.
61 Wieder (1962), S. 96.
62 Toepke (1949), S. 131.
63 Ebd., S. 80, zu den folgenden Zitaten, S. 78-80.

Hunger, Krankheiten und Kälte. Der grimmige russische Winter hat kaum erst begonnen. Starke Fröste, kalte Winde und Schneestürme stehen noch bevor, Ihre Soldaten aber sind nicht mit Winterkleidung versorgt und befinden sich in schweren sanitätswidrigen Verhältnissen. [...] Allen Verwundeten, Kranken und Frostgeschädigten wird ärztliche Hilfe erwiesen werden."[64] Paulus lehnte „führertreu" ab, besiegelte damit das Schicksal der ihm anvertrauten kranken, verwundeten, verhungernden und erfrierenden Soldaten und schuf die letzte Voraussetzung für die Vernichtung seiner Armee.

Mit dem Beginn der sowjetischen Offensive ab 10. Januar verschärfte sich die Lage für die Verwundeten und Kranken im Kessel weiter. Obwohl sich auch bereits vor der Zurückweisung des sowjetischen Kapitulationsangebotes die Gefahr einer bevorstehenden Offensive hätte abzeichnen müssen, waren weder für einen vermehrten Verwundetenanfall, geschweige denn für eine schnelle Evakuierung in Richtung Gumrak und Stalingrad Vorbereitungen getroffen wurden.[65] Doch nicht nur diese eklatanten Vorbereitungsmängel, die den Betroffenen und noch mehr dem Sanitätspersonal klar erkennbar sein mussten, verschärften die Lage. Hinzu kam unmittelbar nach Beginn der Januaroffensive der über alle Maßen inhumane Befehl, Verbandplätze erst nach dem Abzug von Ärzten und Pflegepersonal in „Feindeshand" fallen zu lassen. Tausende verwundeter Soldaten waren damit dem sicheren Erfrierungstod bewusst ausgeliefert, da sie ohne Hilfe selbst notdürftigste Feuerstellen nicht unterhalten konnten: „Unter diesen Voraussetzungen schleppte sich jeder, der sich noch einmal hochreißen konnte"[66], in Richtung Gumrak, Pitomnik und Stalingrad. Eine „sterbende Armee" flutete den Stalingrader Ruinen entgegen[67]: „Die Versprengten, die Hungernden, die Frierenden, die Kranken, [...] Reste der zerschlagenen und zusammengeschmolzenen Einheiten, Trosse und rückwärtigen Dienste mit Fahrzeugen, langsam von Männern gestoßen und gezogen, Verwundete, Kranke und vom Frost Angefressene. Ausgemergelte Gestalten waren dabei, mit Mänteln, Zeltplanen und Lumpen vermummt, elende Jammergestalten, mühselig sich hinschleppend und an Stöcken vorwärtshumpelnd auf erfrorenen Füßen, die in Strohwische und Deckenreste gehüllt waren."

Ein Funkspruch vom 24. Januar 1943 an die Heeresgruppe Don deutete die chaotischen Zustände im letzten Refugium der moribunden 6. Armee an: „Grauenhafte Zustände im engeren Stadtgebiet, wo etwa 20.000 Verwundete unversorgt in Häuserruinen Obdach suchen. Dazwischen ebensoviel Ausgehungerte, Frostkranke und Versprengte, meist ohne Waffen, die im Kampf verloren gingen. Starkes Artilleriefeuer auf ganzem Stadtgebiet."[68]

---

64 Zitiert aus: Stalingrad (1945), S. 24-25.
65 Waasen (1950), S. 52.
66 Ebd.
67 Wieder (1962), S. 87-88.
68 BA-MA RH 19 VI/12: AOK6, la, an Heeresgruppe „Don", 24.1.1943.

Nicht alle Soldaten erreichten das Stadtgebiet von Stalingrad, die letzte zweifelhafte Zufluchtstätte vor Tod oder Gefangenschaft. Die sterbende Armee auf ihrem Weg in die Ruinen der Stadt verbrauchte sich selbst, versickerte in Löchern, Höhlen, Bunkern und Ruinen. Auf allen Schneisen des Rückzugs verkrochen sich an die 20.000 Mann in solchen letzten Unterkünften; und selbst um diese kam es unter den Sterbenden bisweilen noch „zu förmlichen Kämpfen, um etwas Wärme und letzte Geborgenheit."[69]. „Ganze Rudel von Menschen", so berichtet Waasen, „hatten sich wie sterbende Tiere zusammengehockt, das Halbdunkel wurde nur von einigen Hindenburg-Lichtern erhellt, der Geruch von Blut, Eiter und Exkrementen war sehr intensiv."[70]

Die Wenigsten dieser ungezählten Zufluchtsstätten für Verwundete, Kranke, Erschöpfte boten mehr als etwas Wärme und das Gefühl kurzfristiger Sicherheit. Viele von ihnen dürfte nie ein Arzt betreten haben. Keller voller Verwundeter, die niemals ärztliche Hilfe hatten erhalten können, zogen sich in straßenlangen Zeilen unter dem Ruinenmeer Stalingrads hin. Auch in die Keller des eigentlichen Stadtkerns ergossen sich mit der Zusammenschnürung des Kessels die Reste der 6. Armee wie eine „Invasion blutenden Elends".[71] In diesen Stätten der letzten Zuflucht fand die Agonie der 6. Armee ihre Schauplätze. So schreibt J. Wieder von einem „unterirdischen gespenstischen Reich", das sich unter der „unheimlichen Steinwüste" von Stalingrad ausgedehnt habe: „Dorthin hatte sich das Leben verkrochen, düster überschattet durch den allgegenwärtigen Tod. Es waren die Orte grauenvollen Leidens und Sterbens vieler Zehntausender unglücklicher, verlassener, hilfloser Menschen. Jedes Erdloch, jeder Bunker, jeder Keller, jeder unterschlupfgewährende Raum war überfüllt."[72]

Die größten der Sterbekeller, unter der ehemaligen Ortskommandantur Mitte – am „Platz der Helden der Revolution" – und unter dem Gebäude des Klubs der Roten Armee, beherbergten jeweils mehr als 1000 Verwundete. Im Theaterkeller waren es etwa 800, mehrere Hundert auch im Timoschenkobunker, einem weitläufigen unterirdischen Stollensystem, dessen Kammern und Gänge in den letzten Tagen des Kessels „mit Kranken und Verwundeten vollgepfropft" worden war, wie Hans Dibold in seinen Erinnerungen berichtet[73]: „Ohne Unterlaß" hatte man „immer neue Verwundete in das endlos scheinende Gangsystem gepumpt. Mehrere Tage war dann der Stolleneingang im Niemandsland zwischen den Fronten gelegen. Die Wasserträger waren abgeschossen worden. Dann waren die Russen gekommen, hatten die gehfähigen Kranken bis auf einen kleinen Rest weggeführt und die Lichtanlage entfernt." Dibold selbst hat die letzten Stunden vor der Gefangennahme im Keller des

69 Waasen (1950), S. 52.
70 Ebd.
71 Plievier (1946), S. 211.
72 Wieder (1962), S. 97.
73 Dibold (1949), S. 39, auch zum Folgenden.

ehemaligen GPU-Gebäudes[74] verbracht, dort einen notdürftigen Verbandplatz eingerichtet und auf das Eintreffen der Rotarmisten gewartet. In dem überfüllten Kellerraum, so berichtet Dibold[75], „lagen die Soldaten auf dem Fußboden" oder „auf, unter und zwischen Bettgestellen und Pritschen". Den Kranken habe zuletzt jeder Wille gefehlt, „mehr zu tun als das augenblickliche Bedürfnis forderte". Der Arzt und viele der ihm anvertrauten Verwundeten gerieten wenig später in Gefangenschaft. Andere waren weniger glücklich. So wurde das Gebäude der ehemaligen Ortskommandantur Mitte, angefüllt mit Kranken und Toten, in den letzten Januartagen in Flammen geschossen und brannte als monströses Krematorium bis auf die Grundmauern nieder.[76] Nur wenige entkamen.

In vielen Häusern und Kellern, die als letzte Zuflucht für Verwundete gedient hatten, fanden die Sieger der Schlacht nach der Kapitulation Leichenberge der Besiegten und häufig genug auch noch Überlebende. Der amerikanische Journalist Edgar Snow, der am 4. Februar, also zwei Tage nach der Kapitulation, Stalingrad besichtigte, berichtet über einen solchen Fund in den Ruinen des früheren Klubs der Roten Armee, der als Lazarett eingerichtet worden war[77]: „In einem entlegenen Winkel fanden wir einen Haufen halbnackter Deutscher, die Leichen Verwundeter, die offenbar von anderen Insassen, die zu schwach waren, sie zu beerdigen oder zu verbrennen, dorthin geworfen worden waren. Viele der Toten hatten Lumpen um Füße und Hände gewickelt; [...] alle sahen halbverhungert aus. [...] Während wir auf diese grauenvolle Szene starrten, schien sich eine Gestalt von den Leichen abzulösen; sie taumelte nach dem im Hintergrund gelegenen Teil des Raumes, der mit Kot und Schmutz gefüllt war. Wir wichen entsetzt zurück. Als wir nach der Stelle sahen, von der sie sich erhoben hatte, wie von den Toten, sahen wir eine kleine Öffnung ins Kellergeschoß führen. Wie wir uns darüber beugten, stieg ein ekelhafter Gestank auf; offenbar waren andere noch lebend dort unten. Die Russen hatten so viel mit dem Begraben ihrer eigenen Toten zu tun, dass sie noch nicht alle lebenden Deutschen hatten einbringen können."

Vier Tage vor den Erlebnissen des Journalisten hatten sich die Reste der 6. Armee im südlichen und mittleren, zwei Tage zuvor im nördlichen der drei Teilkessel Stalingrads ergeben. Über 90.000 Soldaten gerieten in sowjetische Kriegsgefangenschaft. Auch von diesen Erschöpften war der überwiegende Teil verwundet, litt an Erfrierungen, Krankheiten und extremer Unterernährung. Die Kapitulation beendete ihre Leiden nicht. Der 2. Februar 1943 markierte allenfalls eine Etappe auf dem Leidensweg der verwundeten, Kranken und Erschöpften einer missbrauchten Armee durch ein „dunkles Tal"[78], das

74 Gemeint ist 1943 vermutlich das NKWD-Gebäude.
75 Dibold (1949), S. 14-15.
76 Wieder (1962), S. 98.
77 Liga gegen den Faschismus (1946), S. 12. Das Zitat von E. Snow wurde vermutlich entnommen von E. Snow: Ruhmreiches Stalingrad (1944).
78 Gerlach (1980).

durch die sowjetischen Kriegsgefangenenlagern führte und dort weiter ungezählte Opfer forderte.

Literaturverzeichnis

Beyer, Falk: Zur kulturpolitischen Mitarbeit der Schriftsteller Erich Weinert, Theodor Plivier, Johannes R. Becher und Willi Bredel beim Aufbau der Grundlagen eines sozialistischen Verlagswesens in der sowjetisch besetzten Zone Deutschlands von Mai 1945 bis Dezember 1946, Zwickau: Pädag. Hochsch. Diss. A 1985.

Dibold, Hans: Arzt in Stalingrad. Passion einer Gefangenschaft, Salzburg 1949.

Eckart, Wolfgang, U.: Von der Agonie einer mißbrauchten Armee – Anmerkungen zur Verwundeten- und Krankenversorgung im Kessel von Stalingrad, in: Wolfram Wette, Gerd R. Ueberschär (Hg.), Stalingrad – Mythos und Wirklichkeit einer Schlacht, Frankfurt 1992, S. 108-130.

Gerlach, Werner: Das dunkle Tal. Erlebnisbericht eines Arztes von Stalingrad bis Friedland, Ottobrunn 1980.

Girgensohn, Hans: Als sie einfach starben... – Vor dreißig Jahren: Von Hungertod wagte in Stalingrad niemand zu reden, in: Die Zeit, Nr. 6, 2.2.1973, S. 44.

Görlitz, W.: Die Schlacht um Stalingrad 1942-1943, in: Entscheidungsschlachten des Zweiten Weltkrieges, im Auftrag des Arbeitskreises für Wehrforschung, Stuttgart, hrsg. von H.-A. Jacobsen und J. Rohwer, Frankfurt/M. 1960, S. 273-322.

Guth, Ekkehart (Hrsg.): Sanitätswesen im Zweiten Weltkrieg, Bonn 1990.

Kehrig, Manfred: Stalingrad. Analyse und Dokumentation einer Schlacht, Stuttgart 1974.

Keilig, W.: Das Deutsche Heer 1939-1945. Gliederung, Einsatz, Stellenbesetzung, Bad Nauheim 1956ff.

Kluge, Alexander: Schlachtbeschreibung, Freiburg i. Br. 1964.

Liga gegen den Faschismus (Hrsg.): Stalingrad, Heidenheini 1946.

Lotze, Ingrid E.: Theodor Plieviers Kriegstrilogie. Moskau, Stalingrad, Berlin. New York, Columbia Univ.: Univ. Diss. 1969.

Martini, F./Hay, G.: Theodor Plivier, in: Kleines Literarisches Lexikon, Bd. 2, Autoren II, Bern/München ^{4}1973, S. 197.

Müller, Hans-Harald/Schernus, Wilhelm: Theodor Plievier - Eine Bibliographie, Frankfurt 1987.

Museteanu, Crisan V.: Frost in der Seele. Erfahrungen und Reflexionen 1942/42, Berlin 2004.

Orator, V.: Leitfaden der Feldchirurgie im Bewegungskrieg, Leipzig 1943.

Plivier, Theodor: Stalingrad, Berlin ^{3}1946.

Schober, Karl-Ludwig: Stalingrad – Befreiung in Gefangenschaft – Ein Bericht, Halle/Saale 2002.

Seile, H.: Die Tragödie von Stalingrad. Der Untergang der 6. Armee, Hannover ^{3}1948.

Stalingrad. Die ersten authentischen Berichte der russischen Generäle Rokossowski, Woronow, Telegin, Malinin sowie russischer Kriegsberichterstatter, Zürich 1945.

Sevin, Dieter H.: Individuum und Staat. Das Bild des Soldaten in Plieviers Romantrilogie. Bonn 1972. (= Abhandlungen zur Kunst-, Musik- und Literaturwissenschaft; 121).

Steinkamp, Peter: Generalfeldmarschall Friedrich Paulus – Ein unpolitischer Soldat?, Erfurt 2001.

Toepke, G.: Stalingrad wie es wirklich war, Stade 1949.
Ulrich, Bernd: Stalingrad, München 2005.
Waasen, H. M.: Was geschah in Stalingrad – Wo sind die Schuldigen? Zell am See/ Salzburg 1950.
Weinert, E.: Memento Stalingrad. Frontnotizbuch, Worte als Partisanen. Aus dem Bericht über das Nationalkomitee „Freies Deutschland“, zusammengestellt von W. Bredel, Berlin 1960.
Wieder, J.: Stalingrad und die Verantwortung des Soldaten. Mit einem Geleitwort von Helmut Gollwitzer, München ²1962.
Wilde, Harry: Theodor Plievier - Nullpunkt der Freiheit – Biographie, München, Wien, Basel 1965.
Zach, Klaus: Kampf und Untergang der 6. Armee in Stalingrad – Deutsche Feldpostbriefe aus der eingeschlossenen Stadt und der Tatsachenroman „Stalingrad“ von Theodor Plievier – Ein Vergleich, Magisterarbeit, Univ. Stuttgart, Masch.-Man., Stuttgart 1997.
Zank, Horst: Stalingrad – Kessel und Gefangenschaft, Hamburg ⁴2004.

Fiebrige Auseinandersetzungen – Malariaforschung in der deutschen Armee während des Zweiten Weltkrieges

MARION HULVERSCHEIDT

Die Entscheidung um Sieg und Niederlage in einer kriegerischen Auseinandersetzung ist komplexer als die Aufrechnung von Armeestärke, Waffengattung und Stellung im Felde, die Einsatzfähigkeit hängt nicht nur von den zur Verfügung stehenden Waffen ab, sondern auch von der Moral und der Motivation der Truppe sowie von deren Gesundheitszustand. Diese Einsicht ist keinesfalls selbstverständlich, wie es auf herausragende Weise Mark Harrison für den Zweiten Weltkrieg in seinem Buch „Medicine and Victory" gezeigt hat.[1] Die Auffassung, dass hygienische und sanitäre Fragen sowie die Organisation der medizinischen Versorgung von elementarer Bedeutung für die Kriegsführung bzw. für den Ausgang der Kriege/Schlachten sind, entwickelte sich erst nach dem Ersten Weltkrieg, jedoch vor dem Zweiten Weltkrieg. Dies gilt insbesondere für Kriegsschauplätze, die den eingesetzten Soldaten wegen ihrer geographischen Eigenarten, ihres Klimas und der dort vorkommenden Krankheiten nicht bekannt sind. Eine kriegswichtige, manchmal auch kriegsentscheidende Krankheit war die Malaria.[2] Fantini hat schon ausführlich über das Problem der Malaria im Ersten Weltkrieg berichtet.[3] Auch im Zweiten Weltkrieg war Malaria ein kriegswichtiges Problem, nicht nur auf den Kampfplätzen in Südostasien oder in Nordafrika, sondern auch und vor allem in Süd- und Südosteuropa wurde in malariaverseuchten Gegenden gekämpft. In einer Liste aller infektiösen Krankheiten, die von der Wehrmacht aufgestellt wurde, nahm die Malaria für den Zeitraum von 1939 bis 1944 immerhin den siebenten Rang ein. So verwundert es nicht, dass sich die Heeressanitätsinspektion dieser Krankheit mit ihren dramatischen und chronischen Folgen in verstärktem Maße angenommen hat.[4] Dabei besaß die deutsche Armee gute Voraussetzungen: Nach dem Ersten Weltkrieg gelang es Wissenschaftlern der I. G. Farbenindustrie, vormals Bayer, im chemisch-wissenschaftlichen Laboratorium in Wuppertal-Elberfeld, synthetische Malariaheilmittel herzustellen.[5] Damit stellte die deutsche Wissenschaft erstmals ein Heilmittel gegen Malaria zur Verfügung, welches gute Erfolge erzielte und gleichzeitig die pharmazeu-

---

1 Harrison (2004).

2 Wolfgang U. Eckart beginnt einen Artikel über Malariaforschung während des Zweiten Weltkrieges mit dem Satz: „Since ancient times armies have been weakened, even destroyed by malaria." Eckart/Vondra (2000), S. 53.

3 Fantini (2003).

4 Zur Heeressanitätsinspektion Neumann (2005), Guth (1990).

5 Benz/Hahn/Reinhardt (1996); Dünschede (1971).

tische Industrie unabhängig machte vom Chinin-Kartell und damit ein positives Beispiel für die so oft angerufenen Autarkiebestrebungen darstellt.[6]

Dieser Beitrag setzt sich mit der Frage auseinander, inwieweit das Militär Einfluss genommen hat auf die medizinisch-pharmakologische Forschung in Deutschland und umgekehrt und welche Formen diese gegenseitige Einflussnahme annahm. Auch wird punktuell nach den Unterschieden zwischen der deutschen und der britischen Armee gefragt werden. Nationale Unterschiede manifestieren sich hier eher kulturell als politisch oder organisatorisch. Die Deutsche Hygiene fokussierte im Koch'schen Sinne auf den Erreger einer Krankheit; werde dieser erkannt und bekämpft, könne so die Krankheit besiegt werden. In Großbritannien hingegen folgten Bekämpfungsprogramme eher der Idee Ronald Ross', der die Transmission der Malaria über die Mücken, den Vektor, erkannt hatte. Die Herangehensweise der Malariologen in Großbritannien konzentrierte sich demnach eher auf den Bereich der Vektorbekämpfung. Wo es keine Mücken gebe, gebe es keine Malaria mehr. Die Unterschiede betrafen also vor allem den Bereich der Prophylaxe, nicht so sehr den der Therapie.[7] Harrison vertritt die Auffassung, dass es innerhalb der Deutschen Armee eine stärkere Tendenz zu heroischen Verhaltensweisen gab, die disziplinierte, hygienische Maßnahmen verachteten und als weiche Attitüden darstellten.[8] Der deutsche Soldat stehe im Felde wie eine „Deutsche Eiche", er kämpfe gegen andere Männer, aber nicht gegen kleine Mücken und Krankheitserreger. Auch zwinge einen deutschen Soldaten keine Krankheit in die Knie. Bei Malaria, insbesondere bei der Malaria tertiana, wird die Moral gleichwohl durch die wiederkehrenden Fieberanfälle aufgeweicht. Harrison zeigt am Beispiel des Afrikafeldzuges unter Rommel, wie die heroische Einstellung zum Kampf und dessen mangelnde Beachtung von hygienischen und sanitären Maßnahmen zu einer gesundheitlichen Schwächung der Truppe führten.[9] In der britischen Armee war es den Medical Officers (MO) in der Zwischenkriegszeit gelungen, als wichtiger und notwendiger und somit auch als zu beteiligender Service der Armee wahrgenommen zu werden.

Die verwendeten Akten der Heeressanitätsinspektion und Akten der Luftwaffe stammen aus dem Bundesarchiv Militärarchiv Freiburg. Die drei Abteilungen der Armee hatten in Deutschland je eigene Sanitätsinspektionen, die von unterschiedlichen Wissenschaftlern und Ärzten beraten wurden. Die Marine ließ sich in sanitären und hygienischen Fragen vom Hamburger Institut für Schiffs- und Tropenkrankheiten beraten, die Luftwaffe hatte gute Kontakte zum Robert Koch Institut für Infektionskrankheiten in Berlin und für das Heer war die Heeressanitätsinspektion (HSIn) in Berlin zuständig. Dieser unterstan-

6 Zum Chinin-Kartell vgl. Vondra (1989); siehe auch Müller-Jahncke/Friedrich/Meyer (2004).

7 Evans (1989), S. 41. Evans macht die „species sanitation" sehr stark, wobei er die deutsche Malariologie nicht betrachtet.

8 Harrison (2004), S. 5.

9 Ebd., S. 83. Rommel war selbst an Hepatitis erkrankt und musste aus diesem Grunde zweimal nach Deutschland ausgeflogen werden.

den der Heeresarzt, die Militärärztliche Akademie (MA), der Hauptsanitätspark sowie die Beratenden Ärzte.[10] Innerhalb der MA gab es elf Forschungsinstitute, darunter das Institut für Tropenmedizin und Tropenhygiene unter der Leitung von Professor Ernst Rodenwaldt (1878-1965). Rodenwaldt hatte das Ordinariat für Hygiene an der Universität in Heidelberg inne, 1940 wurde er zum Leiter des Tropenmedizinischen Instituts der MA und zum Beratenden Arzt für Tropenhygiene beim Chef des Sanitätswesens des Heeres ernannt, er wurde stetig befördert bis zum Generalarzt 1943. Mitarbeiter von Rodenwaldt waren Erich Martini (1880-1960), F. M. Peter, Albert Westphal, Gerhard Piekarski (1910-1992) und Fritz Ronnefeldt (1900-1975). Der oberste Beratende Internist der HSIn war Kurt Gutzeit (1893-1957), der in einigen Fragen bezüglich der Malariatherapie mit Rodenwaldt uneins war. Beide berichteten an den Obersten Wehrhygieniker Siegfried Handloser (1885-1954).

Beratender Hygieniker und Tropenmediziner des Chefs des Luftwaffensanitätswesens sowie ab 1944 Leiter des Instituts für Wehrhygiene der Ärztlichen Akademie der Luftwaffe in Pfafferode bei Mühlhausen/Thüringen war Gerhard Rose (1896-1992). Rose führte groß angelegte Malariastudien durch, die allerdings sehr schlecht dokumentiert sind.

Malaria-Abwehr

Malaria ist eine fieberhafte Infektionskrankheit, die Krankheitserreger werden durch Mückenstiche übertragen. Diese Plasmodien vermehren sich in der Mücke und im Wirt, also dem Menschen. Ein richtungsweisendes Symptom der Malariaerkrankung ist neben einem allgemeinen Krankheitsgefühl und der Abgeschlagenheit das Fieber, welches je nach Erregertyp alle drei, alle vier Tage oder in unregelmäßigen zeitlichen Abständen auftritt; die letztere Form, Malaria tropica, hat auch heute noch eine Sterblichkeitsrate von 20%.

Die Wahrnehmung der Malaria zu den jeweiligen Zeiten in den jeweiligen Gegenden von den jeweiligen Menschen lässt sich nur schwierig ergründen; für die einen war es eine schwerwiegende, lebensbedrohliche Erkrankung, für andere eine normale Erscheinung in warmen Gegenden, eine unliebsame Randerscheinung. Die Abwehr der Malaria fand also nicht nur auf unterschiedlichen Ebenen statt, weil verschiedene Mittel und Methoden zur Wahl standen, sondern auch weil die Bedrohungswahrnehmung eine andere war. Diese unterschiedlichen Wahrnehmungen äußern sich in den je akzentuierten Maßnahmen, die zur Vorbeugung einer Malariainfektion zum Einsatz kamen. Es gab diverse Wege der Prophylaxe, wie etwa die Mückenvernichtung oder die Zerstörung der Mückenbrutplätze durch Trockenlegung; Mückenstichen

10 Die MA stand seit 1939 unter der Leitung von Paul Schürmann, ab Sommer 1941 von Wolfgang Wirth und ab 1. September 1943 von Walter Schreiber. Schreiber war gleichzeitig der Beauftragte für Seuchenforschung im Reichsforschungsrat.

wurde mit Moskitonetzen, den Körper bedeckende Kleidung und dem Einsatz von Repellents vorgebeugt, und schließlich wurde eine interne Chemoprophylaxe durchgeführt. Letztere wurde während des Ersten Weltkrieges von allen beteiligten Armeen schon mit Chinin durchgeführt. Zwingend für solche prophylaktischen Maßnahmen ist ein Mindestmaß an Disziplin in der Durchführung der Maßnahmen.

Über die Wirksamkeit und die Einsatzmöglichkeit der verschiedenen Bekämpfungsmöglichkeiten berichtet beispielsweise F. M. Peter, Dozent für Tropenmedizin und -hygiene an der Universität Berlin, Oberstabsarzt und Leiter des Malariaabwehrstabes der Heeresgruppe C. In einem unveröffentlichten Manuskript stellt er seine Erfahrungen in der Malaria-Abwehr bei der Truppe in Italien dar, die er dort von Dezember 1943 bis März 1945 gesammelt hatte.[11] In der Einleitung erläutert er die bedeutenden Unterschiede zwischen Malaria-Bekämpfung unter Friedensverhältnissen – angepasst an die geographischen Verhältnisse und an die Bewohner einer bestimmten Gegend, keine großen Bevölkerungsbewegungen, keinerlei zeitliche Limitierungen –, die mit Assanierungsarbeiten und Aufklärung gute Erfolge erzielte, und der Malariabekämpfung beim Feldheer. Hier stehe nicht das Biotop, sondern der einzelne Soldat im Mittelpunkt der Maßnahmen, wobei bedeutsam sei, dass der „deutsche Soldat“ die Malaria nicht kenne, also keinerlei Resistenzen gegen sie entwickele. Ihn gelte es zu schützen und bei Bedarf schnellstmöglich zu behandeln. Schutzmaßnahmen können nicht lange geplant werden, sondern müssten schnell und effektiv einsetzbar sein. Peter wollte die Unterschiede deutlich machen mit der Verwendung der Begrifflichkeiten ‚Malaria-Bekämpfung‘ und ‚Malaria-Abwehr‘. Die Disziplin unter militärischen Verhältnissen ermögliche es, eine Chemoprophylaxe effektiv durchzuführen.[12] Die Chemoprophylaxe war auch die Maßnahme, der er die größte Wichtigkeit zumaß, und zwar noch vor dem mechanischen Mückenschutz. Hier zeigt sich die spezifisch deutsche Fokussierung auf die Prävention mittels Chemotherapeutika im menschlichen, soldatischen Körper in besonderer Deutlichkeit. Nicht die Malaria übertragende Mücke war der Feind der deutschen Armee, sondern der malariakranke Soldat. Diese Internalisierung des Feindbildes gab es in dieser Form in anderen Armeen nicht. Noch deutlicher wird dies, wenn Peters die mechanischen Maßnahmen des Mückenschutzes beschreibt: Auch in der Deutschen Armee wurden die Unterkünfte verdrahtet und den Soldaten wurde verboten, nach Sonnenuntergang Shorts zu tragen. Jeder Soldat besaß einen Kopfschleier, der über dem Stahlhelm getragen wurde. Auch gab es Mückenbettnetze für etwa 80 % der eingesetzten Soldaten sowie Mückenhandschuhe. Letztere erwiesen sich in der Handhabung als hinderlich und wurden abgelehnt. Repellents, also Mücken abwehrende Salben oder Flüssigkeiten, die auf

11 BA MA RH 12-23/396: Berichte des Beratenden Internisten Peter, Erfahrungen in der Malaria-Abwehr bei der Truppe in Italien.

12 Ebd., S. 3.

der unbedeckten Haut verteilt wurden, wurden seit 1943/44 nicht mehr angewendet, obgleich die I. G. Farbenindustrie mit *Mipax* ein gut verträgliches und wirksames Mittel bis dahin zur Verfügung gestellt hatte. Wegen Herstellungsschwierigkeiten, vor allem aufgrund von Rohstoffmangel, wurde die Zusammensetzung des Mittels bis zur Unwirksamkeit verändert.[13] Diese Unstimmigkeit mit der Industrie führte bei der Heereshygiene zu einer vermehrten Konzentration auf die Chemoprophylaxe.

Chemoprophylaxe

Während des Zweiten Weltkrieges wurde die Chemoprophylaxe in der deutschen Armee mit Atebrin bzw. in selteneren Fällen mit Kombinationen von Atebrin und Chinin durchgeführt.[14] In der britischen Armee wurde den mechanischen Abwehrmaßnahmen und der Mückenvernichtung der Vorzug gegeben, Chemoprophylaxe wurde – wenn überhaupt – mit Chinin betrieben. Atebrin wurde erst ab 1943 unter dem Namen *Mepacrine* in der Prophylaxe eingesetzt.[15] Bei den deutschen Streitkräften gab es jedoch Unterschiede in den Richtlinien von Heer, Luftwaffe und Marine.[16] Im Verlauf des Krieges zeigte sich sowohl eine unsichere Wirkung der Prophylaxe mit Atebrin als auch ein zunehmendes Misstrauen der Soldaten gegenüber dieser Chemoprophylaxe. Diese Widerstände richteten sich nicht nur gegen die unangenehme Gelbfärbung der Haut, die durch die Einnahme des gelben Stoffes Atebrin verursacht wurde, sondern auch gegen das Gerücht, die regelmäßige Einnahme von Atebrin könnte die Zeugungsfähigkeit herabsetzen.[17] Auf diese Legende wurde nicht nur mit Information, sondern auch mit experimentellen Untersuchungen reagiert. Demnach handelte es sich bei der verminderten Zeugungsfähigkeit um eine „vorübergehende Schwäche", „wie sie nach langer sexueller Inaktivität regelmäßig also auch bei Urlaubern gesehen wird."[18] Ein anderes Gerücht galt der so genannten Atebrinpsychose. Felix Höring, ein Beratender Internist und Malariaforscher,[19] der der Atebrin-Prophylaxe grundsätzlich positiv gegenüber stand, gab aber auch deren psychische Nebenwirkungen zu

13 Ebd., S. 15-16.

14 Meythaler (1944), S. 7-8.

15 Zur Chemotherapieforschung in der britischen und der US-amerikanischen Armee vgl. Sweeney (2000), zu den in Australien an „Freiwilligen" durchgeführten clinical trials im Rahmen der Malariaforschung vgl. Sweeney (2003).

16 Meythaler (1944), S. 90 führt ein Merkblatt des Oberkommandos der Wehrmacht vom 15. Februar 1944 an, nach dem die Chemoprophylaxe für alle Truppenteile einheitlich geregelt werden sollte.

17 BA MA RH 12-23/396: Berichte des Beratenden Internisten Peter, Erfahrungen in der Malaria-Abwehr bei der Truppe in Italien, S. 11.

18 Ebd., S. 11.

19 BA-MA RH 12-23/170: Berichtssammelstelle der Heeressanitätsinspektion, Berichte zu Malaria.

bedenken. Er selbst war noch unentschlossen, ob er die beobachteten Psychosen als Malaria- oder als Atebrinfolgen einordnen sollte.[20] Walter Kikuth, Leiter des Chemotherapeutischen Instituts der I. G. Farbenindustrie in Wuppertal-Elberfeld, und Walter Menk (1892-1980), NSDAP-Mitglied und Leiter der klinischen Abteilung des Bernhard-Nocht-Instituts für Tropenkrankheiten in Hamburg, äußerten sich sehr reserviert zu der Vermutung, Atebrin könne Psychosen auslösen. Sie wiesen darauf hin, dass auch die Malariaerkrankung eine Rolle in der Entstehung von Erregungszuständen spiele.[21] In mehreren Berichten von Beratenden Internisten wurde ebenso argumentiert, es sei von der Klinik nicht zu entscheiden, ob die psychotischen Symptome durch die Malaria oder durch die Atebringabe ausgelöst worden waren.[22]

Zur Dosierung der Chemoprophylaxe wurden verschiedene Auffassungen vertreten, die tägliche Einnahme einer Dosis von 0,06 g Atebrin, die sich dann wöchentlich auf eine gewünschte Gesamtdosis von 0,4 g aufaddierte, oder die an zwei aufeinander folgenden Tagen durchgeführte Einnahme von je 0,2 g. Die von Ort zu Ort, von Truppe zu Truppe reisenden Kommissionen konnten bei der zweimaligen Gabe diese selbst durchführen und überwachen, allerdings erreichten sie nicht alle Truppenmitglieder. Die tägliche Einnahme erforderte ein hohes Maß an Disziplin, welches nicht immer gegeben war, vor allem bei sich bewegenden oder kämpfenden Truppen. Dennoch hat sich diese Form der Prophylaxe durchgesetzt.[23] Zu der Prophylaxedurchführung wurde eine Langzeitbeobachtung an den Fähnrichen der militärärztlichen Akademie vorgenommen, um Schwellenwerte für die unangenehme Nebenwirkung, die Gelbfärbung der Haut, zu ermitteln.[24]

---

20 BA-MA RH 12-23/413: Sondergruppe OKH Seuchenbekämpfung Tätigkeits- und Erfahrungsberichte, Bericht von Felix Höring vom 21.12.1943, S. 9.

21 Kikuth/Menk (1944), S. 53-54.

22 Vgl. BA-MA RH 12-23/173: OFA. Prof. Villinger, Wehrkreis VIII, Erfahrungsbericht vom 13.10.1943 zu psychischen Störungen durch die Einnahme von Atebrin: „Solche Störungen [psychische Störungen] sind früher schon beschreiben worden, wo von Green, Turner, Kang und Garvis, Udalagama und Kingsbury (Wovon mir im Original nur die Arbeit von Kingsbury, die übrigen in Referaten zugänglich waren). Die Durchsicht der mitgeteilten Fälle, soweit sie überprüfbar sind, ergibt, dass die überwiegende Mehrzahl offenbar ins Gebiet der Malariapsychosen gehören und wenig scharf herausgearbeitet und nach modernen psychiatrischen Gesichtspunkten diagnostiziert wurden, dass man sie als nicht beweisend ablehnen muss. Green schildert die Psychosen (nach Stauß) wie folgt: „Der Pat. singt und tanzt im Saal herum, und alles, was um ihn herumgeht, macht ihm ersichtlich größten Spaß, immer wieder lacht er ohne Anlass auf. Dieser Zustand hält etwa 24 Stunden an, klingt dann ab und der Patient gibt dann an, ihm sei zumute, als ob er betrunken gewesen sei.“

23 BA-MA RH 12-23/396: Berichte des Beratenden Internisten Peter, Erfahrungen in der Malaria-Abwehr bei der Truppe in Italien, S. 10.

24 BA-MA RH 12-23/315: Auszüge aus den Berichten v.a. Beratender Internisten, 27.3.1941: Befunde und Ergebnisse des vom 22.2. bis zum 21.3.1941 durchgeführten Versuchs mit Atebrin in der Prophylaxe-Dosierung an den Fähnrichen der Militärärztlichen Akademie. 223 Männer nahmen täglich 0,4g Atebrin über 4 Wochen ein, bei dreizehn Versuchspersonen kam es zu einer Gelbfärbung der Gesichtshaut. Bei 40 Mann wurde laufend der Bilirubinge-

Deutsche Serendipity – Sontochin versus Resochin (Chloroquin)

Zwar standen der deutschen Armee mit Plasmochin und Atebrin wirksame Malariatherapeutika zur Verfügung, und sie waren damit unabhängig von Chininlieferungen, doch waren beide Substanzen in ihrer Verträglichkeit nicht sehr gut. Plasmochin hatte nur eine geringe therapeutische Breite, bei Überdosierungen kam es zu einer Zyanose (Blaufärbung wegen verminderter Sauerstoffversorgung) der Akren, also der Finger, Nase und Ohren. Auch Leibschmerzen und Übelkeit waren eine häufige Nebenwirkung bei Plasmochineinnahme. Atebrin führte zu einer Gelbfärbung der Haut, die von den Patienten als unangenehm empfunden wurde, jedoch von Ärzten und Wissenschaftlern immer in ihrer Bedeutung heruntergespielt wurde. Die Suche nach besser verträglichen Malariatherapeutika und nach potenten Prophylaxemethoden wurde auch während des Krieges weitergeführt.[25]

1934 wurde in den Laboren der I. G. Farbenindustrie erstmals Resochin (Chloroquin) synthetisiert, allerdings wurde es in der ersten Erprobung durch Franz Sioli, den Leiter der Heil- und Pflegeanstalt Düsseldorf-Grafenberg, an Insassen seiner Anstalt als zu toxisch angesehen, und die Aufmerksamkeit wendete sich der weniger giftigen Substanz Sontochin zu.[26] So vergaben die deutschen Wissenschaftler unwissentlich eine große Chance, denn das Resochin (Chloroquin) wurde, als die Amerikaner es (wieder) entdeckten, zu dem wichtigsten Chemotherapeutikum gegen Malaria, bis Ende der 1950er Jahre die ersten Resistenzen auftraten.

Testreihen mit neu synthetisierten Substanzen wurden nicht nur am Vogelmodell, sondern auch mit Menschen durchgeführt.[27] Diese fanden in Heil- und Pflegeanstalten und auch in Lazaretten statt und wurden von verschiedenen Stellen betreut, so dass die Sontochin-Forschung als ein Beispiel der Zusammenarbeit zwischen Armee, universitären Forschungseinrichtungen und der Industrie angesehen werden kann. Die Sontochin-Versuche wurden geheim gehalten, sie finden ihren Niederschlag jedoch in den Akten der HSIn; gleichwohl wurde Sontochin nicht genannt in den Beiträgen zur Arzneimitteltherapie, Certuna hingegen, ein anderes Präparat mit vorgeblich guter Wirkung gegen Malaria tropica, wurde in den FIAT-Berichten hinreichend vorgestellt.[28]

---

halt im Serum überprüft (d.h. mehrfache Blutentnahmen), hier kam es in elf Fällen zu einem Anstieg des Bilirubinwertes, jedoch in keinem Fall zu subjektiven Beschwerden.

25 Atebrin stand den Alliierten, dann *Mepacrine* genannt, erst ab 1942 in nennenswerten Maße zur Verfügung, vgl. Harrison (2004), S. 140.

26 http://www.museums.org.za/bio/apicomplexa/history_of_malaria.htm am 20.1.06 Der Unterschied zwischen Resochin und Sontochin besteht lediglich in einer Methylgruppe am Chinolinring. Die Chemiker der Alliierten waren über die Entscheidung der Deutschen, sich dem Sontochin zuzuwenden, aus ihrer Retrospektive überrascht. Vg. Coatney (1963).

27 Im Widerspruch zu Desowitz (1999), S. 5, der von Menschenversuchen nichts zu berichten weiß.

28 Kikuth/Menk (1944), hier wird Sontochin mit keinem Wort genannt, obwohl Kikuth, wie Kikuth (1948) zeigt, in die Prüfungen dieser Substanz involviert war.

Sontochin, ein 4-Aminochinolin, wurde im chemisch-wissenschaftlichen Laboratorium der Bayer AG, damals I. G. Farbenindustrie, in Wuppertal-Elberfeld synthetisiert. Nach einigen Prüfreihen an Reisfinken und Kanarienvögeln wurde es 1937 Sioli übergeben. Dieser prüfte die Wirkung und Wirksamkeit an den von ihm mit Malariainfektion behandelten Paralytikern.[29] Weil diese Behandlungsreihen viel versprechend verliefen, wurde in einem nächsten Schritt das Präparat im Februar 1939 Peter Mühlens vom Hamburger Tropeninstitut übergeben. Dort wurde es weiter an so genannten natürlichen Malariafällen sowie an Patienten der Heil- und Pflegeanstalt Langenhorn getestet.[30] Im September 1939 wurde Sontochin an den Leiter der Landespflegeanstalt Arnsdorf, Wilhelm Sagel sowie an Gerhard Rose abgegeben. Letzterer hatte mit finanzieller Unterstützung der Deutschen Forschungsgemeinschaft in der Landesanstalt Eberswalde eine Arbeitsstelle eingerichtet, um im Rahmen der Fiebertherapie bei Paralytikern die Wirksamkeit einer medikamentösen Behandlung der Malaria zu prüfen. Geprüft wurde Sontochin an zwölf Patienten, nach einer Infektion mit Plasmodium vivax per Mückenstich.[31] Rose und Sagel hatten darüber hinaus gemeinsam Tropica-Versuche an Anstaltsinsassen in Arnsdorf durchgeführt.[32] Nachdem auch diese Versuchsreihen positive Ergebnisse zeigten, erhielt schließlich auch die Heeressanitätsinspektion das Präparat, um eigene Versuche damit durchzuführen und die Substanz eingehender zu prüfen.[33] Diese Versuchsreihen fanden in den Malariasonderlazaretten in München-Mariahilf und in Godesberg bei Bonn statt.[34] In Bonn wurde das Präparat auf Anregung des Pharmakologen und Malariaforschers Werner Schulemann (1888-1975) an vierzehn Malariapatienten verabreicht. Es wurde gut vertragen, jedoch traten in sechs Fällen innerhalb von wenigen Monaten

29 Kikuth (1948), S. 16.

30 HSIn, BA-MA RH 12-23 1624: Konvolut wissenschaftliche Ausarbeitungen einzelner Abteilungen, Malariabehandlung mit Sontochin, „Experimentelle Untersuchungen über Sontochinprophylaxe bei mückenübertragener Malaria tertiana und tropica“, aus dem Institut für Schiffs- und Tropenkrankheiten und der Heil- und Pflegeanstalt Langenhorn.

31 Dörner u.a. (2000), Fiche Nr. 4/07014-7022

32 Göttinger Staats- und Universitätsbibliothek, Nürnberger Prozessakten, NO 1757 Abschrift einer Aktennotiz über die Besprechung zwischen Obermedizinalrat Dr. Sagel, Prof. Dr. Rose, Direktor Mertens, Prof. Dr. Kikuth und Dr. König in Arnsdorf am 23.7.42.

33 Allerdings hat die HSIn schon 1937 Informationen über Sontochin von den I. G. Farbenwerken in Elberfeld erhalten, davon zeugt eine dünne Akte mit Informationen im Bestand der HSIn, BA-MA RH 12-23/1624, Konvolut wissenschaftliche Ausarbeitungen einzelner Abteilungen, Malariabehandlung mit Sontochin, 1937. Hier ist auch der Bericht aus dem Institut für Schiffs- und Tropenkrankheiten zu Hamburg vorhanden, über „Die bisherigen Erfahrungen mit Sontochin als Malariaheil- und Vorbeugungsmittel“. Walter Menk, der Leiter der klinischen Abteilung, hatte darüber einen Bericht in der Hygienesektion der 2. Arbeitstagung der Beratenden Ärzte Ost im Dezember 1942 gegeben.

34 BA-MA RH 12-23/317, Bericht von Schulemann von 1942, BA-MA RH 12-23/357 Bericht aus dem Reservelazarett IV München zur Weiterleitung an die HSIn vom 8.10.1943, hier wird lediglich erwähnt, dass am Krankengut „eine Reihe vergleichender Untersuchungen über die Wirksamkeit der verschiedenen zur Verfügung stehenden Malariaheilmittel, einschließlich des Sontochin [...] vorgenommen wurde“.

Rezidive auf. Darauf wurde in einer weiteren Versuchsreihe Sontochin mit Plasmochin kombiniert, 51 Malariapatienten wurden nach diesem Schema behandelt. Als Vorteil des Sontochins erachtete Schulemann dessen Farblosigkeit, in seiner Wirkung sah er es dem Atebrin ebenbürtig. Schulemann hatte sich als Beratender Pharmakologe der HSIn mit einem wissenschaftlichen Kollegen der I. G. Farbenindustrie über das Sontochin und dessen Anwendungsgebiete ausgetauscht. Auch die Ergebnisse der Sontochinstudien unterlagen der Geheimhaltung. So berichtete Schulemann der Deutschen Forschungsgemeinschaft, von der er für seine Malariaforschung während des Krieges finanzielle Unterstützung erhalten hatte, dass er zwar Versuche mit Sontochin durchgeführt habe, Einzelheiten aber nicht berichten könne.[35]

Sontochin wurde nicht nur auf seine therapeutische, sondern auch auf seine prophylaktische Wirkung hin getestet. Auch diese Versuche durchliefen die üblichen Stadien bei den Versuchsobjekten: Reisfinken, Paralytiker und Soldaten. Als besonders perfide sind hier die Versuchsreihen aus der Heil- und Pflegeanstalt Hamburg-Langenhorn anzusehen, die vom Leiter der Klinischen Abteilung des Hamburger Institut für Schiffs- und Tropenkrankheiten, Walter Menk, während des Krieges an Insassen von Heil- und Pflegeanstalten und an sowjetischen Zwangsarbeitern durchgeführt wurden.[36] Menk berichtete an die I. G. Farbenindustrie und an die HSIn, dass er Versuche mit Malaria tropica durchgeführt habe, um die Prophylaxeeigenschaften auch bei dieser gefährlichen Form der Malaria zu überprüfen. Im Nebensatz erwähnte Menk, seine Versuchspersonen seien „recht leichtgewichtige" gewesen, ein Hinweis auf ihre Unterernährung, für den Wissenschaftler war dies nur relevant hinsichtlich der genauen Dosierung der verwendeten Pharmaka.[37]

Im Krieg wurde die klinisch-pharmakologische Suche nach neuen malariawirksamen Substanzen fortgeführt, der Ausbruch des Krieges führte eher zu einer Intensivierung als zu einer Vernachlässigung dieses Forschungsfeldes. Die Substanzen wurden zunächst an Tieren, vor allem an Reisfinken und Hühnern, in ihrer Wirksamkeit getestet. Die Erprobung am Menschen wurde, wie schon vor dem Kriege, zunächst an Insassen von Heil- und Pflegeanstalten durchgeführt. Als weitere Versuchsopfer kamen während des Krieges Kriegsgefangene und Soldaten dazu. Bei beiden Gruppen wurde ein Einverständnis in die Versuchsdurchführung nicht als nötig erachtet. So weist die Forschungssituation während des Krieges einen relativen Personalmangel auf Sei-

35 BArch R 73/14577: Schulemann an DFG, 28.11.1942 „Ausgedehnte Untersuchungen waren dem therapeutischen Wert des neuen Malariamittels „Sontochin" und dem Prophylaxeproblem sowie den Fragen der Provokation gewidmet. Darüber wurden zwei ausführliche Berichte an die Heeres-Sanitätsinspektion erstattet, die auf Anfordern gesondert übersandt werden können, im Hinblick auf ihren kriegswichtigen Charakter zunächst aber nicht beigefügt werden."

36 Mannweiler (1998), S. 229; Weß (1999), S. 29.

37 BA-MA RH 12-23/1624: Konvolut wissenschaftliche Ausarbeitungen einzelner Abteilungen, Malariabehandlung mit Sontochin, Aktennotiz von Walter Kikuth, I.G. Farbenindustrie Wuppertal-Elberfeld vom 28.2.1944.

ten der Forscher und einen relativen ‚Überschuss' an zustimmungsfreien Versuchspersonen auf.

Malariasonderlazarette als Orte der Forschung

Bei rund einem Drittel der erkrankten deutschen Soldaten im Zweiten Weltkrieg lautete die Diagnose „Malaria". Wegen des häufig rezidivierenden Verlaufs der Krankheit war es den mit der Malaria unerfahrenen Heeresärzten nicht einfach möglich, Kranke zu entlassen. Sie hatten das Bild einer Heilung nur in einer Komplettremission. Die Liegezeiten in den Lazaretten für Malariakranke waren sehr lang, es wurde des Öfteren zugewartet, ob es nicht wieder zu einem Malariarezidiv kam.

Im Verlauf des Krieges wurden Malariasonderlazarette eingerichtet, in denen die Betreuung und Behandlung der malariakranken Soldaten Spezialisten oblag. Diese Lazarette wurden etwa ab 1942 nicht nur in Kriegsgebieten, sondern auch im innerdeutschen Reich eingerichtet. Gutzeit und Rodenwaldt unterbreiteten 1944 gemeinsam dem Leiter der Heeressanitätsinspektion Handloser den Vorschlag, die Malariasonderlazarette in Bonn, München, Skopje und Meran als Forschungsstationen für die Rezidivbehandlung der Malaria einzurichten, was auch geschah.[38] Damit wollten sie u. a. erreichen, dass das wilde Ausprobieren von neuen Therapien und Therapieschemata ein Ende fand. Allerdings ging die Rechnung nicht ganz auf, die Möglichkeit der wissenschaftlichen Untersuchung von Patienten mit derselben Krankheit an einem Ort unter ähnlichen Bedingungen barg neue Möglichkeiten für die klinische Forschung. So wurden in den Malariasonderlazaretten in Godesberg und in München-Mariahilf Sternalpunktionen durchgeführt. Mittels der Untersuchung des Knochenmarks sollten latente Malariainfektionen (der Erreger ist im Körper, verursacht aber keine Symptome wie Fieber o.ä.) bzw. eine so genannte Rezidivbereitschaft erkannt werden. Diese wissenschaftlich interessante Fragestellung wurde von Rodenwaldt scharf kritisiert: „Die Methode ist eine unnötige Quälerei des Patienten ohne jeden diagnostischen Wert".[39] Rodenwaldt hielt die Einrichtung von Sonderlazaretten für malariakranke Soldaten für entbehrlich. Gutzeit stimmte mit ihm im ersten Punkt überein („Es ist gut, dass die Entbehrlichkeit der Sternalpunktion sicher gestellt ist."[40]), allerdings widersprach er in der Frage der Notwendigkeit von Malariasonderlazaretten. Diese wollte Gutzeit bis auf eine kleine Zahl wieder auflösen, um Wege und Zeit für

38 BA-MA RH 12-23 222: Anlagen zum Diensttagebuch 1944, Gutzeit an den Heeres-Sanitätsinspekteur Betr. Einrichtung von Malariasonderlazaretten zur Auffindung rezidivvermindernder Behandlungsverfahren der Malaria, weitergeleitet mit der Zustimmung von Rodenwaldt an Handloser, 29.8.1944.

39 BA-MA. RH 12-23/275: Bericht des Beratenden Sanitätsoffiziers für Tropenhygiene an die HSIn, 4.1.1945, S. 11.

40 BA-MA RH 12-23 243: Bericht des Beratenden Internisten an die HSIn, 20.1.1945, S. 4.

„unnötige Verlegungen“ einzusparen. Zwischen Rodenwaldt und Gutzeit bestand ein Dissens bezüglich der Zuständigkeit für malariakranke Soldaten; zwar wurden diese in Lazaretten von Internisten behandelt, Diagnosen, Prophylaxe und Aufklärung hinsichtlich einer Malariagefahr wurden jedoch von Tropenmedizinern durchgeführt. Diese hätten, so Gutzeit, auch wesentlich mehr zur Malaria veröffentlicht als die Internisten, also die klinische Erscheinung für ihre wissenschaftliche Reputation genutzt.[41]

Uneinigkeit bestand nicht nur in Detailfragen, sondern in der großen Frage, wie eine Malariaerkrankung zu bewerten sei, als eine Bagatelle, die eben in wärmeren Ländern auftrete, oder als eine ernstzunehmende, im Lazarett zu behandelnde Krankheit. Rodenwaldt und Martini vom tropenmedizinischen Institut der MA neigten nach Gutzeits Einstellung dazu, Malariaerkrankungen zu bagatellisieren. Gerade Rodenwaldt konnte in diesem Punkt auf seine persönlichen Erfahrungen, die er in Niederländisch-Indien, dem heutigen Indonesien, gesammelt hatte, zurückgreifen.[42] Die Gegenposition zu Rodenwaldt nahm Schulemann ein, der als Beratender Pharmakologe und Miterfinder des Plasmochins nie länger in tropischen Gegenden gewesen war, obwohl er sein Leben der Erforschung von Malariatherapeutika gewidmet hatte. Für ihn war eine Malariaerkrankung ein ernster und nicht zu vernachlässigender Krankheitszustand, der mit allen zur Verfügung stehenden Mitteln diagnostiziert und therapiert werden musste.

Trotz seiner persönlichen Kritik an der Art und Weise des Umgangs mit den Malariapatienten, überwog bei Rodenwaldt das wissenschaftliche Interesse an denselben. So wollte er die Einrichtungen der Malariasonderlazarette nicht aufgeben, boten sich doch hier, vergleichbar zu Heil- und Pflegeanstalten, gute Bedingungen für die Verlaufsbeobachtung der Krankheit unter verschiedenen therapeutischen Mitteln.

Aufklärung und Diagnose – der Malariazug und die Malaria-Lehrtrupps

Neben den Malariasonderlazaretten gab es als Spezialeinrichtungen des Heeres den Malariazug des Oberkommandos des Heeres (OKH) und die Malaria-Lehrtrupps. 1941 wurde der Eisenbahn-Laborzug des OKH Oberkommando des Heeres (OKH) neu aufgestellt.[43] Von einer Spezialeinheit betreut, fuhr dieser Zug in die malariaverseuchten Kriegsgebiete. Dort wurden protozoologische und bakteriologische Aufgaben durchgeführt, es wurde also diagnostiziert, Therapieempfehlungen gegeben und auch in Fortbildungskursen für Sanitätspersonal und die Truppe aufgeklärt.[44] Leiter dieses Laborzuges war Fritz

41 Ebd., S. 2.
42 Ebd., S. 3; zu Rodenwaldt vgl. Rodenwaldt (1957).
43 Die Besatzung bestand aus fünf Offizieren, einem Fachprotozoologen, einem Bakteriologen, einem Entomologen und Laborpersonal sowie auch zwei technischen Assistentinnen.
44 BA-MA RH 12-23/771: Laborzug OKH. Report.

Ronnefeldt (1900-1975), der 1944 an der Universität Heidelberg unter Rodenwaldt habilitierte und unter ihm an der MA arbeitete. Nach dem Krieg setzte er seine tropenmedizinische Laufbahn als Mitarbeiter der Weltgesundheitsorganisation fort.[45] Der Laborzug war zwar in seiner Ausstattung und personellen Besetzung hervorragend, jedoch entsprach die Abhängigkeit von einem intakten Schienennetz „nicht mehr ganz den Forderungen des modernen Krieges, der mit einem durch Flieger immer wieder geschädigten Schienennetz rechnen muss".[46] Beweglicher waren die motorisierten Malaria-Lehrtrupps, die für die Malaria-Bekämpfung in den Armeen im Jahre 1942 aufgestellt wurden. Diese wurden von einem Sanitätsoffizier geleitet, der im tropenmedizinischen Institut der MA vorgebildet worden war, und umfassten auch einen Entomologen sowie Laboranten und Hilfspersonal.[47] Diese Lehrtrupps schulten das Sanitätspersonal in den Malariagebieten vor allem in der Malaria-Diagnostik.

Im Vergleich zu Großbritannien scheint es, dass die deutschen Lehrtrupps und Lehreinrichtungen eher der Diagnose und der Technik verschrieben waren als der Propaganda. Letztere war ein Hauptgebiet der Malariaaufklärung in der Britischen Armee.[48]

Malaria-Rezidive

Das Institut für Tropenmedizin und Tropenhygiene der MA wurde nach Luftangriffen 1944 nach Bad Nauheim, einem Kurort nordöstlich von Frankfurt am Main, verlegt. Im Dezember 1944 fand dort unter der Leitung von Ernst Rodenwaldt eine Tagung der Beratenden Internisten und Leiter der Malariasonderlazarette statt.[49] Hier wurden zwischen Fachleuten innerhalb der Armee und auch von außen zugezogenen Beratern die verschiedenen Problemfelder der Malariaerkrankungen diskutiert. Die Einberaumung einer solchen Tagung

45 Medizinstudium München, BNI, ab 1933 wissenschaftlicher Mitarbeiter der IG Farben, politischer Leiter der Auslandsorganisation der NSDAP in Japan, 1939 Rückkehr nach Deutschland, Mitarbeit am tropenmedizinischen Institut der MA, ab 1941 Leitung des Laborzuges, 1944 Habilitation an der Uni Heidelberg. In BA-MA RH 12-23/395 findet sich ein 400 Seiten starkes Manuskript aus dem Jahre 1944, Ronnefeldt, Die Malaria, eine Erkrankung. Dabei handelt es sich um die Habilitationsschrift Ronnefeldts. In den 1950er Jahren für die WHO in Kambodscha und Indien (Ronnefeldt (1958); Ronnefeldt (1961)), 1960-65 in Togo, danach Lehrtätigkeit in Antwerpen, 1975 gestorben in Bogotá.

46 BA-MA RH 12-23/396 Berichte des Beratenden Internisten Peter, Erfahrungen in der Malaria-Abwehr bei der Truppe in Italien , S. 5.

47 Ebd.

48 Harrison (1996).

49 BA-MA RH 12-23 221: Institut für Allgemeine und Wehrhygiene, Anlage zum Diensttagebuch 1944. Dienstreisebericht Gießen, Bad Nauheim, Marburg, Kurzbericht über die Malariabesprechung des Tropenmedizinischen Instituts in Bad Nauheim am 19.-20. 12. 1944. Anwesend waren: Ernst Rodenwaldt, Franz Volhard, Friedrich Meythaler, Fritz Ronnefeld, Erich Martini, Hauer, F. M. Peter, Otto Fischer, Felix Höring, Gerhard Piekarski.

zeigt, wie desolat die Situation innerhalb des Heeres bezüglich der Malaria gewesen sein muss: Therapierichtlinien wurden nicht befolgt, Malariakranke blieben zu lange im Lazarett, und es wurde ständig um die Zuständigkeit gestritten. Ein Hauptdiskussionspunkt waren die Malariarezidive, ihre statistische Erfassung, Möglichkeiten der frühzeitigen Erkennung einer Rezidivbereitschaft und der Umgang mit rezidivierendem Malariafieber in der Armee. Es herrschte Uneinigkeit darüber, ob eine Malaria tertiana im Lazarett oder bei der Truppe zu behandeln sei. Hier wurde auch über die Malaria-Sonderlazarette diskutiert, die durch ihre Existenz die Behandlung in denselben gerade herbeizwängen. In der Behandlung von Rezidiven sprachen sich alle Anwesenden, gleich ob Internisten oder Tropenhygieniker, gegen die Methode der Provokation, der iatrogenen Erzeugung eines neuerlichen Malariafieberanfalls aus; „Provokationen [sind] überflüssig, zwecklos, u. U. gefährlich [...]. Die beste Provokation ist der Dienst.“[50]

Eingehend erörtert wurde der Vorschlag zur Errichtung von Malariabataillonen, der schon in der Mitte des Jahres 1943 u.a. von Generalarzt Prof. Dr. Gutzeit gemacht wurde. Diese Malariabataillone sollten keinesfalls an der Front, jedoch auch nicht in der Heimat, sondern im rückwärtigen Frontgebiet eingesetzt werden. Auch sollten sie von erfahrenen Truppenärzten begleitet werden, um so die Zahl und Länge der Lazarettaufenthalte zu verkleinern. Zur Bildung von Malariabataillonen kam es nicht, allerdings wurde der Vorsatz gefasst, im Felde die Malariabehandlung zu dezentralisieren, also möglichst bei der Truppe durchzuführen, in der Heimat gleichwohl zu zentralisieren.

Auf dieser Tagung wurde auch über die Chemoprophylaxe mit Atebrin gesprochen, denn es war von einigen Seiten der Verdacht geäußert worden, Atebrin büße bei dauerhafter Einnahme seine schützende Wirkung ein, es käme dann zur so genannten Atebrinfestigkeit. Gerhard Piekarski konnte anhand von von ihm durchgeführten Versuchen in der protozoologischen Abteilung des Tropenmedizinischen Instituts an der MA zeigen, dass bei über 30 Passagen eines Plasmodien-Stammes durch Kanarienvögel die Wirkung des Atebrins nicht nachließ.[51] Piekarski hatte auch Versuche mit „zahlreichen seitens der chemischen Industrie zur Verfügung gestellten Mitteln“ ausgeführt und diese auf ihre Wirkung hinsichtlich der Sporozoiten untersucht.[52] Hier bestand also ein weiterer Kontakt zwischen Militär und Industrie.

---

50 BA-MA RH 12–23/275: betreff Forschungsfragen Malaria sowie Zahnpflege und innere Krankheiten; enthält u.a.: Ergebnisse Malariabesprechung Bad Nauheim, 19./20. Dezember 1944; S. 8.

51 Ebd., S. 15. Gerhard Piekarski wurde nach Kriegsende Mitarbeiter des Instituts für Pharmakologie Bonn. 1949 wurde er Professor für Mikrobiologie und medizinische Parasitologie in Bonn am Institut für Pharmakologie, wo zunächst eine eigene Abteilung für Parasitologie eingerichtet wurde. 1950 wurde er der erste Leiter des bundesweit einmaligen Instituts für Parasitologie an einer medizinischen Fakultät, Forschungsschwerpunkte waren die Toxoplasmose und die Malaria.

52 Ebd.

Dieser mehrtägige Austausch zwischen Internisten und Tropenhygienikern, Militärangehörigen und Wissenschaftlern wurde als sehr produktiv empfunden. Es wurde der Vorsatz gefasst, gemeinsame Stellungnahmen zur Rezidivfrage und zu Fragen der Therapie zu entwickeln. Doch dazu kam es nicht mehr.

Deutlich wird aus den Protokollen, Stellungnahmen und Berichten sowohl der Tropenhygieniker als auch der Internisten, dass sich diese in vielen Punkten uneins waren und sich von den jeweils anderen angegriffen fühlten. Der hier bestehende Dissens um Kompetenz und Verantwortung fand seinen Ausdruck in der mangelhaften Kohärenz der Behandlung und Prophylaxemaßnahmen im Feld.

Gerhard Rose und das Institut für Wehrhygiene der Luftwaffe

Auch in der Luftwaffe wurde zur Malaria geforscht, vor allem im Institut für Wehrhygiene. Gerhard Rose (1896-1992) promovierte 1922 in Breslau zum Doktor der Medizin, im gleichen Jahr trat er der NSDAP und der SA bei. Sein wissenschaftliches Interesse galt der Hygiene und den Infektionskrankheiten, insbesondere der Malaria. 1936 wurde er Abteilungsleiter für Tropenmedizin am Robert-Koch-Institut in Berlin, dem er 1943-1945 als Vizepräsident vorstand. Daneben war Rose Beratender Hygieniker und Tropenmediziner beim Chef des Sanitätswesens der Luftwaffe. Aus dieser Position heraus leitete er das Institut für Wehrhygiene der Luftwaffe.[53] Dieses Institut bestand eigentlich in der von Rose geleiteten Abteilung für Tropenkrankheiten am Robert-Koch-Institut für Infektionskrankheiten in Berlin, welche im Verlauf des Krieges ausgelagert wurde. Rose nahm einen großen Teil seiner Mitarbeiter mit an den neuen Standort, die Heil- und Pflegeanstalt Pfafferode bei Mühlhausen/Thüringen. Ein Zweig der Forschungen fand, wie bereits erwähnt, in der Heil- und Pflegeanstalt Arnsdorf in Sachsen statt. Die Kooperation zwischen Heil- und Pflegeanstalten und Malariaforschern war seit der Einführung der Malariatherapie zur Behandlung der Progressiven Paralyse durch Wagner-Jauregg üblich.

Leider ist über die genauen wissenschaftlichen Projekte, die in Pfafferode stattfanden, nur wenig Material vorhanden, das meiste hat Hana Vondra in ihrer unveröffentlichten Dissertation zusammengetragen.[54] In Pfafferode wurden wie in anderen Heil- und Pflegeanstalten neue Wirkstoffe gegen Malaria an unfreiwillig Infizierten getestet, ferner wurden Versuche mit dem Insektizid DDT durchgeführt. Bemerkenswert ist, dass Rose sowohl in Arnsdorf als auch in Pfafferode Infektionsversuche mit Malaria tropica durchführen ließ. In den Akten des Reichsinnenministers findet sich ein Bericht des Mitarbeiters Ger-

53 Klee (2001), S. 126-135.
54 Vondra (1989).

hard Blaurock, welcher die Abteilung für Fiebertherapie des Instituts für Wehrhygiene leitete.[55] Als Forschungsgebiete gibt dieser die Prüfung neuer malariawirksamer Medikamente an. Diese Versuche wurden an etwa 400 bis 500 Insassen der Heil- und Pflegeanstalt durchgeführt. In der Mückenzucht wurden Insektizide eingehend erforscht, hier fanden auch Arbeiten zu DDT statt. Weil die Versuchsreihen zu den malariawirksamen Medikamenten noch nicht abgeschlossen seien, schlug Blaurock die Verlegung der Patienten-Probanden in eine Heil- und Pflegeanstalt mit Bahnanbindung zu einer IG-Farbenfabrik vor. Der für die DDT-Versuche verantwortliche Mitarbeiter war Ludwig Emmel, vormals wissenschaftlicher Rat am Robert-Koch-Institut, während des Krieges Leiter der Luftwaffenabteilung für Gesundheitsschädlinge des Instituts für Wehrhygiene. Nach dem Kriege diente er sich in der Befragung durch einen Special Agent der amerikanischen Besatzungsmacht als Wissenschaftler an: Er behauptete diesem gegenüber, wertvolle Stämme von krankheitserzeugenden Stoffen („morbific agents") zu besitzen und mit diesen Forschungen zu krankheitserregenden Überträgerstoffen durchzuführen. Gleichwohl hatten die höheren Stellen kein Interesse an ihm.[56]

Die Verquickung zwischen der Abteilung für Tropenmedizin des Robert-Koch-Instituts und dem Institut für Wehrhygiene der Luftwaffe ist unübersehbar. Rose leitete beide Institutionen und bestückte beide mit seinem Personal.[57] Durch den Krieg veränderte sich die Ausrichtung der Forschung in einigen Bereichen; es wurden weiter neue potentielle Malariaheilmittel getestet, wie zuvor an Insassen von Heil- und Pflegeanstalten, jedoch auch an Kriegsgefangenen und an Soldaten als neuer homogener Versuchsgruppe. Dazu kam ein Projekt zur Imagines- und Mückenlarvenvernichtung durch den Einsatz von Flugzeugen. In diesem Rahmen fand im März 1944 im Luftwaffenlazarett in Halle-Dölau ein Lehrgang statt mit dem Titel „Einsatz von Flugzeugen zur Malariabekämpfung"[58] Ohne die Luftwaffe wäre dieses Projekt gewiss nicht entstanden. Allerdings ist es bei dem momentanen Kenntnisstand der rudimentär vorhandenen Akten nicht zu entscheiden, ob es sich hier auch um ein Pro-

---

55 BArch R 1501/Anhang 16: Bericht über die tropenmedizinische Abteilung des RKI vom 18.6.1945 in deutscher und in englischer Fassung, Mitarbeiterliste.

56 Files in a Freedom of Information Act Request of January 29th 2004, Memorandum for the officer in Charge vom 8.1.1946, vom Headquarter United States Forces European Theater, Counter Intelligence corps Detachment 970, Region III Apo 757, Special Agent Harry J-Stern.

57 PRO WO 208/3971: CIOS Interrogation of Gen. G. Rose, Robert Koch Institute Tropical Medicine vom 25./26.6.1945.

58 BA-MA RH 12-23/392: Rose, Konvolut und Ausarbeitungen; Manuskript der Vorträge und Aussprachebemerkungen von Fw. Dr. Wd. Eichler beim Lehrgang über Malariabekämpfung durch Flugzeugeinsatz (Halle-Dölau, 7.-9.3.1944); RL 36-530 Flugkommando Berlin Fliegerforstschutzverband, ab 1940 Erprobungskommando 40; Planung und Einsätze im In- und Ausland. Malariabekämpfung.

jekt eines möglichen B-Waffen-Einsatzes handelt oder um ein rein präventives Projekt.[59]

Rose hatte sich zwischen der wissenschaftlichen Forschung und der militärischen Forschung gut positioniert. Er suchte in Kooperation mit der I.G. Farbenindustrie und mit Heil- und Pflegeanstalten nach besseren Malariaheilmitteln und regte Untersuchungen zu Insektenvernichtungsmitteln an. Dafür kooperierte er mit der SS und auch mit Claus Schilling. Dieser war sein Vorgänger am Robert-Koch-Institut gewesen und führte ab 1943 Malaria-Immunisierungsversuche im Konzentrationslager Dachau durch, in deren direkter und indirekter Folge 300 bis 400 Menschen starben.[60]

Erwähnenswert ist, dass Rose Menschenversuche mit Malaria tropica gemacht hat, dies hat er dem Reichsforschungsrat im Oktober 1944 berichtet: „Zwischen der ersten und der zweiten Mücken-Passage wurden insgesamt 10 Patienten mit diesem Tropica-Stamm infiziert. Drei Patienten erhielten eine massive Infektion mit 10 bezw. 9 bezw. 8 Anophelen. 7 Patienten wurden mit je einer Mücke infiziert. In allen 10 Fällen ging die Infektion an. Sie erwies sich klinisch erfreulicherweise als relativ gutartig, sodass zu hoffen ist, dass der Stamm für spätere experimentelle Arbeiten geeignet sein wird. [...] Die Vorbereitungen zur Verwendung des Tropica-Stammes Pfaffenrode zu systematischen Prophylaxeversuchen sind bereits im Gange."[61] Malaria tropica ist hoch infektiös, wie mit diesem Zitat zu belegen ist, und auch heute ist die Tropica die gefürchtetste Form der Malaria. Rose gab aus der Retrospektive in einem Interview an, er habe mit der gefährlichen Malaria tropica experimentiert, weil diese Form der Malaria mehr psychische Alterationen hervorruft als die anderen Malaria-Formen. Er schloss daraus, dass psychische Erkrankungen durch eine Malaria-tropica-Infektion besser zu therapieren seien.[62] Mit dieser Konklusion hat er sich aus seinem Forschungsfeld hinaus begeben, dies war keine Malariaforschung mehr, sondern psychiatrische Forschung. Diese Aufweitung der Kompetenzbereiche ist mit der Kriegssituation und den verminderten gesellschaftlichen Kontrollen nur teilweise zu erklären, es war auch eine persönliche Entscheidung, solche Versuche anzuberaumen. Rose war Angeklagter während des Nürnberger Ärzteprozesses. Jedoch war er angeklagt im Rahmen der Fleckfieber-Versuche, die in den KL Buchenwald und Natzweiler stattfanden, nicht im Rahmen der Malaria-Versuche, die Schilling in Dachau und er selbst in Pfaffenrode durchgeführt hatten.[63] Dies mag ein

59 Auch Hansen (1993) enthält sich in dieser Frage einer Antwort.

60 Hulverscheidt (2005); Vondra (1989), S. 120-125; Klee (2001), S. 117-123.

61 BArch R73/14064: Rose an DFG im November 1944 (Eingangsstempel der DFG 22.11.1944), S. 5-6.

62 Vondra (1989), S. III und S. IX.

63 Vgl. Dörner u.a. (2000). Angeklagt in Verbindung mit Schillings Malaria-Versuchen waren Karl Brandt, Handloser, Rostock, Gebhardt, Blome, Rudolf Brandt, Mrugowsky, Poppendick und Sievers.

Verfahrensfehler gewesen sein, wenn auch ein schwerwiegender. In der Anklage und im Urteil waren die Malaria-Experimente nicht mehr relevant.[64]

Fazit

Die Prophylaxe und die Therapie der Malaria waren Inhalt von Tagungen und Forschungsprojekten, die von militärischen Instituten – der Militärärztlichen Akademie der Heeressanitätsinspektion und dem Institut für Wehrhygiene der Luftwaffe – maßgeblich mitbestimmt wurden. Die Armeen bedienten sich der wissenschaftlichen Expertise dieser Institute und waren auch in ein wissenschaftliches Netzwerk von universitären Instituten, Forschungen der Industrie und SS-Instituten gut eingebunden. Malariakranke Soldaten wurden als Versuchspersonen in die Prüfung neuer Malariaheilmittel oder neuer Dosierungsschemata eingebunden, ohne dass sie darüber in Kenntnis gesetzt wurden. Die Schwerpunktsetzung divergierte zwischen Heer, Marine und Luftwaffe. Problemfelder waren die Chemoprophylaxe, die unter den Soldaten keine gute Akzeptanz besaß, und auch die Dauer der Lazarettaufenthalte. Es gelang nicht, ein allgemein und von allen Streitkräften akzeptiertes Prophylaxe- und Therapieschema einzuführen. Die Behandlung erfolgte oftmals individuell und die behandelnden Ärzte beriefen sich auf ihre Erfahrung. Hier ist auch eine Diskrepanz in den Kompetenzbereichen zwischen behandelnden Internisten und diagnostizierenden Tropenmedizinern allzu augenfällig. Diese wurde im Verlaufe des Krieges nicht gelöst, vielmehr kam es bei den einzelnen Streitkräften zur Implementierung unterschiedlicher Therapieschemata. Bei der Luftwaffe waren Provokationen eines Malariaanfalls verboten, im Malarialazarett des Heeres in Godesberg wurden diese aus wissenschaftlichen Erwägungen durchgeführt.[65]

Vor allem zum Ende des Krieges trat die Diskrepanz in der Wahrnehmung der Malaria offen zutage: Die Ausfallzeiten von malariakranken Soldaten waren enorm, die Richtlinien schienen bei dieser chronisch rezidivierenden Krankheit nicht zu greifen. Die Behandlung war eher undiszipliniert. Es gab Vorwürfe von Internisten an Tropenhygieniker und umgekehrt.

In Bezug auf Malariaprophylaxe und -therapie gab es keine konzertierte Handlung oder Handlungsanweisung innerhalb der deutschen Streitkräfte. So schwand der Vorteil, den die Deutschen gegenüber den Briten und Amerikanern hinsichtlich der Chemoprophylaxe bei der Malaria hatten. Dissonanzen gab es sowohl zwischen den Streitkräften als auch unter den Internisten und Tropenhygienikern innerhalb des Heeres. Darüber hinaus bestand die Diszip-

64 Mitscherlich/Mielke (2001), S. 170.

65 Militärärztliche Akademie (1942), S. 69. Hier stellt Rose dieses Verbot in aller Deutlichkeit dar. Schulemann berichtet hingegen sowohl an die HSIn als auch in seinen Berichten an die DFG offen über seine Malaria-Provokationsversuche im Malaria-Sonderlazarett in Godesberg, BArch R 73/14575: Zwischenbericht von Schulemann an die DFG, 28.11.1942.

lin innerhalb des deutschen Militärs in unbedingtem Gehorsam und heroischem Soldatentum, nicht in diszipliniertem, hygienischem Handeln. Innerhalb der britischen Armee wurde die hygienische Disziplin im Verlauf des Krieges verbessert und dadurch auch ein Vorteil gegenüber den Kriegsgegnern erreicht.[66] Allerdings ist hier der Einsatz von DDT auch nicht zu unterschätzen, dieses Insektenvernichtungsmittel wurde von den Briten und den US-Amerikanern ab 1943 eingesetzt, den Deutschen stand es während des Krieges nur in geringem Ausmaß zur Verfügung und wurde vornehmlich für Forschungszwecke verwandt.

War die Situation für das Militär hinsichtlich der Malaria desolat, so trifft dies nicht auf die mit dem Militär zusammenarbeitenden universitären Institute bzw. die Industrie zu. Die Vorteile für die Industrie lagen in der Erweiterung der Erprobungsfelder für neue Medikamente; neue Verbindungen aus den Laboren der I.G. Farbenindustrie und von Böhringer Mannheim wurden an Soldaten in Lazaretten, vor allem aber auch an Kriegsgefangenen erprobt.[67] Auch Insektenvernichtungsmittel wurden in Kooperation mit militärischen Forschungsstellen erforscht und in ihrer Wirksamkeit geprüft.

Universitäre Institute sicherten sich über die Zusammenarbeit mit dem Militär sowohl die Aufrechterhaltung des Betriebes als auch die uk-Stellung der Mitarbeiter und die Bereitstellung von Materialien für ihre Forschung. So brachte die Kooperation zwischen Militär, universitärer Forschung und Industrie Vorteile für die beiden letztgenannten, zur Verbesserung der Malariasituation in der Armee hätte es anderer, disziplinierender Maßnahmen bedurft.[68]

Gedruckte Quellen und Literatur

Benz, Günter/Hahn, Ralf/Reinhardt, Carsten: 100 Jahre Chemisch-wisschaftliches Laboratorium der Bayer AG in Wuppertal-Elberfeld 1896-1996, Leverkusen 1996.

Coatney, Robert G.: Pitfalls in a Discovery: The Chronicle of Chloroquine, American Journal of Tropical Medicine and Hygiene 12 (1963), S. 121-128.

Desowitz, Robert S.: The History of Malaria, in: Malaria. Molecular and Clinical Aspects, hg.v. Mats Wahlgren; Peter Perlmann, Amsterdam 1999, S. 1-16.

Dünschede, H.-B.: Tropenmedizinische Forschung bei Bayer, (Hg.) Prof. Dr. med. Hans Schadewaldt, Vol. Beiheft II, Düsseldorf 1971.

Dörner, Klaus u.a. (Hrsg.): Der Nürnberger Ärzteprozess 1946/47. Wortprotokolle, Anklage- und Verteidigungsmaterial, Quellen zum Umfeld. Im Auftrag der Stiftung für Sozialgeschichte des 20. Jahrhunderts hrsg. v. K. Dörner, A. Ebbinghaus u. K. Linne, München 2000.

66 Harrison (2004), S. 277.

67 Die menschenverachtenden Humanexperimente in den Konzentrationslagern stellen nur die Spitze des Eisbergs der Inhumanität dar. Sie sind an anderer Stelle nachzulesen, mein Anliegen mit diesem Artikel ist es, die Verbindungen zwischen Forschung und Militär aufzuzeigen.

68 Harrison (2004), S. 277.

Eckart, Wolfgang U./Vondra, Hana: Malaria and World War II: German malaria experiments 1939-45, Parassitologia 42 (2000), S. 53-58.

Evans, Hughes: European malaria policy in the 1920s and 1930s, in: Isis 80 (1989), S. 40-59.

Fantini, Bernardino: Malaria and the First World War, in: Die Medizin und der Erste Weltkrieg, hrsg. v. Wolfgang U. Eckart/Christoph Gradmann, Herbolzheim 2003, S. 241-272.

Guth, Ekkehart (Hg.): Sanitätswesen im Zweiten Weltkrieg, Herford 1990.

Hansen, Friedrich: Biologische Kriegsführung im Dritten Reich, Frankfurt/Main [u.a.] 1993.

Harrison, Mark: Medicine and the Culture of Command: the Case of Malaria control in the British Army during the two World Wars, Medical History 40 (1996), S. 437-452.

Ders.: Medicine and Victory. British Military Medicine in the Second World War, Oxford 2004.

Hulverscheidt, Marion A.: Menschen, Mücken und Malaria – Das Umfeld des Malariaforschers Claus Schilling, in: Medizin und Konzentrationslager, hrsg. v. Christoph Kopke/Judith Hahn, Frankfurt am Main 2005, S. 108-126.

Kikuth, Walter: Sontochin, ein neues Malariamittel, in: Chemotherapie, Naturforschung und Medizin in Deutschland 1939-1946, Bd. 43, hrsg. v. Fritz Schönhöfer, Wiesbaden 1948, S. 11-16.

Ders./Menk, Walter: Die Chemotherapie der Malaria, in: Die Chemotherapie der Malaria, hrsg. v. L. Schoen/R. Lendle, Leipzig 1944, S.

Klee, Ernst: Auschwitz, die NS-Medizin und ihre Opfer, Frankfurt am Main 2001.

Mannweiler, Erich: Geschichte des Instituts für Schiffs- und Tropenkrankheiten in Hamburg, 1900 – 1945, Vol. N.F. 32, Keltern-Weiler 1998.

Militärärztliche Akademie (Berlin): Bericht über die Arbeitstagung Ost der Beratenden Fachärzte in der Militärärztlichen Akademie Berlin, Vol. 1.1942, o.O. 1942.

Mitscherlich, Alexander/Mielke, Fred: Medizin ohne Menschlichkeit. Dokumente des Nürnberger Ärzteprozesses, Frankfurt am Main 2001.

Müller-Jahncke, Wolf-Dieter/Friedrich, Christoph/Meyer, Ulrich: Arzneimittelgeschichte, Stuttgart 2004.

Neumann, Alexander: „Arzttum ist immer Soldatentum“. Die Heeressanitätsinspektion und das Amt „Chef des Wehrmachtsanitätswesens“ im Zweiten Weltkrieg, Düsseldorf 2005.

Rodenwaldt, Ernst: Ein Tropenarzt erzählt sein Leben, Stuttgart 1957.

Ronnefeldt, Fritz: Assignment Report on Malaria Control Demonstration, Tjilatjap and Semarang. WHO Project: Indonesia-4. A. Report, 1958.

Ders.: Assignment Report on the Pre-Eradication Programme in Cambodia, Phnom Penh 1961.

Vondra, Hana: Malariaexperimente in Konzentrationslagern und Heilanstalten während der Zeit des Nationalsozialismus., Med. Hochschule 1989.

Weß, L: Menschenversuche und Seuchenpolitik – Zwei unbekannte Kapitel aus der Geschichte der deutschen Tropenmedizin, in: 1999. Zeitschrift für Sozialgeschichte 8 (1999), S. 10-50.

Die Menschenversuche mit dem Kampfstoff Lost im KZ Sachsenhausen (1939) und die Debatte über die Rolle des Wehrmachtstoxikologen Wolfgang Wirth

CHRISTOPH KOPKE/GEBHARD SCHULTZ

Kampfstoffexperimente in Konzentrationslagern

Obwohl es im Zweiten Weltkrieg seitens der deutschen Kriegsführung nicht zum Einsatz von C-Waffen kam, nahmen die toxikologische Grundlagenforschung, die Entwicklung neuer Kampfstoffe und medizinische Forschungen über Wirkungsweisen und Therapierbarkeit von Kampfstoff-Verletzungen einen deutlichen Aufschwung.[1] Humanexperimente mit chemischen Kampfstoffen wurden zur Zeit des Nationalsozialismus sowohl von der Wehrmacht als auch von der SS durchgeführt. Bei den Versuchen der Wehrmacht handelte es sich – soweit bisher bekannt – um ethisch weniger problematische Selbstversuche bzw. Versuche mit Freiwilligen, die nur mit begrenzten gesundheitlichen Risiken verbunden waren.[2]

Eine weitaus radikalere Variante der medizinischen Kampfstoff-Forschung fand hingegen in mehreren Konzentrationslagern statt: In Natzweiler wurde in den Jahren 1942 bis 1944 sowohl mit Lost als auch mit Phosgen an KZ-Häftlingen experimentiert.[3] In Neuengamme wurde 1944/45 ein Verfahren zur Entgiftung von kampfstoffverseuchtem Wasser an über 150 Häftlingen erprobt.[4] Im KZ Sachsenhausen kam es Ende 1944 zu Humanexperimenten mit dem so genannten N-Stoff.[5] Darüber hinaus gibt es Hinweise darauf, dass in den Jahren 1943 und 1944 auf dem Gelände des Kampfstoffwerkes Dyhernfurth (bei Breslau) Häftlinge des KZ Groß-Rosen zu Versuchen mit dem Nervenkampfstoff Tabun herangezogen wurden. Hierbei soll es nach Zeitzeugen-

---

1 Zur Geschichte der C-Waffen und C-Waffen-Forschung vgl.: Robinson (1971); Brauch/Müller (1985); Harris/Paxman (1985); Groehler (1989); Ebbinghaus (1999); Kopke/Schultz (2001), S. 239-242 und Schmaltz (2005).

2 Neumann (2005), S. 288-298; Baader (2001); Zu den Versuchen in den Heeres-Gaschutzlaboratorien (Berlin-Spandau) vgl. Kopke/Schultz (2001), S. 242-246 sowie Schultz (2001).

3 Vgl. Mielke/Mitscherlich (1983), S. 215-224; Schleiermacher (1988), S. 79-81; Schmaltz (2005), S. 534-562.

4 Klee (2001), S. 177-179; Gellermann (1986), S. 83.

5 Auch wenn es sich bei dem N-Stoff (= Chlortrifluorid) um ein chemisches Brand- und Zündmittel handelte, wurden damit im Rahmen von Kampfstoff-Forschung toxikologische Menschenversuche unternommen. Schmaltz (2005), S. 143-188, zu Sachsenhausen ebd., S. 174-177.

berichten auch Todesfälle gegeben haben.[6] Bisher nicht eindeutig belegt sind die von Angerer erwähnten Lost-, Phosgen- sowie Tabunversuche im KZ Dachau.[7] Der verbrecherische Charakter und die ethische Verwerflichkeit der KZ-Versuche sind eindeutig: Die Brutalität entzieht sich jeder Beschreibung, die Teilnahme war nicht freiwillig, eine Aufklärung über den Versuchszweck und die gesundheitlichen Gefahren fand nicht statt.[8]

Zum Komplex der Militärmedizin bzw. der Kampfstoff-Forschung sind in jüngster Zeit wichtige Studien erschienen[9], in denen methodisch weitaus anspruchsvoller und reflektierter argumentiert wird als in vielen der älteren militärhistorischen Arbeiten, in denen das Thema Menschenversuche allenfalls am Rande behandelt wurde. Gleichwohl sind nach wie vor erhebliche Forschungsdefizite zu konstatieren. Weitere Detailstudien zu Institutionen und Personen wären dringend erwünscht. Bei der historischen Rekonstruktion von Versuchsreihen muss es insbesondere darum gehen, den organisatorischen Hintergrund und die Frage der Verwertung von Forschungsergebnissen auszuleuchten. Besonders wichtig wäre es, den Prozess und die Intensität der Kooperation der verschiedenen Akteure genauer zu bestimmen.

In diesem Artikel soll exemplarisch von einem Menschenversuch mit chemischen Kampfstoffen berichtet werden, der sich anhand von Zeitzeugenaussagen und Originaldokumenten recht präzise rekonstruieren lässt. Aus den verfügbaren Quellen, in denen sowohl die Opfer- als auch die Täterperspektive sichtbar wird, werden wir im Folgenden ausführlich zitieren.

Generell agierte die SS im Bereich der Rüstungsforschung relativ unabhängig von der Wehrmacht und war bestrebt, in Konkurrenz zum Heereswaffenamt ihren eigenen Forschungsapparat auszubauen. Der Fall der Lostversuche im KZ Sachsenhausen zeigt jedoch, dass es durchaus mindestens einen Informationsaustausch zwischen Wehrmacht und SS gab. Die entscheidende Verbindungsperson war hierbei der Wehrmachtstoxikologe Wolfgang Wirth. Über Wirths interessanten – und keineswegs einfach zu interpretierenden – Lebensweg und vor allem über seine Rolle während des Nationalsozialismus ist in den vergangenen Jahren kontrovers diskutiert worden. Da diese Auseinandersetzung in mancher Hinsicht symptomatisch für die Forschungsdiskussion ist, möchten wir abschließend zu einigen Aspekten Stellung nehmen.

---

6 Siehe dazu Groehler (1989), S. 245-248; Sprenger (1996), S. 243; Grümmer (1985), S. 109-144. Grümmer gibt in seinem „Tatsachenbericht" leider keine Quellen an.

7 Angerer (1985), S. 157f.

8 Vgl. allgemein zu Menschenversuchen in den Konzentrationslagern: Baader (1988), Baader (2003), Winau (2003).

9 Neumann (2005), Schmaltz (2005). Vgl. auch den Beitrag von Florian Schmaltz in diesem Band.

Lost-Versuche im KZ Sachsenhausen 1939[10]

Bereits 1946 beschreibt Eugen Kogon in seinem Buch „Der SS-Staat“ die Versuche im KZ Sachsenhausen:

> „[...] von 1939 an Versuche mit flüssigem Kampfgas (Lost oder Gelbkreuz). Es wurde den Häftlingen auf die Haut geschmiert, den Verlauf der Vergiftung bis zum eingetretenen Tod verfolgt. Die Berichte darüber gingen an Himmler [...].“[11]

Kogon konnte sich als ehemaliger Buchenwald-Häftling nur auf Mitteilungen Dritter verlassen. Auch wenn direkte Todesfälle nach den Versuchen in Sachsenhausen nicht sicher ausgeschlossen werden können, scheint seine Darstellung an diesem Punkt falsch zu sein. Fest steht in jedem Fall, dass im Herbst 1939 im KZ Sachsenhausen mit verschiedenen bereits vorhandenen Medikamenten experimentiert wurde, um ein geeignetes Mittel zur Therapie der Lost-Verätzungen zu finden.

Bei diesen Versuchen fällt bereits der frühe Zeitpunkt ins Auge. Alle anderen größeren Humanexperimentreihen, die in den NS-Konzentrationslagern stattgefunden haben, wurden – nach heutigem Forschungsstand – weit später durchgeführt. Obwohl in der Militärärztlichen Akademie auch schon früher über die Wirkungsweise von Lost und die Therapie von Lost-Schäden geforscht worden war, waren die Experimente in Sachsenhausen wohl weniger auf eine langfristige Forschungsplanung zurückzuführen.

Unmittelbarer Anlass dieser Versuche war offensichtlich ein so nicht vorhergesehener Zwischenfall, der sich bereits in den ersten Kriegstagen ereignet hatte: Am 8. September 1939 hatten polnische Truppen, wahrscheinlich aus Sprengstoffmangel, zur Sprengung einer Eisenbahnbrücke bei Jaslo Lostminen verwendet.[12] Dieser eher ungeplante Lost-Einsatz hat die deutsche Kriegführung zumindest kurzzeitig verunsichert, jedenfalls wird dieser Einsatz in Memoiren und in zeitgenössischer Literatur kolportiert. Auch die Militärmedizin war unter Druck. Ein Mittel für eine zufrieden stellende Therapie der durch Lost hervorgerufenen Verätzungen lag nicht vor.

Was wurde in Sachsenhausen nun geforscht? Und wie ist der Versuch im Einzelnen abgelaufen? Von einem der betroffenen Versuchsopfer, dem Hanauer Sozialdemokraten Hans Kargl, ist eine ausführliche Schilderung der Ereignisse überliefert.

> „Mit fünf Mann aus meinem Saal – ich und vier Mitgefangene, Theuer, Steinmeyer, Hahn und Grunert – wurden wir dem Chefarzt vorgeführt. Dort mussten wir das Hemd ausziehen und die beiden Oberarme wurden zunächst mit einer spiritusartigen Flüssigkeit abgewischt. Dann tauchte der Arzt (Dr. Schmidt –

10 Dieses Kapitel basiert im Wesentlichen auf Kopke/Schultz (2001), S. 239-257.
11 Kogon (1964), S. 189f.
12 Vgl. hierzu Gellermann (1986), S. 135-137 und Martinetz (1996), S. 167f.

> Hauptsturmführer[13]) ein Glasstäbchen in eine gelbliche Flüssigkeit und zog mit dieser je 2 etwa fünfmarkstückgroße Kreise auf jeden der beiden Oberarme. Dann mussten wir etwas warten, damit die Flüssigkeit eintrocknet und erhielten hierauf einen spröden Cellophanverband aufgelegt. [...] Am anderen Tage wurden wir wieder vorgeführt. Inzwischen hatten sich an den mit der Flüssigkeit bestrichenen Stellen vier kreisrunde, etwa 1 Zentimeter hohe gelblich aussehende Blasen gebildet. Diese wurden zunächst photografiert und dann die Blasen geöffnet und die Haut abgezogen. Ein mit starken brennenden Schmerzen verbundener Vorgang. Auf die jetzt offenen Wunden wurden dann verschiedene Heilmittel aufgelegt. Auf meinen einen Arm eine Schäfer-Teersalbe (___sept)[14], auf den anderen ein braunes als „1001" bezeichnetes Pulver. Das Auftragen beider Mittel verursachte wieder heftige Schmerzen. Über diese beiden Präparate kam dann ein Mull-Zellstoffverband. Dieser Verband wurde jetzt jeden Tag gewechselt und jeden Tag die Wunden photografiert und später auch Farbfilmaufnahmen gemacht. Die Wunden selbst wurden mit jedem Tag größer. Das sich absondernde Sekret bekam allmählich ein eitriges Aussehen, besonders als sich dann Borken bildeten und diese nochmals wieder aufgerissen wurden. Der Verbandswechsel war allmählich von immer größeren Schmerzen begleitet, die auch nachts und tagsüber anhielten, und vorübergehend mit starkem Fieber verbunden waren. Die größten Schmerzen aber verursachte der Umstand, dass man uns Stunden, ja ganze Tage lang mit den vom Verband entblößten Wunden herumstehen und warten ließ, bis die Ärzte, vor allem der behandelnde Chefarzt kamen um seine Prozeduren mit uns vorzunehmen. Das Einwirken des Sauerstoffes der Luft auf die entblößten Wunden verursachte furchtbare Schmerzen. [...]
> Im ganzen dauerte die Behandlung 8 Wochen, dann wurden wir aus dem Revier entlassen. Einige Impflinge waren aber noch nicht abgeheilt und hatten auch nachher noch längere Zeit damit zu tun. Sechs Wochen lang waren die Schmerzen sehr stark, erst dann trat allmählich ein Nachlassen derselben ein, wenigstens bei mir."[15]

Die praktische Durchführung dieser Menschenversuche oblag den SS-Lagerärzten Walter Sonntag, der später wegen seiner Verbrechen im KZ Ravensbrück von einem britischen Gericht verurteilt und im September 1948 hingerichtet wurde,[16] und Dr. Hugo Schmick.[17] Gelegentlich sollen auch der Reichsarzt SS, Ernst Grawitz und weitere SS-Ärzte persönlich anwesend ge-

13 Hier handelt es sich offenkundig um eine Namensverwechslung. Zwar gab es in Sachsenhausen einen Lagerarzt mit dem Namen Schmidt. Aus den verfügbaren Quellen geht jedoch eindeutig hervor, daß die Experimente nicht von ihm, sondern von Dr. Schmick durchgeführt wurden (s. u.).

14 Auslassung i. O.; Matthias Mai, als Häftlingspfleger im Krankenrevier des KZ Sachsenhausen Zeuge der Versuche, berichtet von dem Mittel „Tiosept": Staatsarchiv Münster, Bd. 390.23 (= LG Münster, 6 KS 1/61 gegen Heinz Baumkötter u. a.), im folgenden zit. nach Kopie im Archiv Sachsenhausen (AS), JD 1/22, hier Bl. 8.

15 Kargl, Hans: Erlebnisniederschrift über die Zeit der Verfolgung und Inhaftierung während des Naziregimes. (Typoskript, o. J.), Stadtarchiv Hanau 103/85, Bl 55f. Die Biographien der von Kargl genannten Mithäftlinge konnten von uns trotz z. T. aufwendiger Recherche nicht rekonstruiert werden. Die Verfasser würden sich über entsprechende Hinweise freuen.

16 Dr. med. dent. Walter Sonntag, geb. 13.05.1907, hingerichtet am 17.09.1948 in Hameln. Zur Biographie vgl. Stoll (2002), S. 918–939.

17 Vgl. Klee (2001), S. 270 mit Verweis auf ZSt. 406 AR-Z 14/59.

wesen sein.[18] Häftlingssanitäter hatten zu assistieren, den Ablauf der Versuche zu dokumentieren und Fotografien zu erstellen. Laut einer Aussage des ehemaligen Funktionshäftlings Franz Cyranek aus dem Jahr 1946 seien Abzüge der Fotos auch direkt an Himmler und an den Reichsärzteführer Leonardo Conti geschickt worden.[19]

Dr. Hugo Schmick stellte 1951 vor dem Untersuchungsrichter des Landgerichts Duisburg seine Beteiligung an den Experimenten folgendermaßen dar:

> „Wenn mir vorgeworfen wird als Lagerarzt des KZ-Sachsenhausen Giftgasversuche an Häftlingen vorgenommen zu haben, so erkläre ich hierzu einmal, dass ich kein Lagerarzt war. Mir unterstand lediglich die chirurg. Abteilung. Mit den Giftgasversuchen verhält es sich folgendermaßen:
> Im Polenfeldzug waren auf deutscher Seite Verbrennungen durch poln. Lost vorgekommen. Man versuchte nun, ein Gegenmittel gegen dieses Lost zu entwickeln. Es war auch schon ein Mittel, welches unter der Bezeichnung F 1001 in medizinischen Kreisen bekannt war,[20] vorhanden. Dieses Mittel stammte von der Firma Dr. Fresenius, Bad Homburg. Ich erhielt von dem Reichsarzt der SS Dr. Grawitz den Auftrag, dieses Mittel an Angehörigen des KZ auszuprobieren. Der Auftrag wurde mir in Befehlsform in Gegenwart des Dr. Karl Genzken[21], z. Zt. Landsberg, Internierungslager, erteilt. Ich sollte das Mittel an Berufsverbrechern ausprobieren. Tatsächlich habe ich dann auch bei etwa 10 - 12 Berufsverbrechern dieses Mittel ausprobiert. Ich brachte den Leuten den Lost mit der Platin-Öse auf den Oberarm auf und zwar auf eine gut 2-Pfennigstückgroße Fläche. Dann verfolgte ich die weitere Entwicklung, in dem ich sofort das Gegenmittel aufbrachte. Die Befunde wurden jeweils fotografiert. Meistens entwickelte sich die Entzündung, es war jedoch so, dass die Entzündung nicht über Faustgröße hinausging. Ich sollte die Versuche gleichzeitig an 50 Häftlingen vornehmen, dies habe ich jedoch abgelehnt. Aus meiner Ablehnung entwickelte sich ein Gegensatz zwischen mit und dem Reichsarzt, der dazu führte, dass ich lange Zeit nicht befördert wurde. Ich benenne Herrn Prof. Wirth, der heute bei der IG in Elberfeld tätig ist, sodann Dr. Wunderlich und Prof. Rostock, Bayreuth als Zeugen dafür, dass ich mich den Befehlen des Reichsarztes widersetzt habe. Außerdem können diese Zeugen bekunden, dass diese Versuche nicht zu einer schweren körperlichen Schädigung geführt haben und in keinem Fall bei den infizierten Leuten der Tod eingetreten ist.“[22]

Im später eingestellten Ermittlungsverfahren[23] gegen Schmick und den Revierschreiber Fritz Langheinrich[24] sagte letzterer aus:

---

18 Kargl, Bl. 55.

19 Cyranek will dies mündlich von Hugo Schmick erfahren haben. Vgl. Aussage Cyranek im Sowjetischen Sachsenhausenprozeß (Kopie im AS, Bl. 1652).

20 Es handelt sich bei F1001 um die Codebezeichnung einer Weiterentwicklung des damals im Handel befindlichen Brandschutzpuders „Frekasan“.

21 Dr. med. Karl Genzken, geb. 1885, seit 1940 Chef des Sanitätswesens der Waffen-SS, SS-Gruppenführer und Generalleutnant der Waffen-SS, wurde im Nürnberger Ärzteprozess zu lebenslanger Haft verurteilt. Er wurde im April 1954 aus der Haft entlassen.

22 AS, JD 1/22, Bl. 19-22.

23 U. a. sah sich das Gericht nicht in der Lage zu widerlegen, dass die Teilnahme an den Versuchen als Proband „auf freiwilliger Basis“ erfolgt sei. Auf diese fragwürdige Argumentation

> „Dass Dr. Schmick Versuche an Häftlingen mit Gaskampfstoffen machte, ist richtig. Ich habe dabei lediglich die Protokolle geschrieben, die Schmick mir diktierte. Den Häftlingen wurde ein kleiner Tropfen Flüssigkeit auf den Arm getropft und daraus entstanden Brandblasen über den ganzen Arm. Alle zwei Stunden wurde nachgesehen und der Befund protokolliert. Ich schrieb also lediglich die Protokolle. [...] Die Häftlinge sind an den Versuchen nicht gestorben, die Wunden heilten nach Behandlung. Ich kann nicht mehr sagen, wie lange eine solche Heilung dauerte."[25]

Auch der von Schmick als Zeuge benannte führende Wehrmachtstoxikologe Wolfgang Wirth wurde 1951 vom Untersuchungsrichter des Landgerichts Duisburg vernommen.[26] In seiner Aussage berichtet er zunächst über Untersuchungen in der Militärärztlichen Akademie, bei denen die Wirksamkeit des F1001 an Meerschweinchen und „freiwilligen Versuchspersonen" ausprobiert wurde. „Die Freiwilligen rekrutierten sich aus Sanitätsfähnrichen der Militär-Akademie." Bei diesen Experimenten habe sich die Unbrauchbarkeit des Mittels herausgestellt.

Dann berichtet Wirth von seinem Besuch im KZ Sachsenhausen:

> „Etwa im Oktober oder November wurde dem Generaloberstabsarzt Pr. Dr. Waldmann[27], dem damaligen Heeressanitätsinspekteur, der 1941 gestorben ist, von irgendeiner Stelle vorgehalten, warum man beim Heer das Puder zur Bekämpfung von Lostverätzungen nicht eingeführt habe. [...] Ich bekam jedenfalls auf Grund dieser Anregung von ihm den Befehl, mir die Versuche, welche mit dem Gegenmittel im KZ Sachsenhausen-Oranienburg durchgeführt wurden, anzusehen. Das Eigenartige dieses Falles war, dass an sich Waldmann, wie er mir ausdrücklich sagte, aufgefordert worden war, sich persönlich diese Versuche anzusehen, dass er dies jedoch aus der schon damals bestehenden Animosität zwi-

---

und weitere juristische Gründe der Verfahrenseinstellung kann hier nicht näher eingegangen werden. Vgl.: AS, JD 1 /22, Bl. 26-30.

24 Fritz Langheinrich: geb. 1906, SS-Angehöriger, beging1937 bei einem Verkehrsunfall Fahrerflucht und wurde wegen fahrlässiger Tötung zu 18 Monaten Gefängnis verurteilt. Nach Verbüßung der Haftstrafe wurde er im KZ Sachsenhausen inhaftiert.

25 AS, JD 1/22, Bl. 4.

26 Prof. Dr. phil. (Chemie) Dr. med. Wolfgang Wirth; geb. 1898; arbeitete bereits seit 1924 im Auftrag der Reichswehr im Kampfstoffbereich (u. a. beteiligt an den Versuchen, die die Reichswehr in Zusammenarbeit mit der Roten Armee in der Sowjetunion durchführte); 1935 Habilitation; ab 1936 Regierungsrat und Referent im Heereswaffenamt; u. a. verantwortlich für den Aufbau der toxikologischen Abteilung in den Heeresgasschutzlaboratorien Spandau; ab 1938 zugleich Leiter des Instituts für Pharmakologie und Wehrtoxikologie an der Militärärztlichen Akademie; nach dem Krieg Vorstand des Pharmakologischen Instituts der Bayer AG in Wuppertal-Elberfeld und Medizinprofessor in Düsseldorf; 1973 Verleihung der Ehrendoktorwürde durch die Medizinische Fakultät der Universität Heidelberg; 1975 Verleihung des Bundesverdienstkreuzes; 1996 verstorben (BArch, ehem. BDC, WI/PK; BArch Dahlwitz, ZB 2 1845, A. 15; Paul-Martini-Stiftung (1975), S. 5. Kürschners-Deutscher-Gelehrten-Kalender 1992, Kürschners-Deutscher-Gelehrten-Kalender 1996, S. 1621, Woelk (2003).

27 Prof. Dr. Anton Waldmann (1978-1941), zuletzt Generaloberstabsarzt stand seit 1932 an der Spitze des Heeressanitätswesens.

> schen Wehrmacht und SS, mir übertrug. Mir war befohlen, ihm über diese Versuche Bericht zu erstatten.
> Eines Tages [...] im Oktober oder im November 1939 [...] wurde ich von einem Fahrzeug, ich nehme an, dass es sich um ein SS-Fahrzeug handelte, abgeholt und in das Konzentrationslager Sachsenhausen gebracht. In der Sanitätsabteilung des dortigen Lagers traf ich eine Anzahl Herren in weißen Ärztekitteln, worunter vielleicht auch der Angeschuldigte gewesen ist. [...]
> In diesem Zimmer wurden mir nun die Versuchspersonen vorgeführt. Sie hatten Ätzwunden in der Schulter-Rücken-Gegend. Es könnte auch sein, dass die Ätzwunden sich am Oberarm befanden. So viel ich mich erinnere, handelte es sich um ungefähr 6, vielleicht auch 10 Personen, welche etwa handtellergroße Verletzungen aufwiesen.
> Ich kann mich beim besten Willen nicht erinnern, ob mir auch gesagt worden ist, in welcher Konzentration der Lost aufgetragen worden ist. [...] Ich weiß, dass bei unseren Versuchen etwa 1-3 Milligramm, entweder in gelöster oder in unverdünnter Form, auf die Haut aufgetragen worden ist. Wenn ich nun die Art und den Umfang unserer Versuche mit den mir in Sachsenhausen vorgeführten Verletzungen vergleiche, so komme ich zu dem Ergebnis, dass die Konzentration, welche in Sachsenhausen angewandt worden ist, unbedingt höher gewesen sein muss.
> Es wurde mir in Sachsenhausen auch ein Film vorgeführt, in welchem der Krankheitsverlauf photographisch festgehalten worden war. Sowohl die Filmvorführung als auch die Versuchspersonen konnten mich jedoch nicht überzeugen. Ich konnte keinen Unterschied feststellen zwischen den Personen, welche mit dem Gegenmittel behandelt worden waren und denen, welche unbehandelt geblieben waren.
> Ich bin nach dieser Besichtigung wieder nach Berlin zurückgefahren und habe dort dem Generaloberstabsarzt berichtet. Mein Bericht gipfelte darin, dass wir das Gegenmittel ablehnen und weiterhin auf unserem Standpunkt beharren würden. [...] Ich weiß, dass ich damals dem Generaloberstabsarzt gegenüber ausdrücklich gesagt habe, dass wir die Versuche in wissenschaftlicherer Form durchgeführt hätten. Es war nämlich so, dass unsere Verletzungen etwa talergroß gewesen waren und doch wissenschaftlich einwandfreie und klare Ergebnisse geliefert haben, sodass ich die Versuche in Sachsenhausen, in der dort gezeigten Art nicht für notwendig hielt. Insbesondere hielt ich es vom wissenschaftlichen Standpunkt aus für nicht notwendig, derartig große Ätzverletzungen den Versuchspersonen beizubringen."[28]

Der „Reichsarzt-SS" übersandte mit Schreiben vom 5.1.1940 an den Persönlichen Stab des RFSS einen Abschlußbericht über die *„Untersuchungen des KL. Sachsenhausen über das Mittel F1001"*[29] Der Bericht datiert vom 22.12.1939. Der zuständige Lagerarzt Sonntag berichtet darin *„über die mit L. am 13. Oktober 1939 geimpften 23 Fälle.":*

> „70 Tage nach der Impfung sind die Impfstellen zum größten Teil abgeheilt. 6 der behandelten Fälle zeigen noch etwa zehnpfennigstückgroße Borken. Die Borken bestehen seit etwa 14 Tagen und sitzen sehr fest. Beim Abheben dersel-

28 AS, JD 1/22, Bl. 23-25, 24f.
29 BArch NS19/1582, Bl. 1.

ben zeigt sich darunter gesundes Granulationsgewebe. In den übrigen Fällen ist die Haut über der Impfstelle bläulich rot verfärbt, gegen Berührung jedoch nicht empfindlich. Einige Fälle geben mäßiges Jucken und Brennen bei Kälteeinwirkungen an. Die Pigmentation in der Umgebung der Impfstellen, die in einigen Fällen ganz ausgesprochen war, hat einer auffälligen Depigmentation Platz gemacht. Das Allgemeinbefinden der Impflinge ist nicht beeinträchtigt."[30]

Mit gleichem Datum erging auch Sonntags Bericht über die Wirksamkeit des Holzmannschen Lost-Heilmittels an die Berliner SS-Zentrale. Der Text spiegelt in nüchterner Form die Qualen, die die Versuchspersonen dabei auszustehen hatten:

> „Fall 1 verläuft unter dem Bild einer Sepsis mit hohen Temperaturen, Schüttelfrost, Schwellung der regionären Drüsen und Milzvergrößerung. In Fall 4, 7 und 8 sind mäßige Temperaturen zu beobachten. In allen Fällen besteht starke Beeinflussung des Allgemeinbefindens."

Und schließlich heißt es zusammenfassend:

> „Es macht den Eindruck, als ob die mit dem Mittel 'H' behandelten Verätzungen größere Ausdehnung annehmen als die mit 'F1001' trocken behandelten Fälle."[31]

Auch das pharmakologisch-toxikologische Institut der Militärärztlichen Akademie verfasste mit Datum vom 21.12.1939 einen „Bericht über die Eignung der Frekasanpulver F1000 und F1001 zur Entgiftung und Behandlung von Lostschäden der Haut". In ihm kommt die Militärärztliche Akademie u. a. zu dem Ergebnis:

> „[...] auf Grund der vorgelegten Erfahrungen mit den neuen Puder-Präparaten können wir das vorgeschlagene Verfahren nicht als 'Methode der Wahl' für die Behandlung von Lostschäden betrachten. Das Verfahren besitzt vielleicht gewisse Vorzüge, die es zur Behandlung bei geeigneten Fällen oder in besonderen Fällen neben anderen Verfahren als geeignet erscheinen lassen. Eine weitere Erprobung dieser Puderbehandlung an Patienten mit ausgedehnteren und weniger tiefgehenden Lostschäden ist wünschenswert."[32]

Das Thema Gaskrieg, insbesondere Lost und Losttherapie, wurde auf der 1. Kriegstagung der Beratenden Fachärzte am 3. und 4. Januar 1940 in der Militärärztlichen Akademie Berlin, ausführlich diskutiert. Berichterstatter war Wolfgang Wirth, der auch Mitglied der von der Wehrmacht eigens eingesetzten so genannten Jaslo-Kommission gewesen war.[33] An der Diskussion – vorwiegend über Therapiemöglichkeiten – beteiligten sich u.a. die führenden Toxikologen Otto Muntsch und Ferdinand Flury. In der Diskussion wird auf die Vorfälle von Jaslo explizit Bezug genommen. Auf dieser Tagung wurden auch

---

30 Vgl. ebd., Bl. 2.

31 Ebd., Bl. 3-6 hier Bl. 6.

32 Lendle, L. u. W. Wirth: „Bericht über die Eignung der Frekasanpulver F1000 und F1001 zur Entgiftung und Behandlung von Lostschäden der Haut", S .6. BA-MA, RH 12-23/1728.

33 Vgl.: Gellermann (1986), S. 135.

mehrmals Ergebnisse von Versuchsreihen erwähnt, ohne weitere Hinweise, in welchem Rahmen und wo diese durchgeführt worden waren.[34]

Archivalische Quellen, die die direkte Zusammenarbeit der Militärärztlichen Akademie der Wehrmacht mit der SS in dieser Frage und zu diesem Zeitpunkt im Detail beweisen, liegen nach unseren Recherchen nicht vor. Die zeitliche Nähe der Abschlußberichte der Forschungsstellen von SS und Wehrmacht sowie Wirths Besuch in Sachsenhausen legen allerdings eine direkte Kooperation (wenn auch mit denen für den Nationalsozialismus typischen Konkurrenzen und Kompetenzstreitigkeiten) nahe.

Zur Debatte über die Rolle des Wehrmachtstoxikologen Wolfgang Wirth

Wolfgang Wirth zeigte sich nur vier Jahre vor der oben zitierten Aussage gegenüber den alliierten Vernehmern in der Sache noch gänzlich unwissend und konnte sich nicht einmal an seinen Besuch im Konzentrationslager Sachsenhausen erinnern. Im Zuge der Ermittlungen wegen der NS-Medizinverbrechen – oder wie Wolfgang Woelk schreibt „im Umfeld des Nürnberger Ärzteprozesses“[35] – war der kriegsgefangene Chemiker festgenommen worden und dann bis etwa August 1947 im Nürnberger amerikanischen Militärgefängnis interniert. Auch die Kampfstoffversuche in Konzentrationslagern und mögliche Kooperationen mit der SS waren bald Gegenstand der Befragungen. So heißt es im Protokoll der Vernehmung vom 12. Februar 1947:

> „F. Von welchem Institut oder der Privatindustrie oder der Waffen-SS oder normalen SS erhielten Sie Berichte über Lostversuche?
> A. Wir erhielten regelmäßig von anderen Instituten keine Berichte, aber wir bekamen mehrfach, ich möchte sagen aus heiterem Himmel, Dinge zugesandt, weil wir als eine Stelle angesehen wurden, die sehr kritisch ist und die die Sache richtig beurteilt. Uns wurden oft Dinge vorgelegt und es wurde gefragt, haltet ihr etwas davon, kann man das einführen oder nicht. Von der Waffen-SS oder allgemeinen SS haben wir niemals Berichte bekommen, ich selbst kann mich wenigstens nie (sic.) daran erinnern.“[36]

Die Vernehmer fragten am selben Tag nochmals nach:

> „F. Welche Berichte sind Ihnen denn noch zugeführt worden über Lostversuche aus den Konzentrationslagern in den Jahren 1939 - 45? A. Ich kann auf Ehr und Gewissen sagen, ich habe nie einen gesehen. Ich habe nie etwas gehört, ich stehe unter Eid.

34 Vgl.: Bericht über die 1. Kriegstagung der Beratenden Fachärzte am 3. und 4. Januar 1940 in der Militärärztlichen Akademie Berlin. Berlin 1940, S. 50-66, BA-MA RHD 43/53.

35 Woelk (2003), S. 274.

36 National Archives, Washington D.C. Records of the US-Nuremburg War Crimes Trial Interrogation 1946-49. Wolfgang Wirth. M 1019, roll 80, frame 280-334); hier: Protokoll der Vernehmung am 12.02.1947, S. 12.

F. Wer hat Ihnen davon gesagt?
A. Wie meinen Sie das?
F. Wer hat sich je mit Ihnen über Lostversuche an Menschen unterhalten?
A. Ich habe mich mit niemandem unterhalten."[37]

Auch einen Tag später ging es noch um dieselben Fragen, wie der Auszug aus der Vernehmung vom 13. Februar 1947 zeigt:

„F: Wann ist Ihnen irgend einmal (sic!) zwischen 1938 und 1945 der Verdacht gekommen, dass Kampfgase kriminell bei Versuchen angewandt wurden?
A. Das muss ich ehrlich sagen, gar nicht.
F: Der Verdacht?
A: Auch nicht. Auch nicht der Verdacht. Darf ich – ich möchte die Frage ganz exakt beantworten. Nein, niemals.
F. Sie haben sich niemals mit Angehörigen der SS oder Waffen-SS über Gasversuche krimineller Art unterhalten?
A: Niemals."[38]

Festzuhalten bleibt an dieser Stelle, dass Wolfgang Wirth im Februar 1947 kategorisch bestreitet, selbst nur ‚vom Hörensagen' Kenntnis von kriminellen Menschenversuchen gehabt zu haben. Ob er sich vor dem Landgericht Duisburg wenige Jahre später anders erinnern konnte, weil ihm hier keine Strafverfolgung seitens der Alliierten drohte oder weil der angeklagte SS-Arzt ihn eindeutig namentlich benennen konnte – Leugnen also zwecklos gewesen wäre – sei dahingestellt.

Um Wolfgang Wirth hat es in den vergangenen Jahren eine lebhafte Diskussion gegeben, die sogar zu juristischen Auseinandersetzungen führte. Die in dieser Debatte verwendeten Argumentationsmuster verweisen u.E. auf grundsätzliche Probleme der historischen Forschungsdiskussion zum Thema Menschenversuche mit chemischen Kampfstoffen. Wir möchten daher auf einige Aspekte eingehen.

Ausgelöst wurde die Kontroverse 1996 durch die ARD-Fernsehsendung „Ärzte ohne Gewissen" (Hessischer Rundfunk) von Ernst Klee. In dieser Sendung wird u. a. eine von Wolfgang Wirth zusammengestellte Fotosammlung gezeigt, die 1943 vom Institut für Pharmakologie und Wehrtoxikologe „nur für den Dienstgebrauch" veröffentlicht wurde. Das Dokument trägt den Titel „Kampfstoffverletzungen. Bildersammlung zur Klinik und Pathologie der Verletzungen durch chemische Kampfstoffe und durch andere militärisch wichtige schädliche Stoffe". [39] Klee ging seinerzeit in seinem TV-Beitrag davon aus, dass die gezeigten Verletzungen auf Humanexperimente zurückzuführen sind.[40] Diese Annahme ist jedoch keineswegs zwingend, wie Alexander Neumanns sorgsame Interpretation der Bildersammlung deutlich macht.[41]

37 Ebd., S. 16.
38 Ebd., Protokoll der Vernehmung am 13.02.1947, S. 23.
39 BA-MA RHD 43/56.
40 In der Sendung werden die in der Sammlung enthaltenen Fotos wie folgt kommentiert: „Die Bildersammlung zeigt eine Versuchsperson unter der Einwirkung von Nebelsäurespritzern.

Dass sich Klaus Wirth, der Sohn Wolfgang Wirths, gegen die Fehler in Klees Darstellung zur Wehr setzte, erscheint legitim und verständlich. Tatsächlich führte die juristische Auseinandersetzung zu einer Verpflichtungs- und Unterlassungserklärung seitens des Hessischen Rundfunks.[42] Der Pharmakologe Prof. Dr. Klaus Wirth muss sich allerdings die Frage stellen lassen, ob es tatsächlich angemessen war, (nur) das Feld der juristischen Auseinandersetzung zu betreten. Für die medizinhistorische Diskussion waren die an entlegener Stelle knapp mitgeteilten Ergebnisse des Rechtsstreits von begrenztem Erkenntniswert.

In der Tat erscheint Wolfgang Wirths Biographie ambivalent. Dem im Zuchthaus Brandenburg inhaftierten Physiker und Widerstandskämpfer, dem späteren DDR-Dissidenten Robert Havemann verschaffte der einflussreiche Wirth einen „kriegswichtigen" Forschungsauftrag. So wurde die vorgesehene

---

Das Auge einer Versuchsperson 6 Stunden nach Einwirkung eines Gemischs von Arsenverbindungen. Das Gesicht dieser Versuchsperson. Ein Mensch 48 Stunden nach einem Versuch mit dem Kampfgas Lost. Lunge einer Versuchsperson, gestorben 2 Tage nach einem Lostversuch. Atmungsorgane einer Versuchsperson, gestorben 2 Tage nach der Einwirkung des Kampfgiftes N-Lost." Auch Klees 1997 erschienenes Buch „Auschwitz, die NS-Medizin und ihre Opfer" enthält einige problematische Aussagen zum Thema Menschenversuche mit chemischen Kampfstoffen, auf die hier nicht näher eingegangen werden kann, vgl. Kopke/Schultz (2001), S. 245f. sowie Alexander Neumanns Einschätzung in der folgenden Fußnote.

41 „Die Farbbilder zeigen eine Heidelandschaft, tierische und menschliche Organe sowie mehrere Personen mit unterschiedlichen Kampfstoffverletzungen in verschiedenen Krankheitsstadien. Die Personen sind anonymisiert, und es existieren keinerlei Hinweise auf die Ursachen der Verletzungen, d.h. ob es sich um Aufnahmen von Unglücksfällen handelt oder ob diese Verletzungen absichtlich herbeigeführt wurden, um sie im Bild festzuhalten. Nur einige lassen Rückschlüsse zu, so der Fall N, bei dem die Bildunterschrift unter Abbildung 7 einen Zusatz trägt, der auf einen Unglücksfall hindeutet: „nach Tragen eines schlecht gereinigten Gummihandschuhes". In dieselbe Richtung weist auch Fall R („Tropfen auf Stiefel"). Ernst Klee vermutete hinter Fall M anhand der gestreiften Kleidung auf zwei Abbildungen einen Häftling, doch scheint er sich seiner Sache nicht ganz sicher gewesen zu sein, denn der entsprechende Hinweis fehlt in der Neuauflage seines Buches, was auf eine übereilte Interpretation schließen läßt, denn die abgebildete – außerordentlich gut genährte – Person („Einwirkung von Nebelsäurespritzern") trägt zwar einen gestreiften Anzug, doch kann es sich dabei auch um einen normalen Schlafanzug handeln." Eine definitive Aussage kann schwer getroffen werden, doch angesichts der Tatsache, dass Unfälle mit Nebelsäure in der Wehrmacht durchaus vorkamen, ist es nicht unwahrscheinlich, dass es sich hier um einen Wehrmachtsangehörigen handelt. Diese Interpretation wird noch durch die Bildunterschrift („ sofortige erste Hilfe durch Abspülung mit reichlich Wasser ist erfolgt") gestützt, die eher auf einen Unfall hinweist. Fragwürdiger erscheint hingegen der dokumentierte Fall P. Das Foto zeigt den Genitalbereich eines Mannes mit abgeheilten Narben fünf Wochen nach der Losteinwirkung. Die Schamhaare sind abrasiert und der Penis wirkt beschnitten, was auf einen jüdischen Mann hindeuten könnte. Leider fehlen jedoch auch in diesem Fall weitere Angaben zur Person und Krankheitsursache", Neumann (2005), S. 297.

42 Zu den Details siehe Mitteilungen der Deutschen Gesellschaft für experimentelle und klinische Pharmakologie und Toxikologie e. V. (DGPT-Forum) Heft 25 (August 1999), S. 60f. Auch die Auslieferung des Buches „Der Wert des Menschen" (Edition Hentrich, 1989), aus dem Klees Darstellung teilweise stammt, wurde gestoppt. Vgl. die „Richtigstellung" im Deutschen Ärzteblatt 97, Ausgabe 6 vom 11.02.2000.

Hinrichtung Havemanns immer wieder verschoben.[43] Folgerichtig setzte sich Havemann nach Kriegsende für den in amerikanischer Gefangenschaft befindlichen Wirth („Ich verdanke ihm mein Leben") ein.[44]

Immer wieder wird in der Literatur kolportiert, gerade Deutschlands wichtigster Kampfstoffexperte habe den Einsatz deutscher C-Waffen im Zweiten Weltkrieg verhindert. Sofern in diesem Zusammenhang eine Belegführung erfolgt, wird auf eine – verschollene – Denkschrift verwiesen, die Wolfgang Wirth im Januar 1945 initiiert und mitverfasst habe. Die Existenz des Dokuments wird lediglich durch eine eidesstattliche Erklärung Ferdinand Flurys aus dem Jahre 1946 nachgewiesen. Im Mitteilungsblatt der Deutschen Gesellschaft für experimentelle und klinische Pharmakologie und Toxikologie e. V. (DGPT-Forum) heißt es: „Flury bestätigt […], dass ihm seinerzeit aus Berlin mitgeteilt worden sei, die Denkschrift habe zur Vermeidung des Gaskriegs sehr wesentlich beigetragen."[45] Auch in einer Festschrift für Wolfgang Wirth wird dessen „ehrenvolle Tat" gerühmt, durch „ein Schreiben an die oberste Führung [...] den drohenden Einsatz chemischer Kampfstoffe in der letzten Phase des Krieges verhindert" zu haben.[46] In einer neueren Arbeit zur Geschichte der deutschen pharmakologischen und toxikologischen Institute heißt es gar: „F. Flury hat, ebenso wie sein in das Heereswaffenamt berufener Schüler W. Wirth, vor den katastrophalen Folgen des Einsatzes der inzwischen durchschlagender gestalteten Waffen des chemischen Kriege gewarnt. Ihrem von hohem Ethos getragenen Einsatz ist es besonders in der Schlussphase des Zweiten Weltkrieges wesentlich mit zu danken, dass die chemischen Waffen auch in Situationen, da die Befehle aus der Kontrolle gerieten, nicht verfügbar waren. Es ist ihnen nicht gedankt worden. Sie kamen in alliierte Internierungslager."[47]

Die historische Forschung zum Komplex der Menschenversuche mit chemischen Kampfstoffen wird durch die schlechte Quellenlage erheblich erschwert. Diese ist auch darauf zurückzuführen, dass die Beteiligten gegen Kriegsende umfangreiche Aktenbestände vernichteten und später durch lückenhafte Erinnerungen, nachweisbare Falschaussagen oder schlichtes Schweigen die Rekonstruktion historischer Zusammenhänge nicht gerade beförderten. So richtig es auch heute noch ist, weiterhin nach historischen Dokumenten zu suchen, – und Erkenntnisfortschritte können auch durch eher zufällige Quellenfunde zustande kommen, wie die oben ausführlich zitierte Aussage Wirths vor dem Landgericht Duisburg zeigt – so falsch wäre es, sich aus-

43 Vgl. Havemann (1970), S. 90ff.; Havemann (1978), S. 58ff.

44 Der Vorgang und Wirths Engagement für den inhaftierten Kollegen ist im Nachlass Robert Havemanns in Briefen und Dokumenten umfassend dokumentiert. Zum Zeitpunkt unserer dortigen Recherchen war der Bestand erst zum Teil bearbeitet, so dass die Nennung genauerer Signaturen hier nicht erfolgen kann.

45 DGPT-Forum, Heft 25 (August 1999), S. 60f.

46 Paul-Martini-Stiftung (1975), S. 13-18, hier S. 17.

47 Philippu (2004), S. 661.

schließlich auf positivistische Verfahrensweisen zu beschränken, denn diese sind mit der Gefahr verbunden, Geschichte im Sinne der Akteure bzw. der Täter zu schreiben. Angesichts der durch die Beteiligten geschaffenen Ausgangsbedingungen kann das Ziel nicht nur darin bestehen, zu „definitiven", durch „Belege" „beweisbaren" Aussagen zu gelangen. Vielmehr kommt es u. E. insbesondere darauf an, gegensätzliche und widersprüchliche Argumente aufzudecken und zu bewerten, die Aussagekraft der vorhandenen Quellen einzuschätzen, sie in den Gesamtkontext einzuordnen und zu interpretieren. Es geht mithin oftmals weniger um „objektive" Tatsachenaussagen als um plausible Einschätzungen.

In diesem Sinne ist auch ein längerer Aufsatz Wolfgang Woelks zu begrüßen, da er die bisher bekannten Fakten zum Fall Wirth nicht nur zusammenstellt, sondern sich auch der Aufgabe stellt, diese zu bewerten.[48]

Woelks Aufsatz erschien in einem Sammelband mit dem Titel „Nach der Diktatur. Die medizinische Akademie Düsseldorf nach 1945" und ist hier dem Abschnitt „Personelle Kontinuitäten und Diskontinuitäten" zugeordnet. Woelk legte jedoch den *„Schwerpunkt"* seiner Darstellung *„ausdrücklich auf die Zeit bis 1945"*.[49] Zu einer differenzierten Beurteilung der Persönlichkeit Wirths, auf die Woelk Wert legt, gehört nach unserer Auffassung auch die Frage der retrospektiven Einschätzung des eigenen Handelns im Nationalsozialismus. Zwar stand Wolfgang Wirth offenbar durchaus für Gespräche zu seiner Tätigkeit im „Dritten Reich" zur Verfügung.[50] Er hat sich jedoch unseres Wissens hierzu niemals in schriftlicher Form oder vor einem größeren Kreis öffentlich geäußert. Wolfgang Woelk meint: „Es ist hier nicht der Ort, die eidesstattliche Falschaussage von Wirth aus dem Jahre 1947 ethisch zu beurteilen."[51] Man muss aber feststellen, dass Wirth – auch mit dieser Falschaussage – für die problematischen Ausgangsbedingungen mitverantwortlich ist, unter denen historische und medizinhistorische Forschung zu diesem Themenkomplex stattfinden musste und muss.

Folgt man Wolfgang Woelk, so

> „reicht es nicht aus, einen wichtigen Tätigkeitsbereich von Wolfgang Wirth während der Zeit des Nationalsozialismus, die Giftgasforschung als generell verbrecherisches Unterfangen zu interpretieren. Diese Forschungen müssen vielmehr als spezifischer Bestandteil militärwissenschaftlicher Arbeit angesehen und vor dem historischen Hintergrund der Erfahrungen mit Giftgasen seit dem Ersten Weltkrieg interpretiert werden. Hieraus dürfte auch das besondere Interesse

48 Woelk (2003).

49 Ebd., S. 270.

50 Gellermann (1986), S. 81, Fußnote 5. Gellermann bekam von Wirth „zwei Lostnarben auf dem Arm" gezeigt, die von Selbstversuchen stammten. Über seinen Besuch im Konzentrationslager hat Wirth dem Giftgashistoriker offenbar nichts mitgeteilt.

51 Woelk (2003), S. 278.

> Wirths erklärt werden, der sich bis zum Ende des Zweiten Weltkrieges verstärkt mit diesen Fragen beschäftigt hat."[52]

Wolfgang Woelks Fazit lautet:

> „Wirth erscheint als ein pflichtbewusster, hochbegabter Wissenschaftler, der sich ausschließlich um seine spezifischen Arbeitsgebiete und die Aufgaben seines Instituts gekümmert hat. Insgesamt ergibt sich aus der Darstellung das Bild eines Wissenschaftlers, der zu keinem Zeitpunkt direkt in die medizinischen Verbrechen involviert war, der aber aufgrund seiner exponierten Stellung [...] über einzelne Menschenversuche in den Konzentrationslagern bereits vor Kriegsende informiert gewesen sein dürfte."[53]

Hier lässt sich kritisch einwenden: Ist das von Woelk konstatierte Pflichtbewusstsein ein positiver Wert an sich? Bezieht sich dieses Pflichtbewusstsein Wirths auf wissenschaftliche Standards oder humanistische Werte? Ist hier die Verpflichtung gegenüber dem Arbeitgeber Wehrmacht gemeint? Und: Ist es nicht doch legitim, die „spezifischen Arbeitsgebiete und die Aufgaben seines Instituts" als „spezifischen Bestandteil" einer den verbrecherischen Krieg tragenden „militärwissenschaftlichen Arbeit" in toto kritisch zu hinterfragen?

Nach heutiger Quellenlage lässt sich feststellen, dass Wirth aufgrund seiner Stellung in der Wehrmacht Kenntnis von den Menschenversuchen in den Konzentrationslagern hatte. Mindestens den Versuch in Sachsenhausen hat er selbst in Augenschein nehmen können. Es ist wahrscheinlich, dass er über andere Versuchsreihen Kenntnis hatte, wie Woelk auch akribisch mitteilt.[54] Die vorhandenen Quellen belegen unserer Ansicht nach tatsächlich keine direkte Verantwortung Wirths für solche Versuche. Allerdings lässt sich das aufgrund der fragmentarischen Quellenlage auch nicht so kategorisch ausschließen, wie es Wolfgang Woelk mit der Formulierung, Wirth sei „zu keinem Zeitpunkt direkt in die medizinischen Verbrechen involviert" gewesen, vornimmt. Diese Aussage würde eine umfassende Aufarbeitung der militärmedizinisch begründeten Medizinverbrechen des Dritten Reiches, die so nicht vorliegt, voraussetzen. Es ist an dieser Stelle verwunderlich, dass Woelk in seinem Text einerseits durchgängig sehr sorgfältig das Wirken Wirths rekonstruiert, Argumente vorsichtig abwägt und aus dem historischen Material vorsichtig Schlüsse zieht, andererseits jedoch in seinen beiden Schlussabsätzen u. E. nach ein zu geglättetes Bild von der Person Wirths und dessen Intentionen zeichnet. Hier werden plötzlich Tatsachen formuliert, die so eindeutig eben nicht bewiesen werden können. Beispielsweise lesen wir dort: „Maßstab war für ihn aber die Wissenschaftlichkeit der Versuchsreihen, weshalb er nicht nur den beobachteten Versuch im KZ Sachsenhausen eindeutig abgelehnt hatte [...]." Woelk hat für diese Aussage nur einen Beleg, nämlich die Einlassung Wirths vor dem

52 Ebd., S. 287.
53 Ebd., S. 287.
54 Durch Teilnahme an Konferenzen, eigene Arbeitskontakte und Kontakten von Mitarbeitern seines Institutes, ebd., S. 278-284.

Landgericht Duisburg 1951. Ob Wolfgang Wirth tatsächlich und auch bereits 1939 so gedacht hat, kann weder bewiesen noch bestritten werden.[55]

Anzumerken ist am Rande, dass es zur damaligen Zeit sehr wohl Wissenschaftler gab, die den verbrecherischen Charakter des Nationalsozialismus erkannten und die Mitwirkung an Projekten der Rüstungsforschung aus ethischen Gründen ablehnten. Insofern „müssen"(sic!) Wirths „Forschungen" keineswegs im Sinne von Woelk „interpretiert werden".

Sowohl argumentative Leerstellen als auch Fehleinschätzungen sind angesichts der schlechten Quellenlage kaum zu vermeiden. Sie sind allerdings auch nicht weiter problematisch, da alles Gesagte im Zuge der weiteren Forschungsdiskussion kritisiert, korrigiert und weiterentwickelt werden kann. Gleiches gilt freilich auch für Indizien, die gegen Beteiligte angeführt werden. Auch dies ist legitim und notwendig, da es um die Aufklärung historischer Zusammenhänge geht.

Man mag zu der Einschätzung gelangen, dass „die wissenschaftliche Arbeit von Wolfgang Wirth [...] sehr viel differenzierter zu betrachten" ist, als in den bisher „vorliegenden Interpretationen".[56] Indes stellt sich die Frage, ob eine intensivere (aber immer noch völlig unzureichende) Beschäftigung mit Wirths Biographie überhaupt stattgefunden hätte, wenn nicht die Vorstöße von Ernst Klee hierzu den Anstoß gegeben hätten.

Der deutschen Pharmakologie bzw. Toxikologie, die sich um das Ansehen ihrer führenden Fachvertretersorgt, wäre dabei mehr historische Sensibilität zu wünschen. Die Opfer der deutschen Kampfstoff-Forschung in den Konzentrationslagern hätten posthum mindestens verdient, dass an ihr Leid erinnert wird. Und auch, dass Verantwortlichkeiten und damals Verantwortliche benannt werden. Es wäre sicher an der Zeit, dass sich die betroffenen wissenschaftlichen Disziplinen bzw. ihre Verbände – bspw. durch das Einsetzen einer Historikerkommission, etwa nach dem Vorbild der Max-Planck-Gesellschaft – diesem Teil ihrer Geschichte endlich offener und (selbst-)kritischer stellten.

---

55 Einer eigenen Erörterung wäre der Begriff der „Wissenschaftlichkeit" als ethische Kategorie wert. Denn es ist auffällig, dass Wirth am Versuch in Sachsenhausen die Kategorie der Wissenschaftlichkeit an der Frage der Größe der Verletzungen festmacht: „Es war nämlich so, dass unsere Verletzungen etwa talergroß gewesen waren und doch wissenschaftlich einwandfreie und klare Ergebnisse geliefert haben, sodass ich die Versuche in Sachsenhausen, in der dort gezeigten Art nicht für notwendig hielt. Insbesondere hielt ich es vom wissenschaftlichen Standpunkt aus für nicht notwendig, derartig große Ätzverletzungen den Versuchspersonen beizubringen", AS, JD 1/22, Bl. 23-25, 24f.

56 Woelk (2003), S. 287.

Literaturverzeichnis

Aly, Götz/ Pross, Christian (Red.): Der Wert des Menschen. Medizin in Deutschland 1918-1945. Herausgegeben von der Ärztekammer Berlin in Zusammenarbeit mit der Bundesärztekammer, Berlin 1989.

Angerer, Jo: Chemische Waffen in Deutschland. Mißbrauch einer Wissenschaft, Darmstadt 1985.

Baader, Gerhard: Das Humanexperiment in den Konzentrationslagern. Konzeption und Durchführung, in: Osnowski, Rainer (Hrsg.): Menschenversuche: Wahnsinn und Wirklichkeit, Köln 1988, S. 48-69.

Ders.: Auf dem Weg zum Menschenversuch im Nationalsozialismus. Historische Vorbedingungen und der Beitrag der Kaiser-Wilhelm-Institute, in: Sachse, Carola (Hrsg.): Die Verbindung nach Auschwitz. Biowissenschaften und Menschenversuche an Kaiser-Wilhelm-Instituten. Dokumentation eines Symposioms. Göttingen 2003, S. 105-157.

Brauch, Hans Günter/Müller, Rolf-Dieter (Hrsg.): Chemische Kriegführung – Chemische Abrüstung: Dokumente und Kommentare, Berlin 1985.

Ebbinghaus, Angelika: Chemische Kampfstoffe in der deutschen Rüstungs- und Kriegswirtschaft, in: Eichholtz, Dietrich (Hrsg.): Krieg und Wirtschaft. Studien zur deutschen Wirtschaftsgeschichte 1939-1945, Berlin 1999, S. 171-194.

Gellermann, Günther W.: Der Krieg, der nicht stattfand. Möglichkeiten, Überlegungen und Entscheidungen der deutschen obersten Führung zur Verwendung chemischer Kampfstoffe im Zweiten Weltkrieg, Koblenz 1986.

Groehler, Olaf: Der lautlose Tod. Einsatz und Entwicklung deutscher Giftgase von 1914 bis 1945, Hamburg 1989.

Grümmer, Gerhard: Giftküchen des Teufels, Berlin 1985.

Harris, Robert/Paxman, Jeremy: Eine höhere Form des Tötens. Die unbekannte Geschichte der B- und C-Waffen, München 1985.

Havemann, Robert: Ein deutscher Kommunist. Rückblicke und Perspektiven aus der Isolation. Reinbek 1978. S. 58ff.

Ders.: Fragen Antworten Fragen. Aus der Biographie eines deutschen Marxisten. München 1970.

Klee, Ernst: Auschwitz, die NS-Medizin und ihre Opfer, Frankfurt am Main 1997 (überarbeitete Taschenbuch-Ausgabe: 2001).

Kogon, Eugen: Der SS-Staat. Das System der deutschen Konzentrationslager. Frankfurt 1964.

Kopke, Christoph/Schultz, Gebhard: Menschenversuche mit chemischen Kampfstoffen bei Wehrmacht und SS. Ein Forschungsbericht, in: Kopke, Christoph (Hrsg.): Medizin und Verbrechen. Festschrift zum 60. Geburtstag von Walter Wuttke, Ulm 2001, S. 242-246.

Martinetz, Dieter: Vom Giftpfeil zum Chemiewaffenverbot. Zur Geschichte der chemischen Kampfmittel, Frankfurt am Main 1996.

Mielke, Fred/Alexander Mitscherlich: Medizin ohne Menschlichkeit. Dokumente des Nürnberger Ärzteprozesses, Frankfurt am Main 1983.

Neumann, Alexander: „Arzttum ist immer Kämpfertum“. Die Heeressanitätsinspektion und das Amt des „Chef des Wehrmachtssanitätswesens“ im Zweiten Weltkrieg (1939-1945), Düsseldorf 2005.

Paul-Martini-Stiftung (Hrsg.): Verleihung der Paul-Martini-Medaille in Gold an Prof. Dr. phil. Dr. med. h. c. Wolfgang Wirth, Frankfurt/Main 1975.

Philippu, Athineos: Geschichte und Wirken der pharmakologischen, klinisch-pharmakologischen und toxikologischen Institute im deutschsprachigen Raum. Innsbruck 2004.

Robinson, Julian Perry: The Rise of CB Weapons, Stockholm/New York 1971.

Schleiermacher, Sabine: Die SS-Stiftung „Ahnenerbe“. Menschen als „Material“ für eine „exakte“ Wissenschaft, in: Osnowski, Rainer (Hrsg.): Menschenversuche: Wahnsinn und Wirklichkeit, Köln 1988, S. 79-81.

Schmaltz, Florian: Kampfstoff-Forschung im Nationalsozialismus. Zur Kooperation von Kaiser-Wilhelm-Instituten, Militär und Industrie. Göttingen 2005.

Schultz, Gebhard: Militärisches Sperrgebiet. Die Zitadelle Spandau im Nationalsozialismus, in: Berlinische Monatsschrift, Heft 7, Teil 2, 2001, S. 51-59 (http://www.berlinische-monatsschrift.de).

Sprenger, Isabell: Groß-Rosen: Ein Konzentrationslager in Schlesien, Köln 1996.

Stoll, Katrin: Walter Sonntag – ein SS-Arzt vor Gericht, in: Zeitschrift für Geschichtswissenschaft 50 (2002), S. 918–939.

Winau, Rolf: Versuche mit Menschen in Konzentrationslagern, in: Quack, Sibylle (Hrsg.): Dimensionen der Verfolgung. Opfer und Opfergruppen im Nationalsozialismus. München 2003, S. 303-320.

Woelk, Wolfgang: Der Pharmakologe und Toxikologe Wolfgang Wirth (1898-1996) und die Giftgasforschung im Nationalsozialismus, in: Woelk, Wolfgang/Sparing, Frank/Bayer, Karen/Esch, Michael (Hrsg.): Nach der Diktatur. Die medizinische Akademie Düsseldorf nach 1945, Düsseldorf 2003.

„Forschungen für die Abwehr biologischer Kriegsmethoden" und Krebsforschung im Zweiten Weltkrieg: Die Forschungsarbeiten beim „Reichsbevollmächtigten für Krebsforschung", Kurt Blome, 1943-1945

GABRIELE MOSER

Kurt Blome, eine Person, die eine zentrale Rolle in der Organisation der Krebsforschung im Nationalsozialismus gespielt hat, ist heute nur wenigen Historikerinnen und Historikern bekannt. Als Wissenschaftler hat sich der Mediziner Blome nicht hervorgetan, weshalb er in die einschlägigen Publikationen der Medizingeschichte keinen Eingang fand.[1] Bekannter dagegen ist die Tatsache, dass er in den Nürnberger Ärzteprozessen wegen „Verbrechen gegen die Menschlichkeit" angeklagt, im August 1948 vom amerikanischen Militärgerichtshof Nr. 1 aber freigesprochen worden ist. Im Mittelpunkt dieses Beitrages wird das 1942 im deutsch besetzten Westen Polens gegründete „Zentralinstitut für Krebserforschung e.V." stehen, wobei neue Archivalienfunde es nun erlauben, Blomes forschungsrelevante Kenntnisse sowie seine Tätigkeit als Leiter dieses „Zentralinstituts für Krebsforschung" differenzierter zu rekonstruieren.[2] Die Aussage des Generalarztes Walter Schreiber in Nürnberg vom 26. August 1946, dass in einem Institut bei Posen „die Vorbereitung des bakteriologischen Krieges mit Erregung der Pest" und „Versuche am Menschen" durchgeführt worden seien,[3] wurde bis in die jüngste Gegenwart nicht kritisch genug hinterfragt, ebenso wie die Behauptung, dass die Bezeichnung „Krebsforschung" lediglich als Deckmantel für diese Kriegswaffenforschung gedient habe.[4]

---

1 Nicht einmal die zeitgenössische sechste Ausgabe von „Kürschners Deutscher Gelehrtenkalender" von 1940/41 erwähnt ihn, wohl aber Leonardo Conti (Bd. 1, S. 261).

2 Das Archiv der Adam Mickiewicz-Uniwersytet in Poznan ermöglichte mir die Einsicht in die Aktenbestände der ehemaligen „Reichsuniversität Posen". Ich danke sehr herzlich meinen polnischen Kolleginnen, Frau dr Bozena Gorczynska-Przybylowicz und Frau mgr Anna Domalanus, sowie Herrn Prof. Dr. Bernd Martin und Herrn Dr. Martin Faber in Freiburg i.Br. für ihre unkomplizierte, überaus freundliche Unterstützung.

3 Internationaler Militär-Gerichtshof (1948), S. 602-620, Zitat S. 604. Zum Forschungskontext vgl. Harris/Paxman (1983), Hansen (1993), Geissler (1998), sowie übergreifend jetzt Schmaltz (2005).

4 Z.B. Klee (2003), vgl. die Einträge zu ehemals in Posen tätigen Wissenschaftlern Blome (S. 54), Hinsberg (S. 257), F. Holtz (S. 268) und Seel (S. 576), sowie zuletzt Deichmann 2005 (S. 137); dort auch die Feststellung, dass „alle Unterlagen des Zentralinstituts für Krebsforschung während des Krieges zerstört oder vernichtet wurden" (ebd.).

In seiner Eigenschaft als Mitglied des Reichsforschungsrates, einer bisher noch zu wenig untersuchten Institution des NS-Staates,[5] verfügte Kurt Blome über große Finanzmittel zur Förderung wissenschaftlicher Arbeiten. Offiziell zum „Bevollmächtigten für Krebsforschung" bestellt, war Blome jedoch nicht nur für die Forschungsförderung in diesem Bereich zuständig, sondern seine Gelder sollten ebenso der „Vorbereitung des Schutzes der Zivilbevölkerung bei etwaigem Einsatz von B-Kampfmitteln durch den Feind" dienen, wie die offizielle Aufgabenformulierung an Blome lautete.[6] Dass das Anliegen des Schutzes der Zivilbevölkerung oft kaum zu trennen ist von der Erforschung der offensiven Anwendung von Krankheitserregern und Pflanzenschädlingen als Waffe, ist kaum zu bestreiten. In historischen Darstellungen der Entwicklung von biologischen Waffen begegnet man dem Namen Blomes dann auch häufiger, ebenso wie in der Geschichte der Wissenschaftlertransfers nach dem Zweiten Weltkrieg wie der Aktion „Paperclip".[7]

Im Folgenden wird der Frage nachgegangen, welche Forschungen unter Kurt Blome tatsächlich in Posen und Nesselstedt[8] angeregt und finanziert worden sind, wobei besonders die Frage der „Pestversuche" thematisiert wird. Ein kurzer biographischer Abschnitt stellt Kurt Blome vor, bevor die Auseinandersetzung um die Einrichtung eines „Zentralinstituts für Krebsforschung" im NS-Staat der 1940er Jahre skizziert wird. Diese Vorgeschichte ist für das Verständnis der Forschungsaktivitäten in der „Reichsuniversität Posen" und der Forschungsstelle Nesselstedt bei Posen wichtig, weil die oftmals als biochemische, experimentell-medizinische Grundlagenforschung in Erscheinung tretende Krebsforschung sich nicht immer schon offensichtlich von Forschungen zur bakteriologischen Kriegsführung abgrenzen lässt.[9] Der knappen Darstellung des mit vergleichbaren Forschungsfragen befassten Instituts in der so genannten Sachsenburg bei Chemnitz, das über andere institutionelle Anbindungen verfügte, folgt der Ausblick auf Blomes Versuch der Auswanderung in die USA, die im November 1951 aufgrund öffentlicher politischer Gegenbewegung in den USA gegen die weitere Immigration von ehemaligen Nationalsozialisten scheiterte.

5 Vgl. aber jetzt Flachowsky (2005).

6 Ernennungsschreiben des Präsidenten des Reichsforschungsrates, Hermann Göring, v. 30.4.1943, BArch R 26 III/539a, Bl. 262.

7 Vgl. hierzu Gimbel (1990), Hunt (1991), Judt/Ciesla (1996).

8 Zum Gesamtüberblick über die durch Blome geförderten Forschungsarbeiten vgl. Moser (2005).

9 „Chemikalien" und „pharmazeutische Präparate", so eine gängige Bezeichnung auf vorliegenden Frachtbriefen und Lieferscheinen, können für unterschiedliche Forschungsarbeiten benutzt werden, wie die Herstellung eines Zytostatikums auf der Basis von Lost, dem „Gelbkreuz"-Gaskampfstoff, belegt.

Kurt Blome – Biographisches

Unter dem programmatischen Titel „Arzt im Kampf" legte Kurt Blome im Jahr 1942 eine auflagenstarke Autobiographie vor, in der er von sich ein eindrucksvolles Bild als überzeugtem Nationalsozialisten zeichnete.[10] Geboren 1894, eilte Blome sofort bei Kriegsbeginn 1914 „zu den Waffen" und unterbrach sein Medizinstudium bis zum Ende des Krieges im Oktober 1918. Als Angehöriger dieser nationalistischen, „kriegerischen" Generation[11] zog Blome die Fortsetzung des soldatischen Daseins dem zivilen Leben vor. Er kämpfte seit Beginn der 1920er Jahre gegen die entstehende Republik und gegen ihre demokratischen Strukturen, nahm 1920 am Kapp-Putsch teil, wurde Mitglied der berüchtigten „Organisation Consul", die den Mord an Walter Rathenau zu verantworten hatte und trat 1931 in NSDAP und SA ein.[12] In Rostock, wo er sich Anfang der 1920er Jahre als Facharzt für Haut- und Geschlechtskrankheiten niedergelassen hatte, begann Blome seine gesundheitspolitischen Aktivitäten im Hauptamt für Volksgesundheit der NSDAP, wobei er, wie er selbst schrieb, ein besonderes Interesse für die „Volkskrankheiten" Krebs und Tuberkulose entwickelte.[13] Mit der Machtübernahme der Nationalsozialisten im Jahr 1933 beendete Kurt Blome seine ärztliche Tätigkeit.

Er ging nach Berlin und arbeitete in der Dienststelle des Reichsgesundheitsführers Gerhard Wagner. Bis zu Wagners Tod im Jahr 1939 hatte Blome sich in unterschiedlichen Bereichen nach oben gearbeitet: Er fungierte als stellvertretender Leiter des Hauptamts für Volksgesundheit der NSDAP, stellvertretender Reichsgesundheitsführer unter Wagners Nachfolger, Leonardo Conti, und als stellvertretender Leiter der Reichsärztekammer. Daneben war er Hauptschriftleiter der Zeitschrift „Ziel und Weg", dem Organ des Nationalsozialistischen Deutschen Ärztebundes, sowie Vorstandsmitglied des „Reichsausschusses für Krebsbekämpfung" und Mitherausgeber der „Zeitschrift für Krebsforschung".[14] Die zunehmende Verankerung Blomes im Umfeld der Gesundheitspolitik sowie der deutschen Krebsforschung und -bekämpfung reflektierte seine 1940 erfolgte Ernennung zum Fachspartenleiter für „Bevölkerungspolitik, Erb- und Rassenpflege" im Reichsforschungsrat, einer zentralen Organisation zur Verteilung staatlicher Gelder in der Forschungsförderung. Als der Reichsforschungsrat 1942/43 unter dem überge-

---

10 Die Startauflage 1942 betrug 20.000 Exemplare, noch im selben Jahr folgte eine weitere Auflage, so dass die Gesamtauflage 1942 bei 40.000 Stück lag.

11 Zur „Generation der Sachlichkeit" vgl. z.B. Herbert (1995) und Raphael (2001), zur Prägung durch das gemeinsame Kriegserlebnis und seinen umfassenden Niederschlag in der biographischen Literatur vgl. zur Orientierung immer noch Paucker (1974).

12 Vgl. die beiden Akten Blomes in BArch, ehem. BDC.

13 Auch in den Vernehmungen in Nürnberg 1945/46 betonte Blome dieses ausgesprochen ‚zivilen' Aspekt seiner Interessen und Tätigkeiten im NS-Staat, vgl. die Mikrofiche-Edition der Protokolle und Dokumente der Prozesse: Dörner u.a. (2000), z.B. 2/4546 ff.

14 Einzelheiten zu Blomes Stellung in und Bedeutung für die Krebsforschung im Nationalsozialismus vgl. Moser (2005) und (2006), dort auch Literatur.

ordneten Ziel umstrukturiert wurde, die wissenschaftlichen Ressourcen für die Rüstungsforschung effektiver einzusetzen,[15] wurde Blome im April 1943 von Hermann Göring zum „Bevollmächtigten für Krebsforschung“ ernannt. Mit dieser zivilen Seite der zukünftigen Arbeit der Forschungsplanung war der oben bereits erwähnte Geheimauftrag verbunden, „die Erforschung der Abwehr biologischer Kriegsmethoden“, so Kurt Blomes eigene, nachträgliche Formulierung.[16]

Zu Beginn des Zweiten Weltkrieges hatte Kurt Blome wesentliche Stufen der Karriereleiter innerhalb der NSDAP sowie in seinem zivil-staatlichen Bereich der Gesundheits- und Wissenschaftspolitik erklommen. Er konnte sich daher seinen inhaltlichen Schwerpunkten zuwenden und trat verstärkt mit seinem Anliegen der Bekämpfung der „Volkskrankheiten“ an die Öffentlichkeit. Unter besonderer Betonung der Notwendigkeit einer „planvollen Gemeinschaftsarbeit“ in der deutschen Krebsforschung warb er für die Errichtung eines Zentralinstitutes zur Erforschung und Bekämpfung der Krebskrankheit. In einem solchen Zentralinstitut, so Blome in einem Aufsatz von 1940, werde nicht nur „ein großes Krankengut klinisch, wissenschaftlich und organisatorisch aufgearbeitet“, sondern dort könnten auch „die Fäden aus dem ganzen Reich zusammenlaufen“. Eine Denkschrift, die Blome in diesem Zeitraum an Adolf Hitler gerichtet hatte, die zum einen eine Aufstockung der Geldmittel für die Krebsforschung, aber auch die Unterstützung des „Führers“ für seine Zentralisierungsbestrebungen bringen sollte, war nicht erfolgreich gewesen; Hitler hatte Blome auf die Zeit nach dem Krieg vertröstet.

Auf der Suche nach Unterstützung für seine Pläne zur Errichtung eines solchen Forschungsinstituts gewann Blome mit Rudolf Mentzel, dem Präsidenten der Deutschen Forschungsgemeinschaft, der gleichzeitig auch Leiter der Abteilung Wissenschaft im Reichserziehungsministerium und später der Leiter des Geschäftsführenden Beirats des Reichsforschungsrates war, einen machtvollen Partner.[17]

Ein erster Versuch der Etablierung eines „Zentralinstituts für Krebsforschung“ wurde 1941 über das Reichserziehungsministerium gestartet. In sei-

15 Wie der Leiter des Geschäftsführenden Beirats des Reichsforschungsrates und Präsident der DFG, Rudolf Mentzel, im Februar 1942 mitteilte, habe der Reichsforschungsrat zunächst die Forschung auf dem „eigentlichen Rüstungssektor“ in Gang gebracht, wogegen „auf dem medizinischen Sektor anstehende Fragen“ erst in nächster Zeit angegangen werden sollten, Mentzel v. 19.2.1943 an Reichsfinanzminister, in: Internationaler Militär-Gerichtshof (1948), S. 13.

16 Fortsetzung des Kreuzverhörs des Angeklagten Prof. Kurt Blomes durch Mr. Hardy vor dem Amerikanischen Militärgerichtshof Nr. 1, in: Dörner u.a. (2000), 2/4861-4868, 2/4861.

17 Dass der SS-Brigadeführer Prof. Dr. Rudolf Mentzel, der über ein Thema der chemischen Kriegsführung geheim habilitiert hatte, mit der Unterstützung von Blome eigene Ziele verfolgte, kann mit gutem Grund vermutet werden. Vgl. Schmaltz (2005), besonders Kap. II: Kampfstoff-Forschung am Kaiser-Wilhelm-Institut für physikalische Chemie und Elektrochemie (1933-1945), Abschn. 1, S. 45-96. Dort auch der Hinweis auf die Kontakte zwischen Mentzel und Erich Schumann, der bei der Koordination der Forschungen zur biologischen Kriegsführung eine Rolle spielt.

ner ministerialen Funktion als Leiter der Abteilung Wissenschaft forderte Mentzel den Generaldirektor der Kaiser Wilhelm-Gesellschaft, Ernst Telschow, auf, Otto Heinrich Warburg zu entlassen. Das von Warburg geleitete Kaiser Wilhelm Institut für Zellphysiologie in Berlin-Dahlem, heute Sitz des Archivs zur Geschichte der Max-Planck-Gesellschaft, sollte unter Kurt Blomes Leitung „erweiterten Aufgaben der Krebsforschung" zur Verfügung gestellt werden, wie die Formulierung des von Mentzel unterzeichneten Schreibens lautete. Obwohl er als „Halbjude" stigmatisiert war, sich daher im Berlin der NS-Zeit in einer prekären Situation befand, verfügte der Nobelpreisträger Warburg doch über ein einflussreiches Unterstützungsnetzwerk. Nur wenige Wochen später, am 27. Juni 1941, konnte der Generaldirektor der Kaiser-Wilhelm-Gesellschaft Warburg davon informieren, dass das Reichserziehungsministerium seine Forderung nach dem Rücktritt Warburgs zurückgezogen habe. Damit war der Versuch, das Kaiser-Wilhelm-Institut für Zellphysiologie in Berlin in das von Blome geplante „Zentralinstitut für Krebsforschung" umzuwidmen, gescheitert.

Eine schmale Akte im Archiv zur Geschichte der Max Planck-Gesellschaft, der Nachfolgerin der Kaiser-Wilhelm-Gesellschaft, gibt Auskunft über den ungebrochenen Willen von Mentzel und Blome, ein außerhalb der NSDAP-Organisation angesiedeltes zentrales Forschungsinstitut unter der Dachorganisation der Kaiser-Wilhelm-Gesellschaft einzurichten. Die Laufzeit der Akte beginnt am 1. August 1941, also einen Monat, nachdem die ministerielle Entscheidung zugunsten der Beibehaltung des Warburgschen Kaiser-Wilhelm-Instituts gefallen war. Mentzel, der seit 1941 auch als Zweiter Vizepräsident der Kaiser Wilhelm-Gesellschaft fungierte, brachte am 24. April 1942 erneut den Vorschlag zur Errichtung eines zentralen Krebsforschungsinstituts ein, das der Kaiser-Wilhelm-Gesellschaft zwar verwaltungsmäßig, aber nicht wissenschaftlich unterstehen sollte. Die rechtliche Konstruktion sorgte dafür, dass der wissenschaftliche Ruf der Kaiser-Wilhelm-Gesellschaft weder durch eine offene Politisierung der Forschungsthemen noch durch eventuelle unseriöse wissenschaftliche Arbeiten im Sinne der „Neuen Deutschen Heilkunde" getrübt werden würde, als deren Anhänger Kurt Blome galt.[18] Als Standort des zukünftigen Zentralinstituts wurde nun auch nicht mehr Berlin genannt, sondern das „Anatomicum" der Universität Posen und ein „Gut im Warthegau".

18 Blome unterstützte zwar die „Neue Deutsche Heilkunde", war aber kein gänzlich unkritischer Anhänger und versuchte eher beide Positionen zu vermitteln, vgl. Blome (1940).

Das „Zentralinstitut für Krebsforschung“ im Warthegau und die Doppelaufgabe von Krebsforschung und „defensiver Biowaffenforschung“

Am 16. Mai 1942, nur wenige Wochen nach der 71. Senatssitzung der Kaiser-Wilhelm-Gesellschaft, wurde das „Zentralinstitut für Krebserforschung e.V.“ gegründet und beim Posener Amtsgericht als Verein registriert.[19] Die Satzung erläuterte als Zweck des Instituts, „die wissenschaftliche Erforschung der Krebskrankheit und die Schaffung von Mitteln zu ihrer Bekämpfung durch Errichtung eigener wissenschaftlicher Forschungsstätten zu fördern“. Der Verein selbst umfasste zwar nur sieben Mitglieder, aber nicht nur vor dem Hintergrund der oben angedeuteten Auseinandersetzungen mit der Kaiser-Wilhelm-Gesellschaft ist die Zusammensetzung der Mitgliedschaft interessant. Die wichtigsten forschungsrelevanten Organisationen des NS-Staates waren vertreten: Außer Kurt Blome, dem Stellvertretenden Reichsärzteführer und Vorstand des Vereins, gehörte ihm nicht nur Rudolf Mentzel, Präsident der DFG, als Stellvertreter Kurt Blomes an, sondern auch Ernst Telschow, Generaldirektor der Kaiser-Wilhelm-Gesellschaft, sowie Erich Schumann, Chef der Abteilung Wissenschaft im Oberkommando der Wehrmacht. Diese Repräsentanten der wichtigsten zivilen und militärischen wissenschaftsfördernden Institutionen wurden ergänzt durch Hanns Streit, den Kurator der Universität Posen, den Dozent für Medizinische Strahlenheilkunde und stellvertretenden Leiter der „Landesverbände für Geschwulstforschung“, Carl Hermann Lasch, sowie den Gauamtsamtsleiter des Amtes für Volksgesundheit der NSDAP im Reichsgau Wartheland, Kurt Huchzermeyer.[20]

Der Standort Posen für das „Zentralinstitut für Krebsforschung“ war für Mentzel und Blome attraktiv geworden, nachdem der Gauleiter des „Warthegaus“, Arthur Greiser, kostenlose Gebäude und Grundstücke aus dem Besitz des Klosters Nesselstedt in der Nähe von Posen angeboten hatte. Greiser hatte bereits Anfang 1940 nach einem Vortrag bei Adolf Hitler die Genehmigung erhalten, die ehemalige polnische Universität von Poznan in eine deutsche Universität umzubauen, die als ideologisches „Bollwerk gegen den Osten“ fungieren sollte. Im Sommersemester 1941 wurde der Lehrbetrieb an der nunmehrigen „Reichsuniversität Posen“[21] aufgenommen, der bis zum Wintersemester 1944/45 fortgeführt werden sollte.

Als im Jahr 1941 in Berlin die Entscheidung für den Aufbau des „Zentralinstituts für Krebsforschung“ in Posen fiel, umfasste das Lehrpersonal der Me-

19 BArch R 2/12540, n. pag.

20 Satzung des Vereins und Gründungsmitglieder ebd. Zum Warthegau s. Gorczynska-Przybylowicz (2004).

21 Zur Stellung der „Reichsuniversitäten“ in der NS-Hochschullandschaft s. Rittersbusch (1935); als Darstellungen s. Wroblewska (2000), jetzt auch Baechler et al. (2005), sowie zu dem Aspekt des Lehrkörperaustauschs zwischen Universitäten auch Loose (2005).

dizinischen Fakultät der deutschen Universität lediglich vier Personen.[22] Die gesamte Medizinische Fakultät residierte 1941/42 im „Haus der Medizinischen Institute“ in der Friedrich-Nietzsche-Strasse 6. Im Keller dieses Gebäudes befand sich das von Hermann Voss geleitete Anatomische Institut,[23] das so genannte Anatomicum, in dessen Räumlichkeiten im Herbst 1942 die erste Gruppe von Blomes Krebsforschern einzog. Es waren die Mitarbeiterinnen und Mitarbeiter der „Landesverbände für Geschwulstforschung“, die zunächst in Rostock ansässig gewesen waren, wo sie mit Mecklenburg als Modellregion an der Entwicklung einer neuartigen Krebs-Morbiditätsstatistik arbeiteten. Carl Hermann Lasch organisierte die „Erfassung“ Krebskranker in vier Vergleichsregionen (Mecklenburg, Sachsen-Anhalt, Saarland und „Gross-Wien“), was einen hohen Personalbedarf an Fürsorgerinnen mit sich brachte.[24] 1942 wurde der Sitz der „Landesverbände für Geschwulstforschung“ über Berlin nach Posen verlegt, wo Laschs Institut als erstes in das im Aufbau befindliche „Zentralinstitut für Krebserforschung“ integriert wurde. Die unter der Leitung des habilitierten Radiologen Lasch durchgeführten krebsstatistischen Arbeiten waren Bestandteil des Tumorforschungsprogramms der DFG und wurden in beträchtlicher Höhe finanziert. Im Mai 1943 ging dann die Zuständigkeit für die Mittelbewilligung im Reichsforschungsrat von Ferdinand Sauerbruch, dem Fachspartenleiter für Allgemeine Medizin, auf Kurt Blome als „Bevollmächtigtem für Krebsforschung“ über.[25]

Nachdem Blome das auf den 30.4.1943 datierte Ernennungsschreiben zum Bevollmächtigten des Reichsforschungsrates zugestellt worden war, erfolgte am 1.4.1943 auch die feste Etatisierung der jährlichen Zuschüsse aus dem Reichsfinanzhaushalt in Höhe von jährlichen 94.500 RM; die Gelder stellte das Reichserziehungsministerium dem Kurator der Universität Posen zur Verfügung.[26] Kloster und Gut Nesselstedt übernahm Kurt Blome für das „Zentralinstitut für Krebsforschung“ offiziell am 1. Juni 1943, so dass die vom Reichsfinanzministerium bewilligten Zuschüsse sowie die Gelder des Reichsforschungsrates für die Umbauarbeiten ab Mitte 1943 abgerufen werden konnten. Seit Ende Mai 1943 hatten vor Ort Besprechungen über die durchzuführenden Bauarbeiten im Kloster Nesselstedt stattgefunden, an denen interessanterweise

22 Vgl. die gedruckt vorliegenden Vorlesungsverzeichnisse der Reichsuniversität Posen, Posen 1941-1945, in der ersten und der letzten Ausgabe ist je ein Lageplan der Institute mit ihren Anschriften abgedruckt (o. S.).

23 Als Dokument eines Wissenschaftlers als „Besatzer“, dessen Aggressivität mit Angst und Gefühlen der Isolation gepaart war, vgl. Das Posener Tagebuch des Anatomen Hermann Voss, in: Aly u.a. (1987), S. 15-66.

24 Vgl. dazu die DFG-Akte Laschs, BArch R 73/12595.

25 Noch unter Sauerbruch erhielt Laschs Arbeitsgruppe 1941/42 insgesamt 90.634 RM, BArch, R 73/14176. Die erste, von Blome für den Standort Posen unterzeichnete Bewilligung stammt vom 19.5.1943 und beläuft sich auf 75.000 RM, BArch R 73/12595. Zur Person Sauerbruchs vgl. die Arbeiten von Eckart (2002) und Kudlien/Andree (1980).

26 BArch R 2/11654, erstmalig für 1943.

auch General Erich Schumann teilgenommen hatte,[27] der nicht nur Gründungsmitglied des Vereins „Zentralinstitut für Krebsforschung e.V." war, sondern auch Mitglied der Arbeitsgruppe „Blitzableiter", deren Aufgabe in der Koordination der Entwicklungsarbeiten auf dem Gebiet der bakteriologischen Kriegsführung bestand.[28] Die erste große Rate der Reichsforschungsratsgelder in Höhe von 200.000 RM erreichte den Posener Kurator Dr. Hanns Streit, der zugleich Geschäftsführer des „Zentralinstituts für Krebsforschung" war, Ende Juli 1943, wobei der Betrag eine Sachbeihilfe für „Baukosten und Übernahmekosten von lebendem und totem landwirtschaftlichem Inventar" darstellte.[29]

Die Tumorfarm der „Deutschen Forschungsgemeinschaft", die dazu diente, die experimentellen Krebsforscher und -forscherinnen mit standardisierten Versuchstieren zu versorgen,[30] wurde in mehreren Schritten von ihrem bisherigen Standort Berlin nach Posen verlegt. Da im Sommer 1943 u.a. das Rudolf-Virchow-Krankenhaus, an dessen „Institut gegen die Geschwulstkrankheiten" die Tumorfarm angegliedert war und betreut wurde, an verschiedene Ausweichstandorte außerhalb Berlins verlegt wurde, mussten die Tiere, die speziell angefertigten Käfige sowie dazugehöriges Instrumentarium zusammen geholt werden, um auf den Weg nach Posen geschickt zu werden.[31] Vom Bahnankunftsort Posen aus gingen die Versuchstiere wenige Tage später per LKW-Transport nach Nesselstedt, wo sie in der Nacht vom 21. auf den 22. August 1943 entladen wurden.[32]

Ebenso wie die Bestandteile der Tumorfarm musste die gesamte apparative Ausstattung, die für die einzelnen Abteilungen notwendigen Einrichtungsgegenstände und Instrumente, aus den über das Deutsche Reich verstreuten Forschungsinstituten zusammengesucht werden, da aufgrund von Rohstoffrationierung und fehlenden Dringlichkeitsbescheinigungen eine Neuanschaffung der Geräte oftmals unmöglich war. Friedrich Holtz, der bis 1939 am „Institut gegen die Geschwulstkrankheiten" des Rudolf-Virchow-Krankenhauses in Berlin angestellt war und die dortige Biologische Abteilung geleitet hatte,[33]

27 Dies geht aus der Überstundenabrechnung des die Herren chauffierenden Kraftfahrers Goertz über den 23.7.1943 hervor, AUAM Poznan, Sygn. 143/69, Bl. 136.

28 Zur Arbeitsgemeinschaft „Blitzableiter" vgl. Hansen (1993) und Geissler (1998).

29 So das Bewilligungsschreiben, AUAM Poznan, Syg. 143/70, Bl. 5. Weitere Bewilligungen in der DFG-Akte Hanns Streits, BArch R 73/15032.

30 Vgl. hierzu auch Schwerin (2004).

31 Teile der Tumorfarm befanden sich z.B. im „Krankenhaus der Reichshauptstadt" in Eberswalde, in den Heilanstalten Hohenlychen/Mark, in Ravensbrück, aber auch in Marienbad. Vgl. die umfangreiche diesbezügliche Korrespondenz in der DFG-Akte von Friedrich Holtz, BArch R 73/11786.

32 AUAM Poznan, Sygn. 143/70, Bl. 108.

33 Nachdem Holtz einer Kündigung durch die Klinikverwaltung – es lagen etliche Beschwerden von Mitarbeitern über Holtz' Charakter und Führungsstil vor, vgl. z.B. die Darlegungen des Stipendiaten Walter Stümpel v. 7.7.1938, BArch R 73/15075 -, durch freiwilliges Ausscheiden zum Jahreswechsel zuvorgekommen war, sandte Holtz eine Denkschrift „Richtlinien über die Schaffung eines Krebsinstitutes" an den Reichsführer-SS. Die kurzfristig aufscheinende Möglichkeit, ein eigenes Krebsforschungsinstitut im SS-Ahnenerbe einzu-

war als Nachfolger des zuerst für die Abteilungsleitung vorgesehenen Karl Hinsberg für die Beschaffung seiner Institutsausstattung selbst zuständig.[34] In einem Gespräch mit Blome hatte Holtz ausgehandelt, dass sämtliche, von ihm beim Ausscheiden aus dem Rudolf-Virchow-Krankenhaus Ende 1938 abgegebenen Leihgaben der DFG dem Posener Institut zur Verfügung gestellt werden, wie er dem Leiter des Apparate-Ausschusses der DFG, Becker, im Dezember 1943 mitteilte. Becker versicherte sich zunächst bei Rudolf Mentzel, bevor der die erste Lieferung nach Posen auf den Weg schickte. Ausdrücklich wies er darauf hin, dass hinsichtlich der Leihgaben kein Rechtsanspruch gegenüber der DFG bestehe, d.h. wenn der vorige Nutzer das geforderte Gerät nicht zurückgebe, würde Holtz leer ausgehen.[35] Wie der umfangreiche Schriftwechsel zeigt, verwandte Holtz viel Energie auf die Zurückholung der von ihm benötigten Apparaturen und Instrumente, nicht ohne Erfolg, denn im März 1944 klagte eine Mitarbeiterin der Tumorfarm, dass laufend Kisten mit Apparaten einträfen, deren Inhalt sie aber aus Furcht vor Diebstahl durch „hier im Hause arbeitende Polen“ gar nicht prüfen könne.[36]

Parallel zu Holtz war auch Blome selbst mit der Einwerbung von Gegenständen beschäftigt, die sich für das „Zentralinstitut für Krebsforschung“ von Nutzen erweisen konnten. So erwarb Blome beispielsweise am 12.1.1944 „für das Krebsinstitut von dem Stabsarzt Dr. Seel eine Laboreinrichtung [...], die sich z. Zt. in Posen in der Kleistkaserne befinde“.[37] Der damalige Stabsarzt Dr. med. habil. Hans Seel, der 1943 über die „Einwirkung aller [sic] Schädlingsbekämpfungsmittel auf den Menschen“ gearbeitet hatte, bezeichnete diesen Betrag übrigens als „Forschungsbeihilfe“.[38] 1943 verließ Seel seinen bisherigen Wirkungsort, den Flieger-Forstschutzverband Weimar-Nohra, verlegte sein Laboratorium nach Posen in die Kleistkaserne, wo er ab 1944, unterstützt durch Bewilligungen des „Bevollmächtigten für Krebsforschung“ im Reichsforschungsrat, Kurt Blome, über „Bodenentseuchung“ und „Ackerbauschädlingsbekämpfungsmittel“ forschte.[39]

---

richten, scheiterte jedoch an den hohen Betriebskosten, die Holtz mit 124.000 RM jährlich angesetzt hatte, die zu den (einmaligen) Baukosten von 300.00 RM hinzukommen sollten, Brief F. Holtz v. 1.10.1938, Denkschrift und folgender Schriftwechsel mit Walther Wüst, BArch, ehem. BDC Ahnenerbe Holtz Friedrich Prof. 6.10.1898, Bl. 8-13.

34 Holtz trat seine „Besichtungsreise“ des Posener Instituts am 20.10.1943 an, AUAM Poznan, sygn. 143/70, Bl. 65. Von Hinsberg ist ein Schreiben erhalten, in dem er eine an ihn adressierte Rechnung vom 17.11.1943 mit der Begründung zurückweist, er sei nicht mehr zuständig, ebd., Bl. 209. Seit Januar 1944 war Hinsberg mit seiner Arbeitsgruppe in Freiburg i.Br. tätig, vgl. Arbeitsbericht Hinsbergs vom 12.4.1944, BArch R 73/11701, n. pag.

35 BArch R 73/11786.

36 Zentralinstitut für Krebsforschung, Abt. Tumorfarm, Posen v. 2.3.1944 an die Deutsche Forschungsgemeinschaft, BArch R 73/11702.

37 Anweisung an Kurator Streit zur Überweisung des Betrages von RM 5.000 an Seel, BArch R 73/15032.

38 Vgl. Hans Seel: Lebenslauf, Lehrtätigkeit und wissenschaftliche Arbeiten, BArch, ehem. BDC REM Seel Hans, Bl. 937-943, hier Bl. 942.

39 BArch R 26 III/278, p. 518 u. 539.

Im Januar 1944 war Blome noch „im wesentlichen mit der Errichtung und Einrichtung der notwendigen Baulichkeiten beschäftigt", wie Blome eine Anfrage Werner Osenbergs, des Leiters des Planungsamtes des Reichsforschungsrates, über den Stand seiner Forschungsarbeiten beantwortete.[40] Obwohl sich die Bau-, Umbau- und Renovierungsarbeiten durch das gesamte Jahr 1944 hinzogen, vollzogen sich deutliche Veränderungen in den einzelnen Abteilungen.[41] Bereits Mitte Januar 1944 erfolgte eine Erweiterung des Forschungsbetriebes, indem in Birnbaum/Wartheland eine von Friedrich Holtz geleitete Zweigstelle des „Zentralinstituts für Krebsforschung" eingerichtet wurde, in der Holtz u.a. für die Unterbringung von „Parallelrattenstämmen" der Tumorfarm sorgte.[42] Wenige Monate später wurde diese Zwischenlösung für die Holtz'sche Abteilung zum Hauptarbeitsort, nachdem bei einem Bombenangriff auf Posen Universitätsinstitute beschädigt worden waren. Die in der Stadt gelegenen Laboratoriumsräume des nunmehrigen „Reichsinstituts für Krebsforschung" mussten im Juni 1944 den ausgebombten Universitätsinstituten zur Verfügung gestellt werden, weshalb die gesamte Zweigabteilung, der inzwischen „Aufgaben von höchster Dringlichkeit" zuteil geworden waren, nach Birnbaum verlegt wurde.[43]. Im Gegensatz zu einem Universitätsinstitut sei diese Abteilung als „Reichsinstitut" nicht an den Ort Posen gebunden, argumentierte Holtz.

Aus einem Vermerk des Kurators der Posener Universität über eine Besprechung mit Kurt Blome am 21.2.1944 ist folgender Planungs- bzw. Realisierungsstand des „Zentralinstituts für Krebserforschung e.V." zu entnehmen:[44]

---

40 Aus diesem Grund, so Blome weiter, habe er auch noch keine Anträge auf Freistellung von Forschern gestellt, und er gesteht dem Leiter des Planungsamtes des Reichsforschungsrates, dass seine Erfahrungen auf dem Gebiet der Forschungsorganisation „nicht allzu große sind". Die Frage, in welcher Form sich kriegsbedingte Behinderungen in der Forschungsarbeit denn konkret bemerkbar machten, könne er, so Blome, „zur Zeit nicht genau zu beantworten", BArch R 26 III/ 49, Bl. 192 f.

41 In früheren Beiträgen über das Posener Institut habe ich diese Dynamik der Entwicklung unterschätzt und die Einschränkungen durch die kriegsgeschuldete Spar- und Mangelwirtschaft überbewertet. Die veränderte Sichtweise resultiert aus dem im Januar dieses Jahres gewonnenen Einblick in die beiden Kassenakten, die vom „Zentralinstitut für Krebsforschung. Reichsinstitut an der Reichsuniversität Posen" aus den Jahren 1943 und 1944 überliefert sind.

42 AUAM Poznan, Sygn. 143/69, Bl. 75.

43 „Erklärung" von Friedrich Holtz v. 30.6.1944, BArch R 73/11786. Holtz erläuterte, dass er alle Laboreinrichtungsgegenstände und Apparate, die auf einer beiliegenden umfangreichen Liste aufgeführt waren, zur Einrichtung der Abteilung in Birnbaum benötige. „Aufgaben von höchster Dringlichkeit" mögen dem Zentralinstitut beigemessen worden sein, aber nicht dem Holtz'schen Projekt, das lediglich über eine SS-Dringlichkeitsstufe verfügte. Auch der DFG-Apparateausschuss verwandte sich für Holtz' Anliegen nicht mit aller Entschiedenheit, denn auch im Februar 1945 konnte Holtz noch nicht über die immer wieder angeforderte Kamera verfügen. Es gebe derzeit Wichtigeres, beschied Mentzel Holtz, Schreiben v. 24.2.1945, BArch R 73/11786.

44 Vermerk von Hanns Streit v. 28.2.1944, BArch R 73/15032.

„Die zu gründenden [!] Abteilungen sind folgende:
1) Physiologisch-Biologische Abteilung im Hause der Medizinischen Institute in Posen unter Leitung von Prof. Dr. Holtz, unter Angliederung eines Physiologisch-Physikalischen Laboratoriums in der Klosterkapelle in Nesselstedt.
2) Bakteriologische u. Vakzine-Abteilung in Nesselstedt in zu erbauenden [!] Baracken unter Leitung von Dr. Gross. Die Entwürfe für die Steinbaracken sind gefertigt, die Einholung der Baugenehmigung ist im Gange.[45]
3) Gynäkologisch-Chirurgische Abteilung im Kloster Nesselstedt unter voraussichtlicher Leitung von Dr. Lange-Sundermann.[46]
4) Röntgen-Radiologische Abteilung im Kloster Nesselstedt – unter Leitung von Prof. Dr. Holfelder.
5) Abteilung für Krebsstatistik (bisher Krebsschicksalsstatistik) unter Leitung des Dozenten Dr. Lasch, im Hause der Medizinischen Institute in Posen.
6) Pharmakologische Abteilung, die bis auf weiteres in der Kleistkaserne in der Tannenbergstrasse in Posen verbleiben soll. Wegen Anmietung der Räume und Überlassung der Einrichtungen schweben Verhandlungen. Leitung Dr. Seel."

Gut vier Monate später bat der Kurator um die Zuweisung von weiteren 100.000 RM, diesmal zur Bestreitung des zu erwartenden Anstieges der Verwaltungsausgaben aufgrund der Inbetriebnahme neuer Abteilungen des Zentralinstituts. Unter Datum vom 3. Juli 1944 teilte Kurator Streit Mentzel als dem Leiter des Geschäftsführenden Beirats des Reichsforschungsrates die baldige Inbetriebnahme weiterer Forschungsabteilungen in Posen und Nesselstedt mit:

„In Posen arbeiten z.Zt. [d.i. am 3.7.1944 – G.M.] [1.] die Pharmakologische Abteilung unter Leitung von Dr. Seel, [2.] die Physiologisch-Biologische Abteilung von Prof. Holtz – Vertreter Prof. Lange[47] – und [3.] die Abteilung für Krebsstatistik unter Leitung von Dr. Lasch. Weitere Abteilungen werden unter Leitung von [4.] Prof. Holtz in Birnbaum und Nesselstedt, unter Leitung von [5.] Dr. Lange-Sundermann in Nesselstedt und unter Leitung von [6.] Prof. Gross in Nesselstedt in Bälde mit der Arbeit beginnen. Auch der Bedarf der Verwaltungsabteilung in Nesselstedt wird sich durch die Einrichtung neuer Abteilungen erhöhen".[48]

45 Die Baracken waren im Januar 1945 noch nicht bezugsfertig, wie aus der Akte der Polnischen Hauptkommission, Nesselstedt betreffend, hervorgeht, zit. bei Hansen (1993), S. 178. Ein späterer Abschlussbericht des zuständigen Untersuchungsrichter H. Ciesluk vom Mai 1951 weist darauf hin, dass die Anlagen in der Baracke des sog. Tierstalls darauf deuten, dass auf der Station Menschenversuche durchgeführt werden sollten (Tische, Waschbecken und Klosetts in den einzelnen Räumen), zit. bei Hansen (1993), S. 177-181, besonders S. 178f.

46 Im Tagebuch des Rektors der Reichsuniversität Posen ist vermerkt: „3143/44, 12.12.[1944]: Dekan der Med. Fakultät 585/44. Öffentliche Lehrprobe des Dr. med. habil. Lange-Sundermann, AUAM Poznan, sygn. 78/295. Vgl. a. Tagebuch von Wolfram Sievers, 16.12.1944: „20.00-2.00 Uhr in Posen. Einladung bei Dozent Dr. habil. Langesundermann [sic] mit SS-Brif. Prof. Dr. Mentzel", BArch Ludwigsburg, AR-Z 501/1967, Bd. IV, Bl. 675.

47 Es handelt sich wahrscheinlich um Prof. Dr. Friedrich Lange, für den Holtz im Mai und Juni 1944 Reisekosten von Cottbus nach Posen und Birnbaum verauslagt hatte, deren Begleichung er am 17.6.1944 vom Kurator verlangte, AUAM Poznan, sygn. 142/69.

48 Streit vom 3. 7.1944 an Mentzel, BArch R 73/15032.

Während die Tätigkeit der pharmakologischen (Seel), physiologisch-biologischen (Holtz, Lange) sowie der krebsstatistischen Abteilung (Lasch)[49] nachvollziehbar ist, wurde offenbar die Planung einer „röntgen-radiologischen Abteilung" aufgegeben. Ob es Lieferschwierigkeiten bei der apparativen Ausstattung gegeben hat[50] oder ob andere Gründe ausschlaggebend waren, lässt sich gegenwärtig nicht feststellen.[51] Die gynäkologisch-chirurgische Abteilung unter Lange-Sundermann hatte möglicherweise ebenfalls mit Lieferschwierigkeiten zu kämpfen, wie schon Probleme mit früheren Bestellungen der Einrichtungen für Operations-, Bestrahlungs- und Sektionsräume nahe legen; über die erfolgte Habilitation im Dezember 1944 hinausgehende Feststellungen lassen sich aus den vorhandenen Akten jedenfalls nicht treffen.

Über den Ausstattungsstand der „Bakteriologischen und Vakzine-Abteilung" unter Dr. Karl Joseph Gross, deren baldige Inbetriebnahme Kurator Streit am 3.7.1944 ankündigte, und die in einigen Kassenbelegen auch als „Nesselstedt II" bezeichnet wird, lassen sich dagegen nun detailliertere Aussagen machen. Karl Joseph Gross, nicht zu verwechseln mit dem ebenfalls 1944 an der Reichsuniversität Posen beschäftigten Bakteriologen und Hygieniker Dozent Dr. Walter Gross,[52] erhielt seit dem Frühjahr 1944 für das „Zentralinstitut für Krebsforschung, Abt. II, Posen-Nesselstedt", neben gängigen Ausrüstungs- und Verbrauchsartikeln wie u.a. Hansaplast oder Scheuerlappen, einige bemerkenswerte Lieferungen. Eine Kiste der „Medicihaus Aktiengesellschaft" enthielt „2 elektrische Heizkissen, 12 Urinenten, 2 Bronchitiskessel [ein Inhalationsgerät – G.M.], Spiritusheizung, 4 Splitterpinzetten, 6 Incisi-

49 Die durch eine Reisekostenabrechnung Laschs vom 6.5.1944 dokumentierten drei Reisen nach „Zeuthen, Forschungsinst. der Reichspost" im März, April und Mai 1944 stehen vermutlich im Zusammenhang mit „Neutronenversuchen" am dortigen Zyklotron, über die Blome dem Reichsführer-SS Himmler im Frühjahr 1944 berichten soll (Tagebuch W. Sievers vom 26.4.1944, abgedruckt in: Dörner u.a. (2000), 3/778). Auch Stabsarzt Dr. med. habil. Gerhard Schubert führte 1943/44 Untersuchungen über die biologische Wirkung von Neutronenstrahlen durch, sein von Sauerbruch am 19.8.1943 bewilligter Sachkredit war für die Arbeiten am Zyklotron im deutsch besetzten Paris bestimmt, BArch R 73/14544.

50 Vgl. die (vergeblichen) Bestellungen Blomes im April 1943 und Mentzels Interventionen im Oktober. Zu den kriegswirtschaftsbedingten Lieferschwierigkeiten für Geräte und Metallwaren im Fall Nesselstedt s. Moser (2006), vgl. auch Weiss (2000).

51 Personalakten Hans Holfelders, der als Leiter der Abteilung genannt wird, liegen in Poznan zwar vor, AUAM Poznan, sygn. 78/354 u. 78/355. Sie enthalten aber nur Dokumente der Vor-Posener-Zeit. Im Vorlesungsverzeichnis der Reichsuniversität erscheint er nicht, dagegen war Holfelder als Führer des SS-Röntgensturmbanns im Warthegau mit der Fahndung nach Tuberkulosekranken befasst, Klee (2003), S. 267. Holfelder fiel am 18.12.1944, die Universität richtete am 22.12.1944 eine Gedenkfeier für ihn aus, vgl. Tagebuch des Rektors 1944/45, AUAM Poznan, sygn. 78/295.

52 Personalakte s. AUAM Poznan, sygn. 78/221. W. Gross war bei Herzberg in Greifswald ausgebildeter Bakteriologe und Virologe, der sich 1943 mit der Influenza-Virusforschung befasste. Nach seiner Einziehung zur Luftwaffe nach Saalow bei Zossen ist nur noch bekannt, dass er nach Bukarest/Rumänien versetzt wurde, woher eine letzte Nachricht von ihm vom August 1944 stammte, ebd.. Eine Personalakte von Karl Joseph Gross konnte dagegen nicht gefunden werden.

onsscheren, 2 Verbandsscheren, 1 Mundsperrer, insges. 40 Rekordspritzen, 3 Dtzd. Fieberthermometer, 2 Chloroformtropfflaschen, 2 Äthertropfflaschen"; deren Eingang wurde am 25.5.1944 bestätigt.[53] Rechnungen einer diplomierten Übersetzerin vom 4.5., 16.5. und 23.6.1944, die Karl Joseph Gross beim Kurator einreichte, bezogen sich auf Übersetzungen aus russischer, französischer und englischer Spezialliteratur zum Thema Pest und Tularämie,[54] Rechnungen über umfangreiche Bestände an Chemikalien und „pharmazeutischen Präparaten" fielen im August, September und Oktober 1944 an, Literatur über Infektionskrankheiten, die Organisation von Laboratoriumsarbeiten etc. wurde von einer medizinischen Fachbuchhandlung in Berlin am 25.8.1944 geliefert und in Rechnung gestellt.[55] Gleichzeitig wurden in Nesselstedt zwei Krankenabteilung mit Betten und Krankenstühlen bestückt, die als „1 Wagen Bettstellen aus Eisen" von der Fa. Medicihaus A.G. im Juni 1944 angeliefert und am 28.8.1944 in Posen wieder abgefertigt wurden, wahrscheinlich für den Weitertransport nach Nesselstedt. Das eine Kontingent umfasste 70 Betten und 100 Krankenstühle, für „Abt. II (Dr. Gross)" waren dagegen 17 Matratzen und 20 Krankenstühle bestimmt.[56]

Am 6.11.1944 reichte Kurt Blome schließlich drei von ihm verauslagte Rechnungen der Firma „Bayer" I.G. Farbenindustrie Aktiengesellschaft vom 7.8., 22.8. und 31.8.1944 bei Kurator Streit ein, die an das Robert-Koch-Institut, Reichsanstalt zur Bekämpfung der übertragbaren Krankheiten, Wutschutzabteilung,[57] in der Föhrerstr. 2 in Berlin N 65 adressiert waren. Es handelte sich um insgesamt 2800 ccm Pest-Serum, 5 ccm agglutiniertes Pest-Serum und 1350 ccm Pest-Impfstoff, die Blome als „eine Gefälligkeitslieferung durch das Robert-Koch-Institut" erhalten hatte. Weil das Institut auf umgehende Begleichung der Rechnung bestanden hatte, war Blome nichts anderes übrig geblieben, als „die Regulierung sofort von hier aus [d.h. seiner Berli-

53 AUAM Poznan, sygn. 143/69.

54 Ebd.

55 Ebd. Die Durchsicht der umfänglichen Liste von Chemikalien ergab, dass sie wahrscheinlich für die Labor-Grundausstattung bestimmt war. Zweifel sind jedoch bei den gelieferten 2000g „Phosgen i. Toluol 20%" angebracht, deren Verwendungszweck nicht ohne weiteres im Nachhinein zu klären ist; ich danke Herrn Eckart, Florian Schmaltz und den beiden Münstertaler Pharmazeutinnen für ihre Unterstützung in dieser Frage.

56 Ebd.

57 Leiter dieser Abteilung war Prof. Dr. Eduard Boecker. In einem Bericht über eine Reise zur Sachsenburg vom 27.7.1944 berichtet er über geplante Tularämiearbeiten, die unter Mitarbeit des russischen Prof. Popoff stattfinden sollen, BArch R 86/4210, Bl. 107. Außerdem habe Frau Dr. Melikowa „ein von ihr aus ihrer früheren Dienststelle in Rostow mitgenommenes russisches Buch über Pest übergeben", das z.Zt. übersetzt werde, ebd., Bl. 108. In der Akte befindet sich auch ein Manuskript Boeckers v. 1.1.1944: Über Pest-Impfstoffe (11 S., inkl. Lithinweise, wobei der aktuellste von 1942 stammt), BArch R 86/4210, Bl. 30. Mitte 1944 führte Boecker einen Forschungsauftrag des Bevollmächtigten für Seuchenforschung, Generalarzt Prof. Schreiber, über „Schutzimpfungen gegen Pest vermittels lebender avirulenter Pest-Kulturen" durch, BArch R 26 III/206a.

ner Dienstadresse in der Lindenstrasse 42 – G.M.] vorzunehmen" und die Rechnungen im Nachhinein dem Kurator vorzulegen.[58]

Kurt Blome hatte damit Ende 1944 die letzte, für die Testung von Pestimpfstoff und Pestserum an Menschen notwendige Komponente in Nesselstedt beschaffen können. In Verbindung mit den Bauplanungen[59] unterstützt dieser Fund die These von der Absicht zu Humanexperimenten, denn im Gegensatz zu den Vorversuchen über die allgemeine pathogene Wirkung ist das Testen von Impfstoffen an Tieren nur bedingt aussagekräftig. Theoretisch hätten die in den Verhandlungen vor dem Nürnberger Gerichtshof 1946/47 angesprochenen „Pestversuche" also in Nesselstedt durchgeführt werden können. Das Zeitfenster bis zur Evakuierung des „Warthegaues", die durch den Befehl „Frundsberg" am 20.1.1945 ausgelöst wurde,[60] betrug etwa zehn Wochen.

Dass Kurt Blome keinerlei ethische Bedenken gegen die Durchführung von Humanexperimenten hatte, wurde von ihm selbst mehrfach öffentlich bekundet, nicht zuletzt auch vor dem Nürnberger Gerichtshof. Als ihm ein Anklagevertreter die protokollierte Bemerkung vorhielt: „Prof. Blome schlug Versuche am Menschen vor", und fragte, ob Blome dies abstreite, antwortete Blome knapp: „Nein, das ist ja auch nichts Verbotenes".[61] Selbstverständlich, so erläuterte Blome dem amerikanischen Anklagevertreter gegenüber, habe er dabei nicht an die Durchführung von Experimenten an russischen Kriegsgefangenen gedacht, sondern an Versuche an Angehörigen der Militärärztlichen Akademie in Berlin, und „nicht in irgendeinem Gefangenenlager oder KZ-Lager".[62] Im Übrigen verwies Blome darauf, dass der Menschenversuch seit jeher „ein Gewohnheitsrecht" der Ärzte gewesen sei, was ganz besonders für Humanexperimente an verurteilten Gefangenen gelte. Diese könnten durch die Versuchsverwendung doch noch einen Nutzen für die Gesellschaft entfalten, selbst ‚heroische', d.h. mit beträchtlichen Gefahren für Leib und Leben verbundene medizinische Versuche seien in diesem Fall ethisch legitimiert.[63]

---

58 AUAM Poznan, sygn. 143/69.

59 Vgl. Hansen (1993) und Geissler (1998), s.o. die Ausführungen in Anm. 45.

60 Zur allgemeinen Organisation vgl. die Berichte der Gauselbstverwaltung über die Räumung des „Reichsgaues Wartheland", die jedoch keinen Bericht über Nesselstedt enthalten, BArch R138 II/7.

61 Der Dialog über die Zulässigkeit von Menschenversuchen ist abgedruckt in: Dörner u.a. (2000), 2/4866.

62 Ebd. Versuche an Fähnrichen und Selbstversuche sollen gängige Praxis an der Militärärztlichen Akademie gewesen sein, wenn man den Schilderungen der angeklagten Wehrmachtsärzte glauben will. Zum Wehrmachtssanitätswesen vgl. Neumann (2005).

63 Dörner u.a. (2000), 2/4709; vgl. auch Ebbinghaus (2001), sowie grundlegend: Baader (2003).

Das „Institut für Mikrobiologie" in der „Sachsenburg"

Die Abteilung II des „Zentralinstituts für Krebsforschung" in Nesselstedt bei Posen war keineswegs das einzige, nicht privatwirtschaftlich, sondern mit öffentlichen Geldern geförderte Forschungsinstitut, das sich während des Zweiten Weltkrieges in Deutschland mit Pestforschung befasste. Für die Wirkungsmacht der Angst vor dem Einsatz von bakteriologischen Waffen durch den „Feind" war es letztlich nicht einmal entscheidend, ob diese Furcht jeglicher Grundlage entbehrte oder ob in einzelnen Staaten wirklich biologische Waffen entwickelt wurden.[64] Im Februar 1943, nach der Erschütterung, die die Niederlage bei Stalingrad hinterlassen hatte, war der Staatssekretär im Reichsinnenministerium, Reichsgesundheitsführer Leonardo Conti, mit der Idee zur Gründung eines „Reichsinstitutes für Virusforschung" an den Präsidenten des Reichsforschungsrates, Göring, herangetreten. Dieses Projekt konnte Mentzel, der die eigentlich bestimmende Persönlichkeit dieses Gremiums war, durch diskrete Hinweise an den Reichsfinanzminister, dass es sich hierbei um Vergeudung von Ressourcen und unrationelle Doppelarbeit handele, diskreditieren.[65] Bis zum Herbst 1943 war jedoch eine funktionsfähige Arbeitsgemeinschaft zwischen Reichsinnenministerium bzw. Reichsgesundheitsführung (Conti), Robert-Koch-Institut (E. Gildemeister), Wehrmacht (Handloser) und Militärärztlicher Akademie (Schreiber) entstanden.[66] Von Beginn an war die SS an den Planungen des neuen Forschungsinstitutes zur „Erforschung und Bekämpfung gemeingefährlicher Krankheiten", wie es jetzt hieß, beteiligt, aber auch der Reichsforschungsrat unterstützte in der Person von Generalarzt Schreiber als „Bevollmächtigter für Seuchenforschung" das Unternehmen. Generalarzt Karl Brandt, als „Bevollmächtigter für das Sanitäts- und Gesundheitswesen" zu dieser Zeit der wichtigste Entscheidungsträger des zivilen und militärischen Gesundheitswesens, sowie dessen Beauftragter für medizinische

64 In einer Besprechung zwischen Vertretern des Reichsinnenministeriums und dem Reichsfinanzministerium, in der es um die Etatisierung des zukünftigen Instituts ging, erklärte Dr. Cropp, so der Mitarbeiter des Finanzministeriums, „dass mit dem Abwurf von Pesterregern durch russische Flugzeuge innerhalb des Deutschen Reichs gerechnet werden muss. Es sei daher notwendig, sofort Gegenmaßnahmen zu treffen und ein Pestinstitut zu errichten", Aktenvermerk v. 30.10.1943; BArch R 2/11654. Hier auch der Hinweis, dass die „vorbereitenden Besprechungen" zwischen dem Reichsgesundheitsführer, Staatssekretär Dr. Conti, und dem Heeressanitätsinspekteur Generaloberstabsarzt Prof. Dr. Handloser in der Zwischenzeit stattgefunden hätten, ebd.

65 Schreiben Mentzels v. 19.2.1943 an Reichsfinanzminister, in: Internationaler Militär-Gerichtshof (1948), S. 13f.

66 Vgl. Geissler (1998), S. 577-618. Die Archivalien, die dem Bestand „Reichsgesundheitsamt" entstammen, gewähren interessante Einblicke in die Zusammenarbeit von zivilen und militärischen Stellen, vgl. z.B. die Liste der Teilnehmer der Besprechung am 2.10.1943: Eugen Gildemeister, Präsident des Robert-Koch-Instituts, Generalarzt Schreiber, Oberstarzt Rühe, Oberstabsarzt Schmidt, Oberfeldarzt Luz, ein Oberstintendant, 2 Vertreter des Reichsarzt SS, Oberstarzt Rose, Flottenarzt Grunske, Prof. Haubold, Obersturmführer Bauer [vermutlich SS-OStuFü Dr. Bauer], Oberstarzt Würfler, BArch R 86/4210, Bl. 3-5.

Wissenschaft und Forschung, Paul Rostock, befürworteten das Unternehmen bei Rüstungsminister Speer.[67]

Das Gemeinschaftsprojekt stand unter der Oberleitung der Wehrmacht, wie bei einer Besprechung vom 1.10.1943 im Reichsinnenministerium festgelegt wurde, denn in einem Teil des Laboratorium, zu dessen Aufgaben die „Gewinnung von Pestserum sowie wissenschaftliche, insbesondere bakteriologische Versuche und Untersuchungen“ gehörten,[68] sollten „kriegsgefangene Russen“ arbeiten.[69] Die Tarnbezeichnung des Forschungsinstitutes, das 1943 in der umgebauten, so genannten Sachsenburg bei Chemnitz[70] untergebracht wurde, lautete „Institut für Mikrobiologie“[71]. Unter der Leitung von Stabsarzt Dr. med. Hermann Gildemeister wurde dort bis zum März 1945 erfolgreich ein neuer Pestimpfstoff entwickelt, wie ein Telegramm vom 14.3.1945 an den Präsidenten des Robert-Koch-Instituts in Berlin vermeldete.[72]

Von kriegsentscheidender Bedeutung war die Entwicklung dieses Impfstoffes, der dem Verständnis nach der defensiven Biowaffenforschung zuzurechnen ist, ebenso wenig wie die unter dem anderen Reichsbevollmächtigten, Kurt Blome, durchgeführten Forschungsarbeiten. In der praktizierten Form von Zusammenarbeit dokumentiert sich aber in beiden Fällen eine Art von „Gemeinschaftsforschung“, die idealtypisch durch den Reichsforschungsrat nach seiner Reorganisation 1942/43 angebahnt und befördert werden sollte: Über Ressortgrenzen hinweg sollte von den Mitgliedern des Reichsforschungsrates die leistungsfähige Vernetzung von Industrie, Wehrmacht, Hochschulen sowie Reichs- und Staatsinstituten mit dem Ziel der effizienten Bearbeitung von kriegs- und staatswichtigen Forschungsaufgaben betrieben werden. Während die Arbeiten auf der Sachsenburg von der vollen Unterstützung der Wehrmacht und zumindest der Abteilung Volksgesundheitswesen des Reichsinnenministeriums profitieren konnten, fehlte diese dem „Zentralinstitut für Krebsforschung“. Möglicherweise wirkte sich auch Blomes geringere wis-

67 Schreiber v. 22.11.1943 an Brandt, BArch R 86/ 4210, Bl. 16.

68 Aktenvermerk v. 30.10.1943, BArch R 2/11654.

69 „Von der Wehrmacht werden gestellt: 2 Ärzte, 1 Rechnungsführer, 2 techn. [sic] Assistentinnen, 1 Fahrer und 22 Russen)“, ebd. Die Wehrmacht hatte generell die Aufsicht über die Kriegsgefangenen, die sie seit August 1941 aber auch über das Reichserziehungsministerium an die einzelnen wissenschaftlichen Hochschulen vermittelte, vgl. den Erlass „Betrifft Kriegsgefangene als Objekte wissenschaftlicher Arbeiten“ vom 25.8.1941, GLA Karlsruhe, Bestand 235/ 4847.
In der Sachsenburg waren die „Russen“ selbst wissenschaftlich tätig, vgl. die Übersetzung einer „sowjetrussischen Arbeitsvorschrift für Pestinstitute“, die durch Vierthaler in Giessen Anfang 1944 vorgenommen worden war, BArch R 86/4210, Bl. 184-193. Vierthaler erhielt 1944 für Untersuchungen über „Hormone und Krebs“ Gelder des Reichsforschungsrates, aber nicht von Schreiber, sondern von Kurt Blome, BArch R 26 III/539. Zum Forschungsstandort Giessen vgl. Oehler-Klein/Neumann (2004).

70 Ein Grundriss ist abgedruckt bei Geissler (1998), 594.

71 Eine Stempel-Variante führte die Zusatzbezeichnung „Außenstelle des Robert-Koch-Instituts“, vgl. BArch R 86/4210.

72 BArch R 86/4210, Bl. 177.

senschaftliche Qualifikation negativ aus, denn Forschungslenkung bedarf vermutlich nicht nur des organisatorischen Geschicks, sondern sie lebt u.a. auch vom Forschungsüberblick des Organisierenden.

Epilog

Als der im Reichsforschungsrat zuständige Koordinator der deutschen bakteriologischen Kriegsforschung war Kurt Blome in das Blickfeld des „Project 63" der Geheimdienstabteilung des „European Command" der US-Streitkräfte geraten, die sich im beginnenden Kalten Krieg bei der Erweiterung ihres Fachwissens auch früherer ausgewiesener Nationalsozialisten bedienten. Obwohl Blome auf diesem Gebiet ebenso wenig medizinisch geforscht hatte wie auf dem der Krebserkrankung, wurde er als umfassend informiertes Mitglied der ehemaligen Führungsriege des NS-Staates gleichermaßen von den Informationssammlern umworben wie er sich auch selbst als Informant anbot. Sein Anliegen war die Unterstützung der US-Regierung beim Auswanderungsverfahren und dem beruflichen Neustart in den Vereinigten Staaten, daher gab sich Blome schon im eigenen Interesse gegenüber den amerikanischen Offizieren als ‚unverzichtbarer Sachkundiger' aus. Vor dem Hintergrund der Anfang der 1950er Jahre noch frischen Informationen über deutsche Kriegsplanung und -führung aus den Nürnberger Prozessen reichte den amerikanischen Interviewpartnern Blomes Selbstdarstellung für seine Anwerbung aus.

Walter Schreiber, der Blome in Nürnberg mit dem Vorwurf der „Menschenversuche mit Pestbakterien" 1946 stark belastet hatte, hatte sich selbst damals in einem parallel dazu aufgebauten Forschungskontext engagiert, wie die vorhandenen Quellen über die Sachsenburg belegen. Dass Blome und Schreiber nach dem Ende des Zweiten Weltkrieges in Kontakt standen, gehört zu den bisher weniger bekannten Informationen über Angehörige der ehemaligen NSDAP-Funktionselite, die sich im Prozessverlauf oftmals gegenseitig belastet hatten. Als Blomes Auswanderung in die USA kurz bevor stand, benötigte er für die Einwanderungsbehörde Bürgen für seine Rechtschaffenheit, besonders in politischer Hinsicht.[73] Neben Personen aus dem Herkunftsland wurde auch die Zeugenschaft von Personen aus dem zukünftigen Heimatland USA verlangt. Lediglich die erste Person auf Blomes Liste, Claire L. Claus aus New York City, war eine unbekannte Zivilistin. Die weiteren Bürgen

73 So teilt der „Revised Security Report on German (or Austrian) Scientist or Important Technician" vom 17.9.1951 über Kurt Blome und seine Ehefrau Bettina mit, dass sie weder in der Vergangenheit Mitglieder der Kommunistischen Partei waren noch gegenwärtig seien. Vermerkt wird zwar, dass sie zweifellos „ardent Nazis" gewesen seien, aber der United States High Commissioner for Germany befand, „that they are not likely to become security threats to the United States", National Archives Washington, Office of the Security Defense,Office of Research and Engineering ICS-JIOA. RG 330, Box 15 A, Folder Blome Kurt. Herzlichen Dank an Florian Schmaltz für den Hinweis auf dieses und das folgende Dokument.

Blomes waren Prof. Dr. Walter P. Schreiber (School of Aviation Medicine, Randolph Air Force, Base, Randolph Field, Texas), Prof. Dr. Erich Traub (Naval Research Laboratory, Bethesda, Maryland) und Prof. Dr. Konrad Büttner (ebenfalls School of Aviation Medicine).[74] Es handelte sich um „alte Kameraden", die alle während der NS-Zeit führend an der Erforschung neuer Waffensysteme beteiligt gewesen waren, und deren Übersiedlung in die USA durch die Aktion „Paperclip" oder ähnliche Folgeunternehmen begleitet und unterstützt worden war, damit sie ihre Spezialkenntnisse zugunsten ihres neuen Heimatlandes verwerten sollten. Offenbar waren die Ergebnisse der in der NS-Zeit durchgeführten Forschungen international kompatibel, denn das große Interesse der Alliierten an den deutschen Forschern, das sich in amerikanischen und sowjetischen „Abwerbungen" von Wissenschaftlern niederschlug, wäre anders nicht erklärlich.

Gedruckte Quellen und Literatur

Aly, Götz u.a.: Biedermann und Schreibtischtäter. Materialien zur deutschen Täter-Biographie, Berlin 1987.

Baader, Gerhard: Lost-Levisit-Kampfstoffversuche in der deutschen Militärmedizin, 1939-1945, in: Virus. Beiträge zur Sozialgeschichte der Medizin 2001, Nr. 3, S. 12-27.

Ders.: Auf dem Weg zum Menschenversuch im Nationalsozialismus. Historische Vorbedingungen und der Beitrag der Kaiser-Wilhelm-Institute. In: Sachse (2003), S. 105-157.

Baechler, Christian et al. (Hrsgg.): Les Reichsuniversitäten de Strasbourg et de Poznan et les résistances universitaires 1941-1944, Strasbourg 2005.

Blome, Kurt: Freiheit der Forschung und Wissenschaft. Grundsätzliches zur Frage des ärztlichen und wissenschaftlichen Nachwuchses, in: Deutsches Ärzteblatt 68 (1938), S. 242-248.

Ders./Lasch, Carl Hermann: Krebskrankenstatistik in Mecklenburg. (Referat auf der Tagung der „Reichsarbeitsgemeinschaft für Krebsbekämpfung", Karlsruhe, 10. Dezember 1937), in: Deutsches Ärzteblatt 68 (1938), S. 95-98.

Blome, Kurt: Gesundheitsführung und Wissenschaft, in: Gesundheitsführung 1940, H. 1, S. 2-6.

Deichmann, Ute: Flüchten, Mitmachen, Vergessen. Chemiker und Biochemiker in der NS-Zeit, Weinheim 2001.

Dies.: Biochemie an den Reichsuniversitäten in Straßburg und Posen. Wissenschaft, Betrug und Verbrechen, in: Baechler et al. (Hrsg.) 2005, S. 127-141.

Dörner, Klaus u.a. (Hrsg.): Der Nürnberger Ärzteprozess 1946/47. Wortprotokolle, Anklage- und Verteidigungsmaterial, Quellen zum Umfeld. Im Auftrag der Stiftung für Sozialgeschichte des 20. Jahrhunderts hrsg. v. K. Dörner, A. Ebbinghaus u. K. Linne, München 2000.

74 National Archives Washington, Records of the Army Staff, Assistant Chief of Staff (G-3), IRR Personal Case Files. RG 319, Box 22 A, Kurt Blome to Carl O. Blumhagen.

Ebbinghaus, Angelika/Dörner, Klaus (Hrsg.): Vernichten und Heilen. Der Nürnberger Ärzteprozess und seine Folgen, Berlin 2001.

Ebbinghaus, Angelika: Strategien der Verteidigung, in: Ebbinghaus/Dörner (2001), S. 405-435.

Eckart, Wolfgang U. (Hrsg.): 100 Years of Organized Cancer Research / 100 Jahre organisierte Krebsforschung, Stuttgart 2000.

Ders.: Ernst Ferdinand Sauerbruch (1875-1951), in: Fröhlich, Michael (Hrsg.), Die Weimarer Republik. Portrait einer Epoche in Biographien, Darmstadt 2002, S. 175-187.

Ders. (ed.): Man, Medicine and the State. The Human Body as an Object of Government Sponsered Research, 1920-1970, Stuttgart 2006.

Flachowsky, Sören: Von der Notgemeinschaft zum Reichsforschungsrat. Wissenschaftspolitik im Kontext von Autarkie, Aufrüstung und Krieg, Diss. phil. Berlin 2005.

Geissler, Erhard: Biologische Waffen – nicht in Hitlers Arsenalen. Biologische und Toxin-Kampfmittel in Deutschland von 1915 bis 1945, Münster 1998.

Gimbel, John: Science, Technology and Reparations: Exploitation and plunder in postwar Germany, Stanford 1990.

Gorczynska-Przybylowicz, Bozena: Der Warthegau – ein nationalsozialistischer Mustergau, in: Martin, Bernd/Arkadius, Stempin (Hrsg.): Deutschland und Polen in schweren Zeiten 1933-1990. Alte Konflikte – neue Sichtweisen, Poznan 2004, S. 125-131.

Grüttner, Michael: Biographisches Lexikon zur nationalsozialistischen Wissenschaftspolitik. Heidelberg 2004.

Hansen, Friedrich: Biologische Kriegsführung im Dritten Reich. Frankfurt a. M., New York 1993.

Harris, Robert/Jeremy Paxman: Eine höhere Form des Tötens. Die geheime Geschichte der B- und C-Waffen, Düsseldorf 1983.

Herbert, Ulrich: „Generation der Sachlichkeit“. Die völkische Studentenbewegung der frühen zwanziger Jahre, in: Ders.: Arbeit, Volkstum, Weltanschauung. Über Fremde und Deutsche im 20. Jahrhundert, Frankfurt a.M. 1995, S. 31-58.

Hunt, Linda: Secret Agenda. The United States Government, Nazi scientists, and the project Paperclip, New York 1991.

Internationaler Militär-Gerichtshof: Der Prozess gegen die Hauptkriegsverbrecher vor dem Internationalen Militärgerichtshof. Nürnberg, 14. November 1945 - 1. Oktober 1946, Bd. XXI u. XXV, Nürnberg 1948.

Judt, Matthias/Ciesla, Burghard (eds.): Technology Transfer Out of Germany After 1945, Amsterdam 1996.

Klee, Ernst: Auschwitz, die NS-Medizin und ihre Opfer, Frankfurt a. M 1997.

Ders.: Das Personenlexikon zum Dritten Reich. Wer war was vor und nach 1945, Frankfurt a. M. 2003

Kopke, Christoph/Schultz, Gebhard: Menschenversuche mit chemischen Kampfstoffen bei Wehrmacht und SS. Ein Forschungsbericht, in: Kopke, Christoph (Hrsg.), Medizin und Verbrechen. Festschrift zum 60. Geburtstag von Walter Wuttke, Ulm 2001, S. 239-257.

Kudlien, Fridolf/Andree, Christian: Sauerbruch und der Nationalsozialismus, in: Medizinhistorisches Journal 15 (1980), S. 201-222.

Loose, Ingo: Berliner Wissenschaftler im „Osteinsatz“ 1939-1945. Akademische Mobilität zwischen Berliner Universität und Reichsuniversität Posen. In: Jahr, Christoph (Hrsg.), Die Berliner Universität in der NS-Zeit. Bd. 1: Strukturen und Personen, Stuttgart 2005, S. 49-70.

Meinel, Christoph/Voswinckel, Peter (Hrsg.): Medizin, Naturwissenschaft, Technik und Nationalsozialismus. Kontinuitäten und Diskontinuitäten. Stuttgart 1994.

Meythaler, Friedrich: Klinik, Differentialdiagnose und Therapie der Malariagruppe im Kriege, Stuttgart 1944.

Moser, Gabriele: „Musterbeispiel forscherischer Gemeinschaftsarbeit"? Krebsforschung und die Förderungsstrategien von DFG und Reichsforschungsrat im NS-Staat, in: Medizinhistorisches Journal 40 (2005), S. 113-139.

Dies.: From Deputy to „Reichsbevollmächtigter" and Defendant at the Nuremberg Medical Trials: Dr Kurt Blome and Cancer Research in National Socialist Germany, in: Eckart (2006), S. 199-220.

Neumann, Alexander: „Arzttum ist immer Kämpfertum". Die Heeressanitätsinspektion und das Amt „Chef des Wehrmachtssanitätswesens" im Zweiten Weltkrieg (1939-1945), Düsseldorf 2005.

Oehler-Klein, Sigrid/Neumann, Alexander: Die Militarisierung der Medizin an der Universität Gießen und ihre Beziehungen zu den Sanitätsinspektionen von Heer und Luftwaffe im Zweiten Weltkrieg. In: Mitteilungen des Oberhessischen Geschichtsvereins Gießen, N.F. Bd. 89, Gießen 2004, S. 95-188.

Paucker, Henri Roger (Hrsg.): Neue Sachlichkeit, Literatur im ‚Dritten Reich' und im Exil, Stuttgart 1974.

Raphael, Lutz: Radikales Ordnungsdenken und die Organisation totalitärer Herrschaft. Weltanschauungseliten und Humanwissenschaftler im NS-Regime, in: Geschichte u. Gesellschaft 27 (2001), S. 5-40.

Rittersbusch, Paul: Idee und Aufgabe der Reichsuniversität (= Der deutsche Staat der Gegenwart, hrsg. v. Carl Schmitt, H. 8), Hamburg 1935.

Sachse, Carola (Hrsg.): Die Verbindung nach Auschwitz. Biowissenschaften und Menschenversuche an Kaiser-Wilhelm-Instituten. Dokumentation eines Symposiums, Göttingen 2003.

Schmaltz, Florian: Kampfstoff-Forschung im Nationalsozialismus. Zur Kooperation von Kaiser-Wilhelm-Instituten, Militär und Industrie, Göttingen 2005.

Schwerin, Alexander von: Experimentalisierung des Menschen. Der Genetiker Hans Nachtsheim und die vergleichende Erbpathologie 1920-1945, Göttingen 2004.

Sweeney, Anthony W.: Wartime Research on Malaria Chemotherapy. Parassitologia 42 (2000), S. 33-45

Sweeney, Tony: Malaria Frontline Australian Army Research During World War II, Melbourne 2003.

Weindling, Paul J.: Epidemics and Genocide in Eastern Europe, 1890-1945, Oxford/ New York 2000.

Weiss, Burghard: Von der Hochvolt- zur Megavolttherapie. Strahlentherapie und Grosstechnologie in Deutschland und den USA, 1925-1955, in: Eckart (2000), 137-141.

Wroblewska, Teresa: Die Reichsuniversitäten Posen, Prag und Strassburg als Modelle nationalsozialistischer Hochschulen in den von Deutschland besetzten Gebieten, Torun 2000.

Ernährungsphysiologische Humanexperimente in der deutschen Militärmedizin 1939-1945

ALEXANDER NEUMANN

„Nur eine gut ernährte Truppe ist befähigt, auf die Dauer Volleistungen herzugeben, und nichts bedingt so leicht Unzufriedenheit als unzureichende oder nicht schmackhaft zubereitete Kost. Den verantwortlichen Dienststellen obliegt daher die Pflicht, die Kost so zu gestalten, dass sie allen berechtigten Anforderungen genügt. Ohne Beachtung der wissenschaftlichen Grundlagen ist das nicht möglich.“[1]

Mit diesen Worten umschrieb 1944 der Generalarzt Walter Schreiber, einer der führenden Sanitätsoffiziere der deutschen Wehrmacht, die Bedeutung der Wissenschaft für die Ernährung der Truppe. Das Hauptziel der militärischen Ernährungsphysiologie war immer die Erhaltung oder noch besser die Steigerung der Leistungsfähigkeit der Soldaten. Auf ernährungsphysiologischem Gebiet gab es zwei Möglichkeiten, dieses angestrebte Ziel zu erreichen: zum einen die bereits erwähnte qualitative und quantitative Sicherung der Ernährung durch ausreichende und wertvolle Lebensmittel, zum andern durch Zufuhr von zusätzlichen Produkten zur kurzfristigen Leistungssteigerung, die in Ausnahmefällen oder bei unzureichender Nahrungsmittellage anzuwenden waren.

In diesem Artikel wird speziell auf die Situation in der deutschen Militärmedizin eingegangen. Nach einer kurzen Schilderung der Entwicklung der Ernährungsforschung im Ersten Weltkrieg und in der Zwischenkriegszeit, in der sich die Grundlagen der militärischen Ernährungsphysiologie heraus bildeten, wird die Ernährungsphysiologie im Zweiten Weltkrieg ausführlich behandelt, um zu zeigen, wie deutsche Militärmediziner nicht nur umfangreiche Experimente an sowjetischen Kriegsgefangene durchführten, um ex negativo zur besten Ernährungszusammenstellung für die deutschen Soldaten zu kommen, sondern auch bewusst und unter Vernachlässigung der Suchtgefahren auf pharmakologische Produkte setzten, um die Wehrfähigkeit der Wehrmacht zu erhalten.

Die Anfänge der militärischen Ernährungsforschung

Die Anfänge der wissenschaftlichen Ernährungsforschung in der deutschen Armee sind mit dem Namen Max Rubners verbunden, des Direktor des im Frühjahr 1913 gegründeten Kaiser-Wilhelm-Instituts für Arbeitsphysiologie.[2]

1 Schreiber (1944), S. 252.
2 Henning/Kazemi (1988), S. 19. Vgl. auch Schottdorf (1995), S. 108ff.

Dabei spielte auch die Soldatenernährung eine wichtige Rolle, relevanter waren jedoch Untersuchungen über die „Grundlagen der Ernährung des deutschen Volkes“ angesichts eines im Kriegsverlauf zunehmenden Lebensmittelmangels. Rubner hatte bereits in der Mitte des Krieges davor gewarnt, dass in Kriegszeiten eher ein vermehrter als ein verminderter Nahrungsbedarf bestehe.[3] Er warnte vergeblich und prophetisch vor einer Kürzung der Nahrungsmittelrationen ohne angemessenen Ersatz, da dies nicht zuletzt großen Einfluss auf Kampfkraft der Soldaten im Feld und die Moral an der Heimatfront haben werde: „Eine Bevölkerung, die ohne Aussicht auf eine Änderung der Ernährungsbedingungen an Nahrung leidet, zeigt bald die psychische Wirkung, leichte Erregbarkeit und Unzufriedenheit, depressorische Zustände und Unlust zu Leistungen auf geistigem und körperlichem Gebiet. Ein großer Teil der Welt wird eben vom Magen aus regiert.“[4] Diese Zustände zu verhindern, war eben auch ein Teil der Ernährungswissenschaften im Krieg. So konzentrierten sich Rubner und das KWI auch auf die Brauchbarkeit und Verträglichkeit von Ersatzmitteln für Nahrung und Futtermittel, etwa Stroh, Holz oder Koniferennadeln.[5]

Die Ernährungsarbeiten des KWI für Arbeitsphysiologie geschahen meist im Auftrag der Medizinalabteilung des Reichskriegsministeriums und des Kriegsernährungsamtes. Systematisch wurde dabei unter anderem die Frage der Verdaulichkeit von Zellulose, v.a. des Strohs, bearbeitet.[6] Eine wesentliche Weiterentwicklung der Ernährungsphysiologie fand jedoch nicht statt, die im wissenschaftlichen Diskurs vorherrschenden unterschiedlichen Meinungen zu Vitaminen und zum Wert des Eiweißminimums blieben unverändert bestehen.[7] Allerdings schien sich eine ausreichende Menge von ca. 70 g Eiweiß durch die Auswertung der Kriegserfahrungen zu bestätigen. Ebenso kam man zu der Auffassung, dass der Körper in der Lage sei, seinen Eiweißumsatz der Eiweißzufuhr anzupassen.[8] Außerdem zeigte sich, dass gut ausgemahlenes Vollkornbrot weitaus besser resorbierbar war als bisher angenommen und deswegen für die Volksernährung eine bedeutendere Rolle verdiene[9] – eine Diskussion, die sich noch durch das ganze 20. Jahrhundert ziehen sollte. Da

3 Rubner (1916), S. 10.

4 Ebd., S. 43.

5 Burchardt (1990), S. 167. Die meisten Arbeiten Rubners erschienen in der Zeitschrift „Archiv für Physiologie“, die er selbst herausgab.

6 Bericht 1916/17, MPG-Archiv, I. Abt., Rep. 1 A, 1392, p. 57-58.

7 Pier (1990), S. 241f. Carl Voit hatte die nach ihm benannte Voitsche Norm von 3.055 Kalorien aufgestellt, darunter 118 g Eiweiß pro Tag für einen 70 kg schweren Mann, sein Schüler Rubner reduzierte diesen Wert in seinen Untersuchungen auf 110 g, die meisten Wissenschaftler gingen jedoch davon aus, dass es kein absolutes Eiweißminimum gebe, sondern nur ein relatives für jedes Nahrungseiweiß. So folgerte man auf eine notwendige Menge von circa 70 g resorptivem Eiweiß bei einer Kost von ungefähr 3.000 Kalorien, vgl. Brugsch (1919). Heute geht die medizinische Forschung sogar von nur ca. 40 g Eiweiß für einen 70 kg schweren Mann aus, Pier (1990), S. 41ff.

8 Loewy/Strauss (1919), S. 370.

9 Ebd., S. 372, Determann (1919), S. 54ff.

das Eiweiß also ohne weiteres auf ein recht niedriges Niveau fallen konnte, wurde im Hinblick auf die Gesamtkalorienzahl erkannt, dass sie für einen mäßig arbeitenden Mann von 70 kg nicht über längere Zeit weit unter 3000 Kalorien falle solle, da sonst Schädigungen aufträten.[10] Die Erfahrungen mit der Ernährungskrise sollten prägend für die gesamte weitere Entwicklung der deutschen Ernährungswissenschaft werden. Das Ziel der Politik sollte eine vom Ausland unabhängige, ausreichende Versorgung mit Lebensmitteln sein, die auch in Ausnahmesituationen wie Kriegen gewährleistet sein sollte. Obwohl Rubner mit seinen Untersuchungen zu einem der Begründer der modernen deutschen Ernährungsphysiologie wurde und zweifellos vom zunehmenden Interesse an der Ernährungsforschung profitierte, die in allen Krieg führenden Ländern zu beobachten ist,[11] hatten seine Forschungen allerdings kaum praktische Auswirkungen, da ihre militärische Bedeutung von den verantwortlichen Stellen noch nicht richtig erkannt wurden.

Nach der deutschen Niederlage 1918 kam die militärische Ernährungsphysiologie durch die Beschränkungen des Versailler Vertrages und die allgemeine Demobilisierung zunächst zum Erliegen. Erst ab Mitte der 1920er Jahre[12] und dann wieder verstärkt mit Beginn der 1930er Jahre übernahm das KWI für Arbeitsphysiologie wichtige Projekte in diesem Bereich, z.B. zur leistungssteigernden Wirkung der Kola und zur Entwicklung eines Marschgetränkes, das der Ermüdung der Soldaten entgegenwirken sollte. Grundlage dieses Getränkes sollte unter anderem die „Abfallprodukte der Sojabohne (Lecithin, Verwertung der überschüssigen Magermilch)“.[13]

Edgar Atzler, der Nachfolger Rubners als Direktor des KWI, betonte, dass in der Zusammenarbeit mit dem Militär die Erhaltung und Hebung der Leistungsfähigkeit durch zweckmäßige Lebens- und Ernährungsweise die oberste Maxime gewesen sei. So habe das Institut unter anderem Vorschläge zur Anreicherung der Nahrung durch bestimmte Stoffe (Phosphat, Lecithin) gemacht, um die körperliche Leistungsfähigkeit zu steigern.[14]

---

10 Ebd., S. 5. Bach bestätigte dies in einem einwöchigen Selbstversuch mit knapp 1.700 Kalorien/Tag bei 50 kg Körpergewicht, was er als „absolut unzureichend“ charakterisierte, Bach (1919).

11 Für Großbritannien vgl. Smith (1997), S. 142ff.

12 Ab 1926 intensivierte sich die Zusammenarbeit zwischen Reichskriegsministerium und der KWG. Das Ministerium interessierte sich vor allem für das KWI für Arbeitsphysiologie, dem man danach jedes Jahr 6.000 Reichsmark für verschiedene wissenschaftliche Untersuchungen zur Verfügung stellte, v.a. für Trage- und Eingrabungsversuche sowie für geeignete Bekleidung, Gessler an Harnacj, 15.7.26 und Atzler an RWM, 8.2.28, MPG-Archiv 1 A, I, 1418, p. 8f. Ab dem Geschäftsjahr 1929/30 verdoppelte sich der Betrag, Einnahmen des KWI 1926-1932, MPG-Archiv 1 A, I, 1395.

13 Atzler an Morsbach, 8.10.29, MPG-Archiv 1 A, I, 1418 sowie Reichswehrminister an KWI, 18.8.32, MPG-Archiv 1 A, 1419.

14 Atzler an Cranach, 3.12.35, MPG-Archiv 1 A, I, 1419, p. 188ff.

Diese Zusammenarbeit zwischen dem zivilen KWI und dem Militär weitete sich jedoch ab Ende der 1930er Jahre nicht weiter aus,[15] da nach der Wiedereröffnung der Militärärztlichen Akademie mit dem dort ab 1937 untergebrachten Institut für Arbeits- und Wehrphysiologie ein heereseigenes Forschungsinstitut von nun an die Zuständigkeit für die militärische Ernährungsforschung übernahm. Interessanterweise führten die Mitarbeiter dieses Instituts ab 1938 in eigener Regie Forschungen zur Entwicklung eines Marschgetränkes durch, das vor allem zum Ausgleich des Kochsalzhaushaltes beim Schwitzen beitragen und so gegen Hitzschlag vorbeugen sollte.[16] Mit Hilfe von Marschversuchen an Soldaten wurde ein Getränkepulver mit Fleischbrühgeschmack entwickelt, das einer 0,5%igen Kochsalzlösung entsprach.[17] Dabei arbeiteten die Wehrphysiologen der Militärärztlichen Akademie eng mit der Nahrungsmittelindustrie zusammen, u.a. mit den Maggi-Werken und der Firma Schmitz-Scholl.[18]

Die Ernährungsforschung im Zweiten Weltkrieg

Anhand dieser Ergebnisse ist es offensichtlich, dass bereits vor dem Beginn des Zweiten Weltkrieges wesentliche Anstrengungen auf ernährungsphysiologisch-leistungsmedizinischem Gebiet unternommen wurden. Diese Tendenzen verstärkten sich erwartungsgemäß nach Ausbruch des Krieges. Im Mittelpunkt der Ernährungsphysiologen stand zunächst die Truppenkost. Eine geeignete Truppenverpflegung sollte nach wissenschaftlichen Gesichtspunkten zusammengestellt sein. Diese Zielsetzung hatte auch die im August 1940 gegründete Arbeitsgemeinschaft „Ernährung der Wehrmacht“, die sich aus Vertretern der drei Wehrmachtteile Heer, Luftwaffe und Marine sowie zahlreicher ziviler Stellen zusammensetzte.[19] Die steigende Zahl der anwesenden Vertreter von Luftwaffe, Marine und Militärärztlicher Akademie zeigt die Bedeutung des Themas. Die an den ersten Sitzungen noch nicht beteiligten Vertreter der SS waren erst ab der vierten Sitzung anwesend.[20] Bis Ende des Krieges tagte die Arbeitsgemeinschaft mindestens elf Mal und die Beteiligung stieg stetig. Selbst der Chef des Wehrmachtsanitätswesens, Siegfried Handloser sowie Karl Brandt, der Reichskommissar für das Sanitäts- und Gesundheitswesen,

15 Weiterhin erhielt das KWI für Arbeitsphysiologie 12.000 RM als Zuwendung der Reichswehr, vgl. die Jahresrechnungen in MPG-Archiv 1 A, I, 1398ff.

16 Tätigkeits- und Rechenschaftsbericht der Arbeitsphysiologischen Abteilung , 5.1.39, BA-MA RH 12-23/1654.

17 HSIn II an Korpsarzt III u.a., 14.3.39, BA-MA RH 12-23/1784.

18 Schellens an Ranke, 24.4.39 und Ranke an HSIn, 15.3.40, BA-MA RH 12-23/1784.

19 1. Sitzungsbericht der Arbeitsgemeinschaft “Ernährung der Wehrmacht“, 30.8.40, 1f., BA-MA RH 12-23/1837. Vgl. auch den Beitrag von Ulrike Thoms in diesem Band.

20 4. Sitzungsbericht der Arbeitsgemeinschaft “Ernährung der Wehrmacht“, 12.12.41, 1ff., BA-MA RH 12-23/1649.

nahmen daran teil. Auch daran ist die Bedeutung, die der Ernährungsfrage innerhalb des Militärs zugemessen wurde, zu erkennen.[21]

Innerhalb der Wehrmacht waren folgende Institute der Militärärztlichen Akademie an der AG „Ernährung der Wehrmacht" beteiligt: das Institut für Arbeits- und Wehrphysiologie unter der Leitung von Oberfeldarzt Otto Ranke, das Institut für physiologische und Wehrchemie unter Oberfeldarzt Konrad Lang sowie das Institut für Wehrpharmazie und angewandte Chemie, das von Oberfeldapotheker Konrad Gemeinhardt geleitet wurde. Die meisten Ernährungsversuche führte die Militärärztliche Akademie an den beiden physiologischen Instituten durch, ab 1942 zusätzlich in den entsprechenden Außenstellen an der Heeresgebirgssanitätsschule (HGSS) in St. Johann in Tirol.[22]

Unter anderen testete Ranke mit Unterstützung von Oberregierungsrat Ziegelmayer vom Heeresverwaltungsamt den Einfluss eiweißreicher Ernährung auf die Leistungsfähigkeit an 45 Angehörigen der Heeresverwaltungsschule München. Die Männer mussten sich bei minimaler Schlafzeit fünf Tage im Gebirge aufhalten, wobei an drei Tagen anstrengende Bergtouren unternommen und an den übrigen Tagen Konzentrations- und Schießübungen durchgeführt wurden. Die drei Vergleichsgruppen, die verschieden große Fleischportionen über einen gewissen Zeitraum erhielten, unterschieden sich in ihrer Leistungsfähigkeit jedoch nicht, die Fleischzulage beeinflusste allerdings nach Meinung der Forscher die „Leistungsfreude".[23]

Ein weiterer Angehöriger der Militärärztlichen Akademie, Oberarzt Ernst Schütte, führte zwei Versuchsreihen mit Angehörigen der Heeresgebirgsschule in St. Johann durch: Zum einen wurden 30 Mann über zehn Tage mit der Menge Trockenfleisch versorgt, die der nach der Truppenverpflegung üblichen Menge von tierischem Eiweiß entsprach (d.h. 32 g Trockenfleisch täglich), zum anderen die komplette Belegschaft der HGSS 28 Tage lang mit täglich 50 g Trockenfleisch versorgt. Dadurch sollte eine Leistungssteigerung bewirkt werden. Dabei ging es vor allem um die Frage, inwiefern das „Trockenfleisch die ihr entsprechende Menge Frischfleisch [...] ernährungsmäßig und geschmacklich ersetzen" könne.[24] Außerdem wurde in St. Johann versucht, mit Hilfe der Zugabe von Vitamin B1 einen leistungssteigernden Effekt zu erzielen.[25] Ein zentraler Aspekt war also immer die Untersuchung der Auswirkungen eiweißreicher Ernährung auf Leistungsfähigkeit und Ermüdbarkeit.[26]

Von der Leistungssteigerung durch bestimmte Nahrungsmittel oder eine spezielle Zusammensetzung der Truppenkost war es kein weiter Schritt zur Untersuchung der Mangelerscheinungen bei fehlender Nahrung, da man sich

21 Vgl. die Protokolle in BA-MA RH 12-23/1640.
22 Stellungnahme Lang, 30.1.42, BA-MA RH 12-23/1640.
23 Ranke an Lehrgruppe C, 6.11.40, BA-MA RH 12-23/1594.
24 Schütte an OKH Ag V III, 25.3.44, BA-MA RH 12-23/1657.
25 Cremer an Ranke, 19.9.44, BA-MA RH 12-23/1663.
26 Liste der Berichte 1940/41, BA-MA RH 12-23/1654.

generell mit der Frage des Stoffwechsels beschäftigte. Schon auf der vierten Sitzung der Arbeitsgemeinschaft „Ernährung der Wehrmacht" 1941 wurde über Forschungen über Hungerödeme referiert.[27] Wilhelm Dietrich, der kommissarische Direktor der Medizinischen Klinik der Universität Kiel, berichtete über seine Beobachtungen bei Gefängnis- und KZ-Insassen in Belgien. Während er demnach bei den Gefängnisinsassen vor allem Knöchelödeme und Muskelschwäche feststellt hatte, hatte er bei den KZ-Häftlingen auf Grund der schweren Arbeit, die diese zu leisten hatten, eine schnellere Gewichtsabnahme diagnostiziert. Trotzdem seien Ödeme bei ihnen sehr selten zu finden gewesen, während Muskelschwäche das dominierende Krankheitsbild sei. In den daran anschließenden Behandlungsversuchen waren unterschiedlichen Gruppen verschiedene Kostformen vorgesetzt worden, die sich vor allem in der Zusammensetzung und der Menge des Eiweißes unterschieden. Die Ödeme konnten durch zusätzliche Verpflegung meist beseitigt werden, die Muskelschwäche hielt jedoch viel länger an. Dietrich zog aus seinen Untersuchungen den Schluss, dass es wesentlich einfacher sei, Vitaminmangel vorzubeugen als seine Folgeschäden zu beheben. Er plädierte deshalb für die regelmäßige zusätzliche Abgabe von Hefe zur Ergänzung der normalen Nahrung, um einen Vitamin-B1-Mangel abzuwenden.[28]

Die anwesenden Ärzte und Beamten diskutierten im Anschluss daran die Bedeutung der Hefe und die Frage, inwieweit die gewonnenen Überlegungen für die Praxis nutzbar gemacht werden könnten. Die Teilnehmer erhoben keinerlei Einwände dagegen, auf welche Weise und an welchen Versuchspersonen die wissenschaftlichen Ergebnisse zustande gekommen waren. Vielmehr schien Dietrichs Vorgehensweise für die Zuhörer selbstverständlich zu sein. Entsprechende Untersuchungen in Kriegsgefangenenlagern hatten deutsche Wissenschaftler nämlich bereits im Ersten Weltkrieg durchgeführt und in Fachzeitschriften publiziert.[29]

Das ausschließliche Interesse der Forscher galt den wissenschaftlichen Ergebnissen, die auf zweifache Weise verwertet werden konnten: Zum einen für die eigenen Soldaten, denen Hefe als notwendige Zusatzverpflegung mitgegeben werden sollte, um einen Vitaminmangel zu verhindern, zum anderen zur billigen, aber effizienten Leistungssteigerung der Kriegsgefangenen, die man soweit gesundheitlich wiederherstellen wollte, dass sie in der deutschen Kriegswirtschaft arbeiten konnten.

Ernährungsversuche mit Kriegsgefangenen waren zu dieser Zeit keine Seltenheit. So vermerkt das Protokoll der sechsten Tagung der AG „Ernährung der Wehrmacht" 1942 Versuche von Oberarzt Ernst Schütte mit „normalen, abgemagerten und Ödem-kranken Russen in einem Gefangenenlager der Um-

27 4. Sitzungsbericht der Arbeitsgemeinschaft "Ernährung der Wehrmacht", 12.12.41, 73ff., BA-MA RH 12-23/1649.

28 Ebd., 91f.

29 Vgl. etwa Knack/Neumann (1917).

gebung Berlins". Leider liegt die erwähnte ausführliche Niederschrift über diese Versuchsreihe in den Archiven nicht vor.[30] Vielleicht handelte es sich um die Versuche, über die Schütte und Lang in einem Artikel zur „Wiederherstellung von Hungergeschädigten" berichteten, bei denen es um die Eiweißzufuhr bei Unterernährten ging.[31] Ernst Schütte, wie bereits erwähnt Mitarbeiter des Instituts für physiologische und Wehrchemie und später in der seit März 1944 existierenden Außenstelle in St. Johann, die eng mit der dortigen physiologischen Abteilung kooperierte,[32] veröffentlichte einen weiteren Aufsatz zu diesem Thema unter dem Titel „Kalzium- und Phosphathaushalt bei Hungergeschädigten während der Unterernährung und bei Wiederauffütterung".[33] Beiden Artikeln ist nicht zu entnehmen, welcher Personenkreis für die Untersuchungen herangezogen wurde, doch nach der Beschreibung der Symptome und der Durchführung der „Aufpäppelung" muss davon ausgegangen werden, dass es sich um russische Kriegsgefangene handelte.

Doch nicht nur für die Physiologen, sondern auch für die Internisten waren Untersuchungen ödemkranker Kriegsgefangener interessant. „Zur näheren Klärung der [...] Stoffwechselstörungen" wurden im Auftrag der Heeressanitätsinspektion im März 1942 insgesamt sieben Kriegsgefangene in die Universitätsklinik in Königsberg gebracht. Nach gründlicher internistischer Untersuchung erfolgte ein „Auffütterungsversuch" mit unterschiedlicher eiweißhaltiger Kost. Kurz nach Beginn des Versuches verstarb einer der Probanden „als Folge des Hungerzustandes", mit dem er in die Klinik eingeliefert worden war.[34]

Die verbliebenen Versuchspersonen erhielten zunächst eine Verpflegung, wie sie in Gefangenenlagern üblich war, d.h. mit ca. 1.500 Kalorien und 20 g Eiweiß. Nach zehn Tagen wurde die Portion auf 2.500 Kalorien und 30 g Eiweiß gesteigert, wobei vier Probanden das Eiweiß „in Form von Muskeleiweiß (Pferdefleisch)" erhielten, die restlichen zwei je zur Hälfte Muskel- und Milcheiweiß. Weitere zehn Tage später wurden die Eiweißmenge noch einmal um 10 g erhöht, die Kalorienzahl allerdings beibehalten. Bereits während der zweiten Phase des Versuchs verschwanden bei den Gefangenen die Ödeme, nach der Erhöhung der Eiweißmenge auf 40 g trat nach Beobachtung der durchführenden Wissenschaftler eine vollständige Erholung und die Wiederherstellung der Körperkraft ein. Nach drei bis fünf Wochen waren alle sieben Versuchspersonen wieder voll arbeitsfähig, wobei keine Unterschiede zwi-

30 Niederschrift über die 6. Tagung der Arbeitsgemeinschaft Ernährung in der Militärärztlichen Akademie, 21.8.42, 1, BA-MA RH 12-23/1680.
31 BA-MA RH 12-23/850.
32 Lang an Lehrgruppe C, 7.3.44, BA-MA RH 12-23/1657.
33 BA-MA RH 12-23/851.
34 Der durchführende Arzt notierte pflichtgemäß, dass dieser Gefangene „für die weiteren Beobachtungen ausfiel.", Oberarzt Hantschmann an Wehrkreisarzt I, Zwischenbericht über die bei Kriegsgefangenen gewonnenen Untersuchungsergebnisse, 5.5.42, BA-MA RH 12-23/1837.

schen den beiden Gruppen (überwiegend Muskeleiweiß vs. eine Mischung aus Muskel- und Milcheiweiß) zu bemerken waren. Die Schlussfolgerung der Militärmediziner lautete simpel, dass die Ödeme eindeutig auf Eiweißmangel zurückzuführen seien. Ödemkranke sollten daher mit mindestens 30 g Eiweiß pro Tag versorgt werden, um ihre Arbeitsfähigkeit wiederherstellen zu können.[35]

Dieser Bericht ging auch an den Beratenden Internisten des Heeressanitätsinspekteurs, Oberfeldarzt Kurt Gutzeit,[36] unter dessen Verantwortung im selben Jahr Untersuchungen von Stabsarzt Fähndrich an skorbutkranken sowjetischen Kriegsgefangenen durchgeführt wurden. Diese wurden eigens dafür aus dem Stalag 360 in Rowno nach Deutschland ins Reserve-Lazarett 119 Berlin-Neukölln verlegt. Die Heeressanitätsinspektion genehmigte die Untersuchungen, von denen Farbaufnahmen gemacht wurden, unter der Bedingung, dass bei Auftreten von bedrohlichen Anzeichen sofort Vitamin C verabreicht werde.[37] Auch sonst versorgten die Wissenschaftler die Kranken gut und brachten sie unter sauberen Bedingungen unter, nicht zuletzt, um vergleichbare Bedingungen zu erzeugen, die für deutsche Patienten gelten würden.[38] Die Ergebnisse dieser „wertvollen“ und „kriegswichtigen“ Arbeit erschienen in einer von der Heeressanitätsinspektion herausgegebenen Reihe unter dem Titel „Skorbut und Hypovitaminosen. Beobachtungen zur Therapie und Prophylaxe der Vitamin-C-Mangelkrankheit“. Dabei strich der Verfasser alle Hinweise, dass es sich „bei den Kranken um russische Kriegsgefangene handelte, sowie vereinzelte Hinweise, aus denen dieser Umstand zu entnehmen ist,“[39] aus dem Text heraus. Welchen Nutzen die Wehrmacht aus den Hunger- und Unterernährungsversuchen zog, ergibt sich aus der Äußerung von Hauptmann Gropius vom Allgemeinen Wehrmachtsamt, nach der Fähndrichs Arbeit „eindrucksvoll zum Ausdruck [bringt], daß die Gefährdung durch den Vitamin-C-Mangel weder für die Truppe noch die Zivilbevölkerung bei unserer Ernährungslage eine Rolle spielen kann.“[40] Es ging also nicht um etwaige Verbesserungen für die Kriegsgefangenen, sondern nur um die Ausnutzung ihrer Unterernährung für deutsche Interessen.

Einen der größten Hungerversuche führten Wehrmachtärzte in Hamburg durch.[41] Stabsarzt Heinrich Berning beobachtete vom September 1941 bis zum

35 Ebd.
36 Gutzeit erhielt ebenfalls Meldung über analoge Versuche im Juli 1942, OStA Katsch an Gutzeit, 4.7.42, ebd.
37 HSIn/WiG IV an Wehrkreiskommando III, 27.6.42 und HSIn/WiG I an Fähndrich, 7.7.42, BA-MA RH 12-23/214b.
38 Schreiben an HSIn/Oberstarzt Schreiber, 27.8.42, BA-MA RH 12-23/421.
39 Fähndrich an Lehrgruppe C, 16.12.43, BA-MA RH 12-23/1145.
40 Gropius an HSIn, 6.2.44, ebd.
41 Bundesweite Bekanntheit erlangte dieser Fall spätestens durch die Dokumentation in der zweiten Ausstellung zu den Verbrechen der Wehrmacht, die vom Hamburger Institut für Sozialforschung organisiert wurde, Hamburger Institut für Sozialforschung (2002), S. 282. Vgl. auch Klee (2001), S. 258.

August 1942 für seine Forschungen „Über das Ernährungsödem“ im Reservelazarett V Hamburg-Wandsbek 56 sowjetische Kriegsgefangene. Auch bei diesen Versuchen ging es um den Einfluss von Eiweiß bzw. Vitaminen auf den Stoffwechsel, wobei Berning den körperlichen Zustand der unterernährten Kriegsgefangenen unter anderem mit Fotos festhielt.[42] Bernings Vorgesetzter, der Beratende Internist Hans Heinrich Berg, urteilte über die Arbeiten seines Untergebenen, dass „die im Wehrkreis X von mir damals angekurbelten Studien zur Frage des Ernährungsoedems bisher vielleicht die umfassendsten der Wehrmacht in diesem Krieg“ gewesen waren. Da während der Beobachtungszeit zwölf Kriegsgefangene starben, erkannte Berg die Brisanz der Versuche. Nach seinen Aussagen lagen die Versuchsberichte in den Panzerschränken der Heeressanitätsinspektion, nur ein kleiner „unverfänglicher“ Teil sei für eine Veröffentlichung „unter der Ägide von Prof. Dr. Lang“ vorgesehen.[43]

Die genaue Zahl von Hungerversuchen mit sowjetischen Kriegsgefangenen kann nicht festgestellt werden, da eine Vielzahl der Akten vernichtet wurde oder verloren gegangen ist. Erschwerend kommt hinzu, dass bei einigen Versuchen die Versuchspersonen nicht näher charakterisiert sind. Allerdings geht die Zahl der Versuche wohl in den mittleren zweistelligen Bereich, da zahlreiche Ernährungsphysiologen und Internisten entsprechende Forschungen durchführten.[44] Die Zahl der untersuchten und russischen Kriegsgefangenen dürfte somit mindestens in einem vierstelligen Bereich liegen, über die Anzahl der Todesopfer lassen sich aufgrund der Quellenlage ebenfalls kaum Angaben machen. Außerdem ist es schwierig zu unterscheiden, ob die Kriegsgefangenen direkt an Folgen von wissenschaftlichen Versuchen oder „nur“ an den katastrophalen hygienischen Verhältnissen in den Gefangenenlagern gestorben sind.

Nicht alle Ernährungsversuche wurden jedoch mit Kriegsgefangenen durchgeführt, teilweise führten die Sanitätsoffiziere auch umfangreiche Selbstversuche vor oder gewannen ihre Ergebnisse aus Tierversuchen[45] sowie Experimenten mit deutschen Soldaten[46].

An dieser Stelle liegt es nahe, nach Verbindungen zwischen der Wehrmacht und der SS zu suchen, da auch diese Ernährungsversuche durchführte, vor allem im KZ Mauthausen. Dort führte Ernst Günther Schenck, der „Ernährungs-

42 StA Berning, Vorläufiger Bericht über die klinische Untersuchungen an sowjetischen Kriegsgefangenen, 15.11.42, BA-MA RH 12-23/361.

43 BArch BDC-RS Heinrich Berning: Beurteilung von Berg, 3.4.44, zit. nach Hamburger Institut für Sozialforschung (2002), S. 282.

44 Vgl. Neumann (2005), S. 323ff.

45 Als Versuchstiere für Versuche zu Ernährung und Kälteresistenz waren vor allem Ratten geeignet. Vorläufiger Bericht über die bisher angestellten Tierversuche an Ratten über Fett-Ernährung und Kälte-Resistenz, BA-MA RH 12-23/1680.

46 Beispielsweise fanden von April bis Juli 1943 an der HGSS Stoffwechseluntersuchungen an Wehrmachtangehörigen statt, für die 18 kg Notverpflegung benötigt wurde. Chef H Rüst/BdE an Wehrkreisverwaltung III, 8.6.43, BA-MA RH 12-23/1640.

inspekteur der Waffen-SS",[47] unter anderem 1943/44 Ernährungsversuche durch, bei der es um die Leistungssteigerung von KZ-Insassen bzw. die Entwicklung einer Sonderverpflegung für die Gefangenen ging. Es wurden drei Vergleichsgruppen gebildet, die unterschiedliche Kost verabreicht bekamen. Interessanterweise experimentierte Schenck dabei unter anderem mit Nährhefe, wie in dem oben angeführten Experiment in Belgien 1941, allerdings bekam in Mauthausen eine Gruppe die normale Kost ohne jeden Zusatz. Aus dem Versuchsbericht wird deutlich, dass von 370 Versuchspersonen 164 entweder an den Folgen des Hungerversuchs starben oder danach umgebracht wurden.[48] Nicht nur der Versuchsaufbau und die Verwendung von Hefe zeigen Parallelen zu den Versuchsreihen, über die auf der vierten Tagung der AG „Ernährung der Wehrmacht" berichtet wurde, auch die Ergebnispräsentation erfolgte im Rahmen der AG. Auf der elften Tagung im Januar 1945 berichtete Schenck über „Hunger, Unterernährung und Wiederauffütterung". Zu dieser Tagung waren die Spitzen des Sanitätswesens eingeladen und erhielten somit zumindest Kenntnis von diesen Versuchen. Beziehungen zwischen SS bzw. Schenck und der Wehrmacht gab es jedoch zahlreiche, die über die Zusammenarbeit in der AG „Ernährung der Wehrmacht" ab 1941 hinausgingen. 1942 berichtete Oberfeldapotheker Konrad Gemeinhardt, als Leiter des Instituts für Wehrpharmazie und angewandte Chemie ebenfalls Mitglied der AG, in einem Schreiben an die Lehrgruppe C der Militärärztlichen Akademie über eine Vitamin-Tagung der Waffen-SS in Dachau, die am 30. September stattgefunden hatte.[49] Auch bei einer Vorbesprechung über die Errichtung eines Wehrmachtinstitutes für Ernährungsphysiologie und Nahrungsmittelchemie am 3. September 1943 war Ernst-Günther Schenck als Vertreter der Waffen-SS anwesend.[50] Von Abschottung zwischen Wehrmacht und SS kann also auf ernährungsphysiologischem Gebiet keine Rede sein. Vielmehr wuchsen die Zusammenarbeit und der wissenschaftliche Informationsaustausch mit der Dauer des Krieges weiter an, da man gemeinsame Ziele verfolgte, wenn auch teilweise mit anderen Mitteln.

Leistungssteigerung mit Pervitin

Angesichts der zunehmenden Technisierung und Maschinisierung des Krieges, die hohe Anforderungen an die körperlichen und geistigen Fähigkeiten der Soldaten stellten, überlegten die Wehrphysiologen, wie man diese Belastungen und die damit verbundenen Erschöpfungszustände mit Hilfe von Pharmaka verringern könnte.[51] Der Heeressanitätsinspekteur hatte der Firma

47 Zu Schencks Karriere vgl. Klee (2001), S. 179f.
48 Kopke (2001), S. 214. Zu anderen Ernährungsversuchen der SS siehe Klee (2001), S. 181ff.
49 Gemeinhardt an Lehrgruppe C, 16.10.42, BA-MA RH 12-23/1640.
50 Aktennotiz Schütte über die Vorbesprechung, BA-MA RH 12-23/1645.
51 Zu leistungssteigernden Mitteln neben Pervitin vgl. Unger, (1991), S. 77f.

Merck noch im Mai 1939 versichert, dass eine Einführung von aufputschenden und somit leistungssteigernden Pharmaka wie Pervitin oder Benzedrin im Heer nicht geplant sei,[52] doch änderte sich diese Haltung bereits kurz nach Kriegsbeginn. Schon im Polenfeldzug wurden Erfahrungen mit diesen aufputschenden Arzneimitteln gemacht, die bei starker körperlicher und geistiger Anstrengung die Müdigkeit der Soldaten überwinden helfen sollten. Das Schlafbedürfnis der einzelnen Soldaten musste nach Ansicht der Heeressanitätsinspektion aufgrund einer besonderen militärischen Lage auch unter Hinnahme einer eventuellen Schädigung von Organismus und Körper überwunden werden. Neben den bereits bewährten wach haltenden Lebensmitteln wie Tee oder Kaffee standen stärkere pharmakologische Substanzen wie eben Pervitin zur Verfügung, das angeblich ohne Beeinträchtigung der Sinnesleistungen die Hemmschwellen des Patienten herab- und seine Leistungsgrenzen heraufsetzten sollte.[53]

Bereits vor Beginn des Krieges hatten im Institut für Arbeits- und Wehrphysiologie unter der Leitung von Otto Ranke bereits mehrere Versuchsreihen 1938 und 1939 mit leistungssteigernden Mittel an Sanitätsfähnrichen stattgefunden.[54] Dabei kam er durch nächtliche Versuche mit Schreib- und Rechenaufgaben zu dem Ergebnis, dass Pervitin eher subjektiv zur Steigerung der Konzentrationsfähigkeit und der Arbeitslust führe als zu objektiver Leistungssteigerung. Immerhin verhinderte es das Absinken der Arbeitsleistung, da sich das Schlafbedürfnis und die Müdigkeit reduzierten.[55] Dem Versuchsleiter war es wichtig zu betonen, dass er nur Versuche bei geistiger Arbeit gemacht habe, denn über die Wirkungsweise und den Erfolg des Pervitins bei körperlicher Arbeit war man sich in Forscherkreisen nicht einig. Einige Wissenschaftler befürchteten, durch den Wegfall des „toten Punktes“ könne der Körper sich gefährlich überanstrengen.[56] Wesentlich war für Ranke das fast vollständige Fehlen von Nebenwirkungen.[57] Deswegen kam er zu dem Schluss, dass Pervitin zwar nicht gewohnheitsmäßig zur Beseitigung des Schlafbedürfnisses ange-

52 HSIn V an Firma Merck, 26.5.39, BA-MA RH 12-23/1326.

53 HSIn II, Weckmittel, 17.4.40, BA-MA RH 12-23/1327.

54 Vortrag „Leistungssteigernde Mittel durch ärztliche Maßnahmen“, BA-MA RH 12-23/1623. Auch ansonsten referierte Ranke regelmäßig über seine Pervitinforschungen, auf beim 75jährigen Stiftungsfest der Militärärztlichen Gesellschaft am 18. Februar 1939 in Anwesenheit der führenden Sanitätsoffiziere, worüber auch die militärärztliche Standespresse informierte, Deutscher Militärarzt 4 (1939), S. 149.

55 Vortrag „Leistungssteigernde Mittel durch ärztliche Maßnahmen“, BA-MA RH 12-23/1623, S. 5 und 7. In einer anderen Versuchsreihe hatten die Sanitätsfähnriche allerdings die Tabletten „in unvernünftigen Dosen zu Examenszwecken“ missbraucht, woraufhin die Wissenschaftler die Erprobung fast abbrechen mussten, Ranke an OStA Winkler, 16.10.39, BA-MA RH 12-23/1884.

56 So etwa Gunther Lehmann vom Dortmunder Kaiser-Wilhelm-Institut für Arbeitsphysiologie, dem Ranke zwar beipflichtet, aber betont, dass „der Wegfall von Warnsymptomen [...] nicht mit Schädigung verwechselt werden“ dürfe, Vortrag „Leistungssteigernde Mittel durch ärztliche Maßnahmen“, BA-MA RH 12-23/1623, S. 7.

57 Ebd., S. 5ff.

wandt werden dürfe, aber bei „langandauernder, körperlich wenig anstrengender Tätigkeit“ wie das Zurücklegen von weiten Strecken bei motorisierten Truppen oder Fliegern besitze es eine „hohe militärische Bedeutung“.[58] Dennoch forderte er, weitere Untersuchungen durchführen zu können, um genau herauszufinden, wie das Pervitin wirke und welche Aus- und Nebenwirkungen es habe bzw. wie es so zu dosieren wäre, damit es in der Wehrmacht in Tablettenform einfach und erfolgreich einzusetzen sei.[59]

Auf Grund einer gemeinsamen Interessenlage kam es hierbei zu einer Zusammenarbeit mit dem Kaiser-Wilhelm-Institut für Arbeitsphysiologie in Dortmund,[60] das für die Erforschung der Leistungssteigerung im zivilen Bereich, v.a. der Rüstungsindustrie, zuständig war.[61] Auch das KWI hatte bereits ausführliche Erfahrungen mit Pervitin gemacht und stand mit den Temmler-Werken ab 1938 in einem ständigen wissenschaftlichen Austausch über Dosierung und Wirkung des Präparates. Dabei ging die Initiative zunächst vom Industrieunternehmen aus, das das renommierte Institut um die Prüfung ihres Produktes bat.[62] Institutsleiter Edgar Atzler erklärte sich zu einer Testreihe bereit, allerdings nur unter der Voraussetzung, dass die Temmler-Werke die anfallenden Kosten übernähmen, was umgehend gewährt wurde.[63] In den darauf folgenden Monaten erhielt das KWI 3.800,- RM für entsprechende Versuche mit einer 2%igen Pervitin-Lösung sowie den handelsüblichen Tabletten. In mehreren Versuchsreihen kamen die Wissenschaftler zu einem zwiespältigen Ergebnis. Es stellte sich zwar heraus, dass vor allem bei körperlicher Arbeit unter Pervitineinfluss „eine beträchtliche Mehrarbeit“ geleistet werden konnte, was aber in erster Linie dadurch zu erklären war, dass durch das Pervitin die „subjektive Grenze“ der Ermüdung hinausgeschoben und so die Leistungsreserven des Körpers in erhöhtem Maße in Anspruch genommen würden. Der natürliche Abwehrmechanismus des Körpers gegen zu weit gehende Erschöpfung sei dadurch teilweise aufgehoben, was vor allem den Einsatz bei Leistungssportlern und Schwerarbeitern zu verstärkten Körperschäden und Überanstrengungen führen müsse. Allerdings seien Ausnahmen möglich, „wenn es notwendig ist, unter höchstem Einsatz einmalige Maximalleistungen zu erreichen, wie das z.B. im Kriege der Fall sein kann.“[64] Die militärische Option des Pervitin spielte also bereits vor Kriegsbeginn eine wesentliche Rolle in den Überlegungen, was die Zusammenarbeit zwischen dem Dortmunder KWI und dem Institut der Militärärztlichen Akademie erklärt.

---

58 Referat über den Vortrag Ranke, BA-MA RH 12-23/1623.

59 Vortrag „Leistungssteigernde Mittel durch ärztliche Maßnahmen“, S. 1f. und 8., BA-MA RH 12-23/1623.

60 OStA Straub vom Institut für Wehrphysiologie war an das KWI für Arbeitsphysiologie abkommandiert worden, Briefe Straub an Prof. Ranke am 30.9. und 4.10.38, BA-MA RH 12-23/1573.

61 Roth (1985), S. 172, Baader (1991), S. 53.

62 Temmler an Atzler, 30.6.38, MPG-Archiv I Abt., Rep. 4, 165, p. 1f.

63 Atzler an Temmler, 5.7.38, ebd., p. 3, Temmler an Atzler, 7.7.38, ebd., p. 4.

64 Lehmann/Straub/Skzagall (1938), S. 690f. Zur psychischen Wirkung vgl. auch Graf (1938).

Auch nach Abschluss der Untersuchungen hielt der Kontakt zwischen dem KWI und dem Industrieunternehmen an, woran nicht nur den Temmler-Werken wegen der wissenschaftlichen Reklame lag,[65] sondern auch den Wissenschaftlern des KWI, die stark an der weiteren Erforschung der Leistungssteigerung durch Pharmaka arbeiteten. So fragte beispielsweise Gunther Lehmann im September 1939 interessiert nach, ob und wann die Firma neue Präparate der Pervitin-Reihe auf den Markt bringen wolle.[66]

Die Wissenschaftler in den militärischen und zivilen Forschungseinrichtungen bestätigten somit die bisherigen Erfahrungen: Pervitin (und Benzedrin) beseitigten das Schlafbedürfnis, bewirkten allerdings keine wirkliche Leistungssteigerung.[67] Über die Suchtgefahr des Pervitins stritten Wissenschaftler und Gesundheitspolitiker noch, eine mögliche Abhängigkeit bei längerer Einnahme schien aber für die meisten an der Diskussion Beteiligten sicher zu sein.[68]

Schließlich testeten die Wehrphysiologen die Wachhaltemittel im Großversuch während des Polen- und Frankreichfeldzuges, wobei nach Angaben der Truppenärzte Pervitin hauptsächlich an übermüdete Fahrer bei motorisierten Einheiten ausgegeben wurde. Dabei erfüllte es in der Regel seine Funktion als Weckmittel. Die Ermüdungssymptome verschwanden bei der Mehrzahl der Versuchspersonen. Vereinzelt kam es allerdings zu Nebenwirkungen wie erhöhtem Blutdruck, in anderen Fällen zeigte das Präparat sogar überhaupt keine Wirkung.[69] Im Gegensatz zu den schwächeren Mittel wie Koffein lag der große Vorteil des Pervitin in der Wirkungsdauer: Hielt das Koffein nur ein bis zwei Stunden an, wirkte Pervitin bis zu acht Stunden lang.[70] Die Dokumentenlage macht sichtbar, dass die oberste Führung des militärischen Gesundheitswesens bereits zu diesem frühen Zeitpunkt die Gesundheit der Soldaten den militärischen Erfordernisse unterordnete, wenn es die taktische Lage erforderte, z.B. wenn die zur Erholung notwendigen Rast- und Ruhezeiten nicht eingehalten werden konnten. Im April 1940 veröffentlichte die Heeressanitätsinspektion eine Verfügung zu den so genannten „Weckmitteln", in der sie von der planmäßigen Einführung von Pervitin in die Sanitätsausrüstung des Heeres

65 So fragte Temmler nach dem Interesse an weiterer Zusammenarbeit, da „in Ihrem Institut weiterhin die Frage der Beeinflussung der Leistungsfähigkeit durch Pharmaka und pharmakologische Mittel im Vordergrund des Interesses steht.", Temmler an Atzler, 19.6.49, MPG-Archiv, I. Abt., Rep. 4, 199, p.30.

66 Lehmann an Temmler, 27.9.43, ebd., p. 35.

67 Ranke an Lehrgruppe C, 19.5.39, BA-MA RH 12-23/1882.

68 Reichsgesundheitsführer Leonardo Conti sorgte aus diesen Überlegungen dafür, dass Pervitin zunächst nur auf Rezept ausgegeben wurde. 1941 fiel das Produkt dann wegen der Suchtgefahr dann sogar unter das Rauschgiftgesetz, Roth (1985), S. 170ff., Baader (1991), S. 57f.

69 Anlage zum Bericht 241a vom 8.4.40, BA-MA RH 12-23/1882. Bemerkenswert bei der Aufstellung ist, dass viele Truppenärzte angaben, Pervitin im Selbstversuch schon seit längerer Zeit (bis zu drei Jahren) bei morgendlichem Kater oder allgemeinen Ermüdungserscheinungen genommen zu haben.

70 StA Krüger an Lehrgruppe C, 8.4.40, ebd.

berichtete.[71] Die Heeressanitätsinspektion berief sich auf die Erfahrungen während des Polenfeldzuges: Die Überwindung des Schlafes könne in besonderen Lagen wichtiger als jede Rücksicht auf eine damit verbundene Schädigung sein, wenn durch den Schlaf der militärische Erfolg, die Sicherheit der ruhenden Truppe oder die Transportsicherheit gefährdet werde. Immerhin forderte die Inspektion die Truppenärzte auf, „die Peitsche der Weckmittel" überlegt und verhältnismäßig anzuwenden, da durch „eine wahllose Anwendung ohne Not" die Gesundheit der Truppe beeinträchtigt werde. Interessanterweise wurde speziell die Gefahr aufgeführt, dass „Offiziere in verantwortlicher Stellung zu häufigen Gebrauch der Weckmittel ihre Arbeitsfähigkeit auf Kosten der Gesundheit zu steigern suchen". Wahrscheinlich reagierte man damit auf ein verbreitetes Phänomen im Offizierskorps, deren Mitglieder häufig gute Kontakte zu Sanitätsdienststellen und somit leichten Zugang zu Pervitin u.ä. hatten.[72]

Allerdings war in der Verfügung von der eigentlich durch die Erfahrungen im zivilen Bereich bereits bewiesenen Suchtgefahr keine Rede, sondern nur davon, dass unnötiger und zu langer Schlafentzug die Leistungsfähigkeit eher herabsetze und die Gesundheit in Mitleidenschaft ziehe, was sich durch Symptome wie Schwindelgefühl oder Kopfschmerzen äußere.[73] Gedacht war an den Einsatz vor allem bei Kolonnenfahrt motorisierter Verbände in der Nacht und bei „übermüdeten Personen nach Wegfall der Kampferregung", eine sehr unscharfe Formulierung, die den Truppenärzten weiten Spielraum ließ. Dem einzelnen Truppenarzt wurde also die Entscheidung überlassen, in welchem Fall er Pervitin einsetzen sollte, weshalb im Anhang noch genaue Anweisungen zu Dosierung, Wirkungsdauer und anderen notwendigen Bereichen gegeben wurde.[74]

Im April 1940 standen als Erstausstattung ungefähr 14 Millionen Tabletten Pervitin zur Verfügung, bis Dezember 1940 lieferte der Hauptsanitätspark in Berlin über 28 Millionen Tabletten an Heer und Luftwaffe aus, und in man-

71 HSIn II, Weckmittel, 17.4.40, BA-MA RH 12-23/1327.

72 Dieser Missbrauch von Pervitin hielt auch den ganzen Krieg über an. So wandte sich beispielsweise ein Offizier privat an seinen Freund Oberstabsarzt Teller von der Heeressanitätsinspektion mit der Bitte um die Zusendung von Pervitin, weil er die dienstliche Belastung und den damit verbundenen Schlafmangel sonst nicht aushalte. Teller verweigerte ihm jedoch die Tabletten mit dem Hinweis, dass er verhindern wolle, ihn „vor die Hunde gehen zu sehen". Stattdessen veranlasste er die Einweisung des Freundes in ein Lazarett, um dessen Tablettensucht zu behandeln, Brief OStA Teller, BA-MA RH 12-23/1136, 1.3.44.

73 Normalerweise sollte nur eine Tablette Pervitin à 0,003 g verabreicht werden, bei Anstrengungen allerdings zwei Tabletten kurz hintereinander und notfalls ein bis zwei weitere nach drei bis vier Stunden. Mehr als 24 Stunden sollte der Schlaf nicht hinausgezögert werden. Hierfür reichten nach Angaben der Heeressanitätsinspektion zweimal zwei Tabletten aus. Bei der Verabreichung von zwölf Tabletten auf einmal sei mit Vergiftung zu rechnen. Sollte dieser Fall eingetreten sein, war als Gegengift Schlafmittel zu verabreichen, HSIn II, Weckmittel, 17.4.40, BA-MA RH 12-23/1327.

74 Ebd., Anlage 1.

chen Quartalen wurden sogar 30 Millionen Tabletten ausgegeben.[75] Die ganze Kriegszeit über experimentierte man mit der richtigen Dosierung des Pervitin,[76] da auch die Heeressanitätsinspektion erkannt hatte, dass eine Überdosierung und die Einnahme über längere Zeit zu schweren Gesundheitsschäden führen konnte und Pervitin deshalb als Mittel zur Leistungssteigerung bei gesunden Menschen nur ausnahmsweise angewendet werden dürfe.[77]

Im Juli 1941 erließ die Heeressanitätsinspektion das so genannte Pervitin-Merkblatt mit dem genauen Titel „Ermüdung und ihre Bekämpfung (Anwendung und Wirkung des Pervitins)", das noch einmal alle wissenschaftlichen Kenntnisse zusammenfasste. Im Wesentlichen entsprach das Merkblatt der bereits ein Jahr zuvor erteilten Verfügung zu den Weckmitteln. Einzig der Hinweis auf eine mögliche Suchtgefahr wurde neu aufgenommen, allerdings abgeschwächt durch den Vermerk, dies betreffe nur „charakterschwache und arzneihungrige Menschen."[78] Allerdings sollte das Medikament bei älteren Personen (ab dem 40. Lebensjahr) nur nach gründlicher vorheriger Untersuchung verabreicht werden, da bei bestehenden Herz-, Nieren- oder Blutgefäßerkrankungen „starke und lang andauernde Verschlimmerungen" eintreten könnten. In Kombination mit dem Hinweis, dass bei der Abgabe an Verantwortungsträger bzw. Personen in leitenden Funktionen Vorsicht zu walten habe, kann geschlossen werden, dass die Verbreitung des Pervitin unter den Offizieren noch weit verbreitet war.[79]

Die Suchtgefahr verhinderte nicht den massenhaften Einsatz von Pervitin in der deutschen Wehrmacht im Zweiten Weltkrieg, wobei das Mittel wohl vor allem in der Marine[80] und bei der Luftwaffe eingesetzt wurde. Auch bei den eingeschlossenen Soldaten der 6. Armee in Stalingrad wurde über den Einsatz von Weckmitteln wie Pervitin nachgedacht, da es dort immer wieder zu Fällen von Hypotonie gekommen ist. Der Beratende Internist Karl Westphal riet jedoch von einer Einnahme von Pervitin ab, da dieses nur für ein bis drei Tage in besonderen Situationen eingenommen werden dürfe, ohne gesundheitlichen Schaden zu erzeugen. Stattdessen schlug er die Verabreichung von Vitamin-Drops vor.[81]

---

75 Aktennotiz, 25.4.40, ebd. Vgl. Baader (1991), S. 58; Unger (1991), S. 74.

76 1944 forderte die HSIn vom Hauptsanitätspark in Berlin Pervitintabletten à 0,0075 g für Versuchszwecke an, das ist mehr als doppelt so viel wie in der oben erwähnten Verfügung aus dem Jahr 1940, HSIn/Ph IV an HSP, 4.8.44, BA-MA RH 12-23/1324. Diese Versuchstabletten waren zur Erprobung beim Heeresgruppenarzt Nord vorgesehen, HSIn Ph IV an Heeresgruppenarzt Nord u.a., 10.9.44, ebd.

77 HSP über Pervitin, BA-MA RH 12-23/976.

78 HSIn/WiG I, Ermüdung und ihre Bekämpfung, 25.7.41, S. 8, BA-MA RH 12-23/783. Ein Jahr später wurde das Merkblatt unter der Bezeichnung „Richtlinien zur Erkennung und Bekämpfung der Ermüdung (Anwendung und Wirkung des Pervitins)" erneut unverändert herausgeben, BA-MA RH 12-23/1961.

79 HSIn/WiG I, Ermüdung und ihre Bekämpfung, 25.7.41, S. 6, BA-MA RH 12-23/783.

80 Hartmann (1994), S. 137-142.

81 OFA Westphal an Armeearzt 6, BA-MA RH 12-23/213, fol. 129.

Angesichts von zunehmenden Fällen von Pervitinmissbrauch sowie der schlechten Rohstofflage kam zu einem Imageverlust von Pervitin. Ob man allerdings von einem tatsächlichen Bedeutungsverlust von Pervitin sprechen kann, muss bezweifelt werden.

Bei aller Skepsis waren die Einschätzungen von militärärztlicher Seite gegenüber dem Mittel doch eher positiv, wie der Abschnitt zu Pervitin im Artikel „Gesundheitliche Gefahren der Genuss- und Reizmittel bei der Ermüdungsbekämpfung und Leistungssteigerung“ von Flottenarzt Grunske im Lehrbuch „Wehrhygiene“ aus dem Jahr 1944 beweist.[82] Grunske fasste darin auf knapp drei Seiten den damaligen Stand der Kenntnisse über Pervitin zusammen, wobei er zu dem Ergebnis kam, dass es „bei kritischer Beurteilung heute noch nicht möglich [sei], ein objektives und einwandfreies Gesamturteil zu gewinnen, da Pervitin auf die verschiedenen Menschen durchaus unterschiedlich wirkt und auch bei ein und demselben Menschen unterschiedliche Wirkungen beobachtet worden sind.“ Vorherrschende Wirkungsweise des Präparates sei eine „Enthemmung“ bzw. ein Aufschieben des „Toten Punktes“, so dass die Leistungssteigerung nur indirekt und vor allem bei körperlichen Arbeiten erzielt werden könne, während bei geistigen Tätigkeiten die Wirkung sehr unterschiedlich ausfalle. Erstmals war auch ein im Vergleich zu den früheren Merkblättern und Verlautbarungen deutlicherer Verweis auf mögliche Suchtgefahren enthalten, verbunden mit dem Hinweis, dass eine Verabreichung an gesunde Personen nur in Ausnahmefällen geschehen dürfte. Dabei bezog sich Grunske vor allem auf den zivilen Bereich, während er für das Militär zahlreiche Situationen schilderte, in denen der Einsatz von Pervitin durchaus notwendig sei, vor allem bei Fahrern und bei den Besatzungen von Schiffen und Flugzeugen. Allerdings solle auch hier der Sanitätsoffizier behutsam und umsichtig mit dem Medikament umgehen und es nur individuell einsetzen, wobei er besonders bei Führungspersonen wie Kommandanten und Befehlshabern Vorsicht walten lassen solle, um nicht durch ein unbedachtes und übermäßiges Verschreiben von Pervitin die Gesundheit dieser Männer aufs Spiel setze.[83] Grunskes Aufsatz in einem Grundsatzwerk der deutschen Militärmedizin zeigt deutlich die Fortschritte und Differenzierungen, die deutsche Sanitätsoffiziere im Umgang mit dem Medikament gewonnen hatten. Deutlich weniger euphorisch als noch zu Beginn des Krieges wurde darin die Wirkung des Pervitin beschrieben, das nicht mehr als „Allheilmittel“ im Falle einer Leistungssteigerung eingesetzt werden solle, da bei übermäßigem Konsum eine Sucht fast unausweichlich war. Trotz dieser Kritikpunkte wollte man innerhalb des Sanitätswesens jedoch nicht auf dieses Mittel verzichten, um es bei Gelegenheit doch einzusetzen. So forderte beispielsweise die Heeressanitätsinspektion von „im Mai 1944 zunächst“ 100.000 Pervitin- oder Isophen-

82 Im Gegensatz dazu Unger (1991), S. 76.
83 Grunske (1944), S. 229ff.

Ampullen beim Hauptsanitätspark an, wovon 20.000 für den Wehrkreissanitätspark VII in München vorgesehen waren.[84]

Die weiterhin Faszination des Pervitin zeigte sich auch bei einer wissenschaftlichen Besprechung über leistungssteigernde Mittel, die der Chef des Sanitätswesen der Luftwaffe im Jahr 1944 organisierte. Dabei thematisierte jeder Vortrag Pervitin, wobei die anwesenden Wissenschaftler nach wie vor in erster Linie über die Anwendungsbereiche und die Wirkung von Koffein und Pervitin stritten.[85] Im bereits erwähnten Handbuch „Wehrhygiene" bezeichnete der Luftwaffenphysiologe Ulrich Luft die Verwendung von Pervitin bei Flugzeugführern als „bedenklich", da damit ein wichtiges Warnsignal des Körpers ausgeschaltet werde und so die Einsatzfähigkeit letztlich beeinträchtigt werde. Beim Höhenflug komme es zudem zu einer gefährlichen „Überventilation". Somit sei die Verabreichung von Pervitin nur in „lebensbedrohenden Fällen" sinnvoll, etwa bei Fällen von Seenot oder bei Notlandungen im feindlichen Gebiet, da in beiden Fällen höchste Aufmerksamkeit notwendig sei, um sich den Rettungsteams bemerkbar zu machen bzw. einer Gefangennahme zu entgehen. Daher war eine Packung Pervitin mit vier Tabletten à 0,006 g auch in jeder Absprungnotausrüstung vorhanden.[86] Auch in der Luftwaffe sollte also von ärztlicher Seite das Pervitin vor allem in Notfällen eingesetzt werden.

In eine ähnliche Richtung lief auch der Einsatz von Pervitin im Heer gegen Ende des Krieges. als die Heeressanitätsinspektion das Präparat bei der medizinischen Versorgung der Verwundeten einsetzten wollte. Führende Militärmediziner forderten 1944, Morphium-Pervitin-Ampullen zur Schmerzbekämpfung einzusetzen.[87] Bereits im September desselben Jahres lieferte der Hauptsanitätspark 10.000 Morphium-Pervitin-Tabletten an den Wehrkreissanitätspark XX in Danzig zur Weiterleitung an Heeresgruppenarzt Nord und 5.000 Tabletten an den Wehrkreissanitätspark XVII in Wien für Heeresgruppenarzt F.[88] Weitere 5.000 Tabletten und 2.000 Ampullen standen als Reserve bereit. Im Oktober 1944 folgte dann eine weitere Lieferung von 300 Ampullen Morphium-Pervitin und 300 Morphium-Pervitin-Tabletten an den Wehrkreissanitätspark XVII.[89]

Außerdem wurden in behelfsmäßigen Lazarettzügen vergleichsweise Morphin und Morphin-Pervitin in Tablettenform verabreicht. Die Chefärzte der Züge sollten Notizen über die Verwundung, den allgemeinen Gesundheitszustand, die Schmerzstillung, die psychische Verfassung und den Kreislauf, Puls

84 HSIn/Ph IV an HSP u.a., 26.5.44, BA-MA RH 12-23/1322.

85 HSIn/WiG Chef an Chef des Stabes, 19.8.44, BA-MA RH 12-23/1849.

86 Luft (1944), S. 492f.

87 Gutzeit an Lehrgruppe C, 29.8.44, BA-MA RH 12-23/958.

88 HSIn/Ph IV an Heeresgruppenarzt Nord u.a., 10.9.44, BA-MA RH 12-23/1324.

89 HSIn/Ph IV an HSP u.a., 14.10.44, BA-MA RH 12-23/1325. Der Beratende Pharmakologe der Heeresgruppe A, Stabsarzt Soehring, verfasste etwa zur gleichen Zeit eine Arbeit über die Verwendung von Morphin-Pervitin bei Verwundetentransporten, Wehrmedizinische Forschungsarbeiten über pharmakologische und toxikologische Fragen, 12.1.45, BA-MA RH 12-23/1750.

und Blutdruck machen. Dabei wurde als signifikanter Unterschied festgestellt, dass die Verwundeten bei Verabreichung von Morphin-Pervitin "munter und schmerzfrei" blieben, während sie bei reinem Morphin einschliefen, d.h. das Pervitin hob die einschläfernde Wirkung des Morphins auf.[90] Somit blieb Pervitin in dieser Form ein wichtiges Arzneimittel der deutschen Wehrmacht, allerdings weniger als Mittel zur Leistungssteigerung von gesunden Soldaten als vielmehr als Therapeutikum bei Verwundeten.

Fazit

Die militärische Ernährungsforschung zwischen Roggenbrot und Pervitin – so könnte die Überschrift über diesem Beitrag lauten. Ich hoffe, es ist deutlich geworden, dass unter den Bedingungen des Krieges für die militärischen Ernährungsphysiologen nur eine Maxime zählte: die Leistungsfähigkeit der kämpfenden Truppe zu erhalten oder noch besser zu steigern. Dabei sollte die Wissenschaft in zweierlei Hinsicht helfend eingreifen:

1) Durch die bestmögliche Gestaltung der Truppenkost, deren optimale Zusammensetzung auch mit Hilfe von Hungerversuche an sowjetischen Kriegsgefangenen herausgefunden werden sollte. Deren Tod wurde während der Versuche oft bewusst in Kauf genommen, um die tatsächlichen Grenzwerte auszutesten.
2) Durch die Abgabe von Pharmaka wie Pervitin, die zwar kontrolliert abgegeben werden sollten, deren Suchtgefahr aber eindeutig unterschätzt bzw. teilweise sogar bewusst vernachlässigt wurde. Angesichts einer ungenügenden Testphase könnte man fast von einem riesigen Massenversuch an den deutschen Soldaten sprechen.

Militärische Überlegungen dominierten in beiden Fällen eindeutig die medizinischen, mit zum Teil tödlichen Konsequenzen für die Betroffenen. Doch leider ist dieses Szenario nicht nur ein historisches, sondern aktuell wie die Verabreichung von ähnlichen Pillen an die Angehörigen der US Air Force im Afghanistankrieg belegen, in folge dessen es unter anderen zum Beschuss von verbündeten Truppen und Zivilisten kam, was zahlreiche Menschenleben forderte.[91]

90 StA Soehring, Verwendung von Morphin-Pervitin bei Verwundetentransporten, 23.11.44, BA-MA RH 12-23/1611.

91 Vgl. ARD-Dokumentation „ Das ist ein schmutziges Geschäft – US-Kampfpiloten unter Drogen", Erstausstrahlung am 25.6.2003.

Gedruckte Quellen und Literatur

Baader, Gerhard: Menschenversuche in der deutschen Wehrmacht – das Beispiel Pervitin. In: Fahrenbach, Sabine/Thom, Achim (Hg.): Der Arzt als "Gesundheitsführer". Ärztliches Wirken zwischen Ressourcenerschließung und humanitärer Hilfe im Zweiten Weltkrieg. Frankfurt a. M. 1991, S. 51-60.

Bach, Friedrich Wilhelm: Zur Wirkungsweise der rationierten Ernährung, in: Zeitschrift für physikalische und diätetische Therapie 23 (1919), S. 475-477.

Brugsch, Theodor: Das Eiweißminimum der Nahrung, in: DMW 45 (1919), S. 788-793.

Burchardt, Lothar: Die Kaiser-Wilhelm-Gesellschaft im Ersten Weltkrieg (1914-1918), in: Vierhaus, Rudolf/Brocke, Bernhard vom (Hg.): Forschung im Spannungsfeld von Politik und Gesellschaft. Geschichte und Struktur der Kaiser-Wilhelm-/Max-Planck-Gesellschaft, Stuttgart 1990, S. 163-196.

Determann, H.: Die Bedeutung der Kriegsernährung für Stoffwechsel und Gesundheit, in: Zeitschrift für physikalische und diätetische Therapie 23 (1919), S. 49-65.

Graf, Otto: Über den Einfluss von Pervitin auf einige psychische und psychomotorische Funktionen, in: Arbeitsphysiologie 10 (1938), S. 692-705.

Grunske, F.: Gesundheitliche Gefahren der Genuss- und Reizmittel bei der Ermüdungsbekämpfung und Leistungssteigerung, in: Handloser, Siegfried/Hoffmann, Wilhelm (Hg.): Wehrhygiene, Berlin 1944, S. 226-236.

Hamburger Institut für Sozialforschung (Hg.): Verbrechen der Wehrmacht. Dimensionen des Vernichtungskrieges 1941-1944, Hamburg 2002.

Henning, Eckart/Kazemi, Marion: Chronik der Kaiser-Wilhelm-Gesellschaft zur Förderung der Wissenschaften (Veröffentlichungen aus dem Archiv zur Geschichte der Max-Planck-Gesellschaft, Bd. 1), Berlin 1988.

Klee, Ernst: Auschwitz, die NS-Medizin und ihre Opfer. Frankfurt a. M.[2] 2001.

Knack, A.V./Neumann, Jacques: Beiträge zur Oedemfrage, in: DMW 43 (1917), S. 901-906.

Kopke, Christoph: Der "Ernährungsinspekteur der Waffen-SS". Zur Rolle des Mediziners Ernst Günther Schenck im Nationalsozialismus. In: Ders. (Hg.): Medizin und Verbrechen. Festschrift zum 60. Geburtstag von Walter Wuttke. Ulm 2001, S. 208-220.

Lehmann, Gunther/Straub, Heinz/Szakáll, Alexander: Pervitin als leistungssteigerndes Mittel, in: Arbeitsphysiologie 10 (1938), S. 680-691.

Loewy, Adolf/Strauss, Herbert A., Ergebnisse der Kriegserfahrungen für die Physiologie der Ernährung und für die Diätetik, in: DMW 45 (1919), S. 369-372.

Luft, Ulrich: Verpflegung, in: Handloser, Siegfried/Hoffmann, Wilhelm (Hg.): Wehrhygiene, Berlin 1944, S. 487-492.

Neumann, Alexander: „Arzttum ist immer Kämpfertum". Die Heeressanitätsinspektion und das Amt „Chef des Wehrmachtsanitätswesens" im Zweiten Weltkrieg (1939-1945), Düsseldorf 2005.

Ders.: Das Physiologische Institut, in: Eckart, Wolfgang U./Sellin, Volker/Wolgast, Eike (Hg.): Die Universität Heidelberg im Nationalsozialismus, Heidelberg 2006 (im Druck).

Pier, Elmar: Die Ernährungslage in Deutschland während des Ersten Weltkrieges und in der Nachkriegszeit (1914 bis 1923) unter besonderer Berücksichtigung ihres Einflusses auf die Ernährungsphysiologie und die gesundheitliche Situation der Bevölkerung, Diss. med. Hannover 1990.

Roth, Karl-Heinz: Leistungsmedizin. Das Beispiel Pervitin. In: Kudlien, Fridolf u.a.: Ärzte im Nationalsozialismus, Köln 1985, S. 167-174.

Rubner, Max: Deutschlands Volksernährung im Kriege, Leipzig 1916.

Schottdorf, Gertraud: Arbeits- und Leistungsmedizin in der Weimarer Republik, Husum 1995.

Schreiber, Walter: Die Ernährung der Soldaten, in: Handloser, Siegfried/Hoffmann, Wilhelm (Hg.): Wehrhygiene, Berlin 1944, S. 248-274.

Smith, David F.: Nutrition Science and the two World Wars, in: Ders. (Hg.): Nutrition in Britain. Science, Scientists and Politics in the Twentieth Century, London/New York 1997, S. 142-165.

Unger, Frank: Das Institut für allgemeine und Wehrphysiologie an der Militärärztlichen Akademie in Berlin (1937-1945). Diss. med. Hannover 1991.

Volker Hartmann: Pervitin – Vom Gebrauch und Missbrauch einer Droge in der Kriegsmarine. In: Wehrmed. Mschr. 38 (1994), S. 137-142.

Pharmakologische Nervengasforschung an der Militärärztlichen Akademie und an den Universitäten Marburg, Danzig und Leipzig im Zweiten Weltkrieg

FLORIAN SCHMALTZ

Im vorliegenden Beitrag wird eingangs die Entdeckung der Nervenkampfstoffe im Kontext der Industrieforschung skizziert, für die in Kooperation mit der Wehrmacht binnen weniger Jahre großindustrielle Produktionskapazitäten geschaffen wurden. In diesem Zusammenhang wird auf die Forschungspraxis und Forschungsorganisation der I.G. Farbenindustrie und der Militärärztlichen Akademie eingegangen. Im Anschluss wird auf die pharmakologische Nervengasforschung an Außenstellen des Militärärztlichen Akademie und des Heereswaffenamtes an den Universitäten Marburg, Münster, Leipzig und der Medizinischen Akademie Danzig eingegangen. Neben den Strukturen wird die Entwicklung der pharmakologischen Nervengasforschung anhand der konkreten Forschungsprobleme darstellt und die Frage erörtert, welche Erkenntnisse die beteiligten Pharmakologen über die biochemischen und hirnphysiologischen Prozesse der hochtoxischen Nervengaswirkung aufgrund ihrer experimentalwissenschaftlichen Forschungspraxis erzielten.

Von der Entdeckung der Nervengase Tabun und Sarin zum Aufbau einer großindustriellen Produktionsbasis

Das Nervengas Tabun (Dimethylamino-Cyanphosphorsäure-Äthylester) wurde am 23. Dezember 1936 von dem im I.G. Farben-Werk Leverkusen tätigen Chemiker Gerhard Schrader[1] im Kontext seiner Forschung über Schädlingsbekämpfungsmittel erstmals synthetisiert. Schrader untersuchte seit 1934 organische Fluor-Phosphor-Verbindungen auf ihre Eignung als Schädlingsbekämpfungsmittel.[2] Im Januar 1937 vergiftete er sich bei einem Syntheseversuch von

1 Gerhard Schrader wurde am 25.2.1903 in Bortfeld bei Braunschweig geboren. Nach dem Besuch des Gymnasiums in Braunschweig studierte er Chemie an der Technischen Hochschule Braunschweig. Dort promovierte er 1928 mit einer Arbeit auf dem Grenzgebiet von anorganischer und organischer Chemie und wurde im Oktober desselben Jahres im I.G. Farbenwerk Elberfeld als Chemiker angestellt. Schrader arbeitete dort zwei Jahre in der Katigen-Abteilung über Schwefel-Farbstoffe, bis er 1930 in die wissenschaftliche Abteilung des I.G. Werkes Leverkusen versetzt wurde, wo er sich mit Herstellungsverfahren von Naphtol-AS-Farbstoffen beschäftigte. Vgl.: Lebenslauf Gerhard Schrader, 30.8.1945, PRO London, FO 1031/105.

2 Dr. Gerhard Schrader, Nr. 13 – Arbeiten aus der Tabun-, Sarin- und Somanreihe, Dustbin, den 8.10.1945, Bl. 7, PRO London, FO 1031/239 und Affidavit Dr. Gerhard Schrader,

Tabun versehentlich selbst und erkannte dadurch die extrem starke toxische Wirkung der chemischen Substanz.[3] Die im Gewerbehygienischen Laboratorium bei der I.G. Farbenindustrie in Elberfeld im Tierversuch durchgeführte toxikologische Prüfung belegte, dass Tabun für Warmblüter und damit auch für den Menschen hochgiftig war. Für eine Anwendung als Pflanzenschutzmittel schied die gefährliche Substanz damit aus, schien aber um so mehr als chemischer Kampfstoff für militärische Zwecke geeignet.[4] Noch Anfang Februar 1937 meldete die Patentabteilung der I.G. Farbenindustrie die Entdeckung zum Patent an.[5] Danach wurde die neue Entdeckung von der I.G. Farbenindustrie dem Heereswaffenamt gemeldet, das großes Interesse signalisierte. In der Lüneburger Heide errichtete das Militär auf dem Gelände des größten deutschen C-Waffen Forschungszentrums, der Heeresversuchsstelle Munster-Nord, eine Tabun-Pilotanlage, die bereits Mitte Juni 1937 die Kleinfertigung aufnahm.[6] In dem zweitgrößten dem Heereswaffenamt unterstellten C-Waffen-Forschungszentrum, dem Heeresgasschutzlaboratorium auf der Zitadelle Spandau, wurde zur selben Zeit mit der Forschung über Tabun begonnen. Dort wurden für die Nervengasforschung spezielle Labore eingerichtet und die „Errichtung eines modernen technischen Versuchsraumes", der sich zur Produktion von Tabun eignete, veranlasst.[7] Mehrere Chemiker des HWA waren mit der

---

13.8.1947, NI-9770, Fall VI, ADB 36, fol. 101. Siehe auch: Mumford/Perren (1945), S. 24; Harris/Paxman (1983), S. 73 f. und Stockholm International Peace Research Institute (1971), S. 71.

3 Gerhard Schrader, Physiologische Versuche mit Stoffen der Tabun-Saringruppe, 30.8.1945, Bl. 1-3, PRO London, FO 1031/105.

4 Affidavit Dr. Gerhard Schrader, 13.8.1947, NI-9770, Bl. 1, ADB 36, fol. 101 und Gerhard Schrader: Entwicklungsgeschichte neuer Insecticide. 2. Teil organische Phosphorsäure-Verbindungen. 30.10.1945, Bl. 7, NA Washington, RG 319, Entry IRR, Box 200.

5 Die Schutzrechte erstreckten sich auf die Strukturformel der gesamten Stoffklasse biologisch wirksamer organischer Phosphorsäureester. Vgl.: Dr. Gerhard Schrader, Nr. 13 – Arbeiten aus der Tabun-, Sarin- und Somanreihe, Dustbin, den 8.10.1945, Bl. 7, PRO London, FO 1031/239 und Schrader (1963), S. 3. Aufgrund der militärischen Geheimhaltung wurden die Patenterteilungen erst Anfang der 1950er Jahre bekannt gemacht. Vgl.: DRP 767.723 Gerhard Schrader und Hans Kükenthal. – Farbenfabriken Bayer, Leverkusen: Schädlingsbekämpfungsmittel. Patentiert am 3.2.1937. Bekanntmachung am 11.12.1952. Ein weiteres Patent wurde wenige Monate später angemeldet: DPR 767.511 Gerhard Schrader – Farbenfabriken Bayer, Leverkusen: Verfahren zur Darstellung von N-substituierten Aminocyanphosphinsäure- bzw. -thiophosphinsäureestern. Patentiert am 22.7.1937. Bekanntmachung am 10.7.1952. Letzeres wurde nach Beginn des Zweiten Weltkrieges ergänzt durch DRP 767.830 Gerhard Schrader und Hans Gebhardt. – Farbenfabriken Bayer, Leverkusen: Verfahren zur Darstellung von N-substituierten Aminocyanphosphinsäure- bzw. –thiophosphinsäureestern. Patentiert am 28.9.1939. Bekanntmachung 6.8.1953. Der Chemiker Dr. Hans Gebhardt war seit Mitte 1937 im wissenschaftlichen Entwicklungslaboratorium des Heeresgasschutzlaboratoriums Spandau tätig. Vgl.: Affidavit Hans Gebhardt, 13.1.1948, Ambros-Dokument Nr. 703, Bl. 1, Fall VI, VDB VII A Otto Ambros, fol. 7.

6 Inspektion 9, Vorführungen von Wa Prw am 9.6. in Munster-Nord (Geheime Kommandosache), gez. [Paraphe] Ochsner, 14.6.1937, BA-MA RH 12-9/25, fol. 98. In der Quelle ist von Grünkreuz Stoff ‚100' die Rede, der damaligen Tarnbezeichnung für das Nervengas Tabun.

7 Gerhard Schrader: Entwicklungsgeschichte neuer Insecticide. 2. Teil organische Phosphorsäure-Verbindungen. 30.10.1945, Bl. 7, NA Washington, RG 319, Entry IRR, Box 200.

Ausarbeitung eines großtechnischen Herstellungsverfahrens von Tabun beschäftigt.[8] Die intensivierte militärisch-industrielle Zusammenarbeit führte innerhalb von nur zwei Jahren zur Ausarbeitung eines geeigneten großtechnischen Herstellungsverfahrens von Tabun.

Auch die I.G. Farbenindustrie reorganisierte die Infrastruktur der Nervengasforschung innerhalb des Konzerns. Das Gewerbehygienische Laboratorium in Elberfeld wurde nun ausgebaut und für die C-Waffen-Forschung umgerüstet.[9] Im November 1937 wechselte Schrader auf Anweisung des Vorstandsmitgliedes der I.G. Farbenindustrie, Heinrich Hörlein, von dem Werk in Leverkusen nach Elberfeld, um „in dem früheren analytischen Laboratorium die Stoffklasse Tabun zu bearbeiten".[10] Dort wurde in einem abgeschotteten Teil des Labors eine 100 m^3 große Gaskammer für die Nervenkampfstoff-Versuche eingerichtet.[11]

Parallel zu den Forschungsarbeiten über Tabun setzte Schrader seine Versuchsserien zur Synthese von organischen Phosphorsäureestern fort. Dabei entdeckte er am 10. Dezember 1938 das Nervengas Sarin (Methyl-fluorphosphatsäure-isopropylester).[12] Die toxikologische Untersuchung zeigte, dass die Substanz eine noch stärkere Wirkung als Tabun besaß.[13]

In den folgenden Jahren arbeiteten die I.G. Farbenindustrie und das HWA an optimierten großtechnischen Produktionsverfahren.[14] Zur Vorbereitung der großindustriellen Tabun-Produktion wurden Ende Januar 1939 innerhalb der I.G. Farbenindustrie erste Maßnahmen ergriffen. So ermittelte man konzernintern den erforderlichen Rohstoffbedarf zur Tabunproduktion.[15] Der deutsche

---

8 Affidavit Dr. Gerhard Schrader, 13.8.1947, NI-9770, Bl. 2, Fall VI, ADB 36, fol. 102.

9 Affidavit Eberhard Gross, 12.1.1948, Dokument Hörlein Nr. 64, Bl. 2, Fall VI, VDB II Hörlein, fol. 29a, die gegenüber dem teilweise widerrufenen Affidavit Eberhard Gross, 16.5.1947, NI-6927, Fall VI, ADB 36, fol. 125 Änderungen enthält. Siehe dazu auch die von Gross im direkten Verhör vor dem Amerikanischen Militärgerichtshof VI in Nürnberg vorgetragenen Korrekturen. Vgl.: Fall VI, Protokoll Bl. 2707-2713.

10 Affidavit Dr. Gerhard Schrader, 13.8.1947, NI-9770, Bl. 2, Fall VI, ADB 36, fol. 102.

11 Interrogation Gerhard Schrader (Draft), 30.8.1945, Bl. 4, PRO London, FO 1031/105.

12 Dr. Gerhard Schrader, Nr. 8 – Arbeiten aus der Tabun-, Sarin- und Somanreihe, Dustbin, den 13.10.1945, Bl. 8, PRO London, FO 1031/239. Der Kunstname Sarin wurde, laut Schrader, aus den Buchstaben von Personen gebildet, die an dessen Entwicklung und dem Aufbau der Nervengasfabrikation in industriellem Maßstab wesentlichen Anteil hatten: S stand für Gerhard Schrader (I.G. Elberfeld), A für Otto Ambros (I.G. Ludwigshafen), R für Gerhard Ritter (RWA), IN für Hans-Jürgen v. d. Linde (HWA). Vgl.: Schrader: Entwicklungsgeschichte neuer Insecticide. 2. Teil organische Phosphorsäure-Verbindungen. 30.10.1945, Bl. 21, NA Washington, RG 319, Entry IRR, Box 200. Harris und Paxmann geben irrtümlich anstelle von Ritter Oberst Rüdiger (HWA Wa Prüf 9) an. Vgl.: Harris/Paxman (1983), S. 75.

13 Dr. Gerhard Schrader, Nr. 8 – Arbeiten aus der Tabun-, Sarin- und Somanreihe, Dustbin, den 13.10.1945, Bl. 8, PRO London, FO 1031/239.

14 Ebd. sowie Mills (1945), Table II, S. 29-31 und Rielau (1966), S. 96-98. sowie Gerhard Schrader: Decknamen auf dem Tabun, Sarin, Soman-Gebiet, Dustbin, 30.8.1945, Bl. 2, NA Washington, RG 319, Entry 85, Box 1352, MIS No. ID 206481.

15 Dr. Ritter: Reisebericht der gemeinsam mit Vertretern des Heereswaffenamtes durchgeführten Reise vom 31.1.-3.2.1939. Lage auf den Gebieten Sprengstoffe, Tuluol, Kampfstoffe und Zwischenprodukte, 9.2.1939, Bl. 4 (= NI-8790, Bl. 15), BArch R 3112/141. In der Quelle

Überfall auf Polen am 1. September 1939 beendete die Planungsphase. Nachdem Hitler kurz nach Kriegsbeginn „Vorbereitungen für den Gaskrieg“[16] angeordnet hatte, erarbeitete das Militär zusammen mit der I.G. Farbenindustrie ein umfassendes Produktionsprogramm.[17] Am 7. September 1939 wurde zwischen der Wehrmacht und Vorstandsmitgliedern der I.G. Farbenindustrie die Errichtung einer Tabun-Fabrik mit einer Kapazität von monatlich 1.000 Tonnen vereinbart.[18] Die Kampfstoff-Planung, die den Aufbau einer neuen Nervengasfabrik vorsah, wurde Mitte November 1939 von Hitler sanktioniert.[19] Als Standort wurde das nahe Breslau gelegene Dyhernfurth in Schlesien gewählt. Dort begannen Mitte März 1940 die Bauarbeiten.[20] In Dyhernfurth lief im Juni 1942, knapp zwei Jahre nach Baubeginn, die Tabun-Produktion an.[21]

Menschenversuche im I.G. Farbenwerk in Wuppertal-Elberfeld und am Institut für Pharmakologie und Wehrtoxikologie der Militärärztlichen Akademie

Bevor die großindustrielle Nervengasproduktion in Dyhernfurth anlief, lagen aufgrund der geschilderten Tierversuche in Wuppertal-Elberfeld und im Heeresgasschutzlaboratorium Spandau relativ präzise Schätzungen zu der tödlichen Dosis für eine Reihe von Tieren vor.[22] Für den Menschen fehlten ver-

wird Tabun unter der Bezeichnung Z-Stoff geführt. Vgl. hierzu auch: Groehler (1989), S. 161.

16 Ochsner (In 9), Besprechung bei Herrn Generalmajor Thomas (W Stab) am 5.9.1939, 5.9.1939, BA-MA RH 12-9/25, fol. 162-163 = Dok. 41 in: Brauch/Müller (1985), S. 170-171.

17 Kampfstoff – Großprogramm. – Lost Ausbauplan, 23.8.1939, BArch R 3113/143, fol. 20-24.

18 Otto Ambros, Die Anorgana G.m.b.H – Werk Dyhernfurth, 20.8.1947, Bl. 5, BASF-Archiv, A 866, Nr. 7. Siehe auch: Groehler (1989), S. 161.

19 Aktennotiz über eine Besprechung bei General Thomas am 15.11.1939 über Festlegung des neuen Planes für den Ausbau der K-Stofferzeugung, 20.12.1939, Wi/IF 5.3063, BA-MA RW 19/173, fol. 240.

20 Otto Ambros, Die Anorgana G.m.b.H – Werk Dyhernfurth, 20.8.1947, Bl. 6 und Tabellarischer Lebenslauf Otto Ambros, Bl. 3, BASF-Archiv, A 866, Nr. 7.

21 Otto Ambros, Die Anorgana G.m.b.H – Werk Dyhernfurth, 20.8.1947, Bl. 19, BASF-Archiv, A 866, Nr. 7. Im Rahmen dieser Studie kann aus Gründen des Umfangs nicht ausführlich auf die Geschichte der Nervengasfabrik Dyhernfurth eingegangen werden.

22 Die in Spandau beim Militär und bei der I.G. Farbenindustrie gefundenen Wirkungszahlen (Konzentration x Zeit = ct) für Tabun wichen nach den Einlassungen Wirths in Dustbin, etwas voneinander ab: „Für die Hauptttiere Katze, Hund, Affe waren bei Anwendung mittlerer Konzentrationen (um 50 mg/cbm) ein letales ct etwa um 300 - 600 in Spandau ermittelt worden.“ Bei „Anwendung hoher Konzentrationen und kurzer Zeiten“ ergab sich, wie Versuche von Dr. Josef Sextl und Dr. Gerhard Böttger im Toxikologischen Institut des HGL (Abteilung VII L) zeigten, „für die gleichen Tiere ein letales ct um 200-300“. Dagegen ermittelte Gross in Elberfeld „höhere ct-Zahlen mit 400-600“. Bei diesen Versuchen wurde die mittlere Konzentration allerdings „entsprechend den Eingabewerten“ angegeben und nicht versuchsbegleitend analysiert. Vgl.: Wolfgang Wirth, Betr.: Interrogation vom 27.11.1945 (Dr. Merewether/Dr. Williams), 29.11.1945, Bl. 3, PRO London, FO 1031/104.

gleichbare Angaben zu der tödlichen Dosis der Nervengase Tabun und Sarin. Die im Sommer 1942 in Dyhernfurth anlaufende Tabun-Produktion war mit lebensbedrohlichen Gefahren für die Arbeitskräfte verbunden, die mit dem nun tonnenweise abgefüllten Nervengas Umgang hatten. In der Abfüllstelle des Tabunwerkes wurden spätestens seit Sommer 1943 KZ-Häftlinge des Lagers Dyhernfurth I, einem Außenlager des Konzentrationslagers Groß-Rosen, eingesetzt.[23] Sie erlitten häufig schwere Vergiftungen.[24] Mit der Produktionsaufnahme in Dyhernfurth wuchs die Notwendigkeit, die pathologische Wirkung des Tabuns auf den Menschen besser zu verstehen.
Den am Institut für Pharmakologie und Wehrtoxikologie an der Militärärztlichen Akademie in Berlin tätigen Toxikologen fiel nun eine neue Aufgabe zu. Wie einem Bericht von Wolfgang Wirth zu entnehmen ist, erhielten sie wiederholt nach Unfällen Blut- und Liquor-Proben aus dem Werk Dyhernfurth zur Untersuchung.[25] Unter Wirths Verantwortung wurden die Nervengase in einer niedrig schwelligen Dosis auch am Menschen getestet. Laut Wirths eigener Aussage dienten die Experimente zur „Feststellung der Grenzzahl für die miotische Wirkung von Tabun", d.h. es wurde beobachtet, ab welcher Dosis eine Verengung der Pupillen feststellbar war.[26] Die Versuche führte Wirth an sich selbst und an Sanitätsoffizieren durch, die sich angeblich freiwillig gemeldet hätten. Inwieweit die Versuchspersonen ausreichend über die Risiken der Versuche aufgeklärt wurden, ist unklar. In Bezug auf die behauptete freiwillige Teilnahme der Sanitätsoffiziere an den Nervengasversuchen stellt sich die Frage, welche Motive hierfür ausschlaggebend waren. Angesichts der hierarchischen Subordinationsverhältnisse innerhalb des Militärs und der sich verschärfenden Kriegsentwicklung ist es nahe liegend, davon auszugehen, dass die Soldaten versuchten, mit ihrer Teilnahmebereitschaft negative Beurteilungen ihrer Vorgesetzten und eine stets drohende Kommandierung an die Front zu vermeiden.

Wie bislang unbekannte Geheimdienstdokumente der Alliierten belegen, wurden bei der I.G. Farbenindustrie in Elberfeld vergleichbare Menschenversuche mit erheblich höheren Dosen durchgeführt. In Alliierter Haft stritt das I.G.-Vorstandsmitglied Heinrich Hörlein 1945 ab, dass unter seiner Verantwortung an KZ-Häftlingen Menschenversuche mit chemischen Kampfstoffen durchgeführt worden seien. Zugleich bestätigte er aber, dass im dem ihm unterstehenden Werk in Elberfeld vom Leiter des Gewerbehygienischen Insti-

---

23 Sprenger (1996), S. 242 und Czernik (1974), S. 196-200; Groehler (1989), S. 246.

24 Übersetzung der Zeugenvernehmungsniederschrift von Mikolaj Korolko vom 4.4.1969 durch die Bezirkskommission zur Untersuchung von NS-Verbrechen in Lublin, BArch Ludwigsburg, 405 AR-Z 1/64, Bd. IV, Bl. 662.

25 Wolfgang Wirth, Beantwortung von Fragen zur Interrogation durch eine englische Kommission am 26. August 1945 [26.8.1945], 28.8.1945, Bl. 7, NA Washington, RG 319, Entry 85, Box 1352, MIS No. ID 206481.

26 Wolfgang Wirth, Beantwortung von Fragen zur Interrogation durch eine englische Kommission am 26.8.1945, 28.8.1945, Bl. 1, NA Washington, RG 319, Entry 85, Box 1352, MIS No. ID 206481.

tuts, Professor Dr. Eberhard Gross, Selbstversuche durchgeführt wurden.[27] Auch Gerhard Schrader sagte aus, dass nach einigen Laborunfällen Selbstversuche durchgeführt worden seien.[28] Bei diesen Selbstversuchen in der 100 cbm Gaskammer des Gewerbehygienisches Labors sei nochmals bestätigt worden, dass „zur Erzielung völliger Kampfunfähigkeit einer Truppe" nur „sehr geringe Tabun-Konzentrationen im Gelände notwendig" sein würden.[29]

Infolge der Tier- und Menschenversuche im Heeresgasschutzlaboratorium Spandau und Elberfeld mit Tabun und Sarin waren die deutschen Kampfstoff-Experten in der Lage, die tödliche Dosis der beiden neuen Nervengase für verschiedene Säugetiere und annäherungsweise auch für den Menschen zu bestimmen. Die Frage, welche biochemischen Prozesse der toxischen Wirkung zugrunde lagen, war hingegen noch nicht hinreichend geklärt, obwohl der Aufbau der großindustriellen Tabunproduktion bereits voll im Gange war.

Pharmakologische Nervengasforschung an den Universitäten Marburg, Münster, Danzig und Leipzig

Heute gilt die biochemische Wirkung der Nervengase Tabun, Sarin und Soman im Wesentlichen als geklärt. Hauptangriffspunkt ist die Unterbrechung der geregelten Reizweiterleitung zwischen den Nervenbahnen und den Nervenzellen. Ihre Wirkung beruht auf einer starken Hemmung des Enzyms Cholinesterase im zentralen und peripheren Nervensystem und im Blutplasma.[30] Das Nervengas verbindet sich mit dem Enzym Cholinersterase zu einem phosphorilierten Enzym und verhindert hierdurch die Hydrolyse des Neurotransmitters Acetylcholin.[31] Infolgedessen kommt es im synaptischen Spalt zu einer maximalen Acetylcholin-Konzentration, die eine Dauerreizung erzeugt.[32] Die desorientierte Reizweiterleitung betrifft auch die unwillkürlichen Muskeln (Atmung, Herztätigkeit) und führt zum Versagen lebenswichtiger Kreislauffunktionen, deren Ausfall bei einer entsprechenden Dosis in wenigen Minuten zum Tod führen kann.

Diese Hauptwirkung war für die deutschen Wissenschaftler zunächst noch nicht eindeutig ersichtlich. Am Institut für Pharmakologie und Wehrtoxikologie wurden etwa seit 1941, wie Wirth in Alliierten Verhören aussagte, die toxische Wirkung von Tabun und Sarin auf fünf verschiedene Enzymsysteme untersucht:

1. Die Sauerstoffatmung am Blut vom Huhn und an der Leber der Ratte,

27 Second Statement, gez. Hörlein, 29.8.1945, Bl. 1, PRO London, FO 1031/103.
28 Gerhard Schrader, Physiologische Versuche mit Stoffen der Tabun- Saringruppe, 30.8.1945, Bl. 1, PRO London, FO 1931/105.
29 Ebd., Bl. 1 f.
30 Klimmek/Szinicz/Weger (1983), S. 73.
31 Gorges (1968), S. 14-16.
32 Vgl. Dudel (1996), S. 119.

2. Die Glykolyse (enzymatische Umwandlung von Traubenzucker in Milchsäure) am Blut vom Huhn und an der Leber der Ratte,
3. Die Katalase (bildet Sauerstoff und Wasser aus Wasserstoffperoxid durch das Häminprotein Peroxidase) am Blut vom Kaninchen,
4. Die Phosphatase (katalysiert aliphatische und aromatische Phosphorsäureestern) aus der Niere des Schweins,
5. Die Cholinesterase am Blut und Liquor der Katze und des Affen.[33]

Methodisch stellten die Versuche keine Innovation dar, sondern wandten etablierte Routineverfahren an.[34] Dennoch verliefen die Experimente zunächst weitgehend erfolglos. Im Rückblick machte Wirth seine mangelnden Erfahrungen auf dem Gebiet der Enzymforschung. Zeitmangel und fehlende Mitarbeiter erschwerten es zusätzlich, stabile Versuchsbedingungen herzustellen und reproduzierbare Ergebnisse zu erzielen.[35] Bei seinen Tabun-Versuchen diente Wirth als Vergleichsparameter zur Cholinesterase-Hemmung die auf die Zellatmung stark hemmende Wirkung der Blausäure (HCN), die einen akuten Sauerstoffmangel im Gewebe verursacht. Cyan-Wasserstoff war bekanntlich der Wirkstoff von Zyklon-B, dem in den Vernichtungslagern des NS-Regimes zum Massenmord in den Gaskammern eingesetzten Giftgas.[36] Da Tabun wie Blausäure ebenfalls ein Cyan-Molekül besitzt, vermutete Wirth eine ähnliche Wirkung. Doch seine Experimente führten zu dem Ergebnis, dass „die Zellatmung durch Tabun nicht stärker geschädigt wird als dem Cyangehalt entspricht."[37] Auch die anderen Experimente zur Einwirkung von Tabun und Sarin auf die Glykolyse, die Katalase und die Phosphatase gelangte Wirth nicht zu eindeutigen Ergebnissen.[38] Gegenüber dem Einfluss auf die Enzym-

---

33 Wolfgang Wirth, Beantwortung von Fragen zur Interrogation durch eine englische Kommission am 26. August 1945, 28.8.1945, Bl. 3, NA Washington, RG 319, Entry 85, Box 1352, MIS No. ID 206481.

34 Die Sauerstoffatmung wurde nach der gängigen Barcroft-Warburg-Methode und die Phosphatase und Katalase nach dem Lehrbuch von Rona untersucht. Vgl.: Wolfgang Wirth, Betr.: Interrogation vom 27.11.1945 (Dr. Merewether/Dr. Williams), 29.11.1945, Bl. 1, PRO London, FO 1031/104 und Wolfgang Wirth, Beantwortung von Fragen zur Interrogation durch eine englische Kommission am 26. August 1945, 28.8.1945, Bl. 3, NA Washington, RG 319, Entry 85, Box 1352, MIS No. ID 206481 sowie: Rona (1931), S. 144-153 zu den seinerzeit angewandten Nachweismethoden der Phosphatase und S. 367-371 zur Katalase.

35 Wolfgang Wirth, Betr.: Interrogation vom 27.11.1945 (Dr. Merewether/Dr. Williams), 29.11.1945, Bl. 1, PRO London, FO 1031/104.

36 Kogon/Langbein/Rückerl (1983); Ebbinghaus (1998); Kalthoff/Werner (1999) und Joly (2000). Kurz vor Kriegsende erschien von Wirth eine Publikation, die auch Vergiftungserscheinungen mit Zyklon B behandelte, vgl. Wirth (1944), S. 574 f.

37 Wolfgang Wirth, Betr.: Interrogation vom 27.11.1945 (Dr. Merewether/Dr. Williams), 29.11.1945, Bl. 1, PRO London, FO 1031/104. Vgl. auch: Wolfgang Wirth, Beantwortung von Fragen zur Interrogation durch eine englische Kommission am 26. August 1945, 28.8.1945, Bl. 7, NA Washington, RG 319, Entry 85, Box 1352, MIS No. ID 206481.

38 Bei diesen Versuchen verglich er die Wirkung von Tabun wiederum mit Blausäure (HCN), während ihm für den Vergleich der Wirkung von Sarin auf die untersuchten Enzymsysteme Natriumfluorid (NaF) diente. Obwohl die Versuchsprotokolle vor Kriegsende vernichtet wurden und ihm „die zahlenmäßigen Ergebnisse nicht mehr im Gedächtnis" waren, wurde

systeme hob sich die „hemmende Wirkung des Tabun auf die Cholin-Esterase" als „besonders eindrucksvoll" ab und unterschied sich „um mehrere Zehner-Potenzen". Wirth folgerte aus diesen Messergebnissen, daß die Enzymwirkung auf die Cholinesterase „im Vordergrund" stünde und „in ihr wohl der Hauptangriffspunkt des Tabuns zu suchen" sei. Gleichwohl hielt er daran fest, „dass auch die Hemmung der Katalase und Phosphatase am Zustandekommen der Vergiftung nicht unbeteiligt ist, wenn auch in sehr viel schwächerem Grade als die Hemmung der Cholin-Esterase".[39]

Wirth scheiterte daran, das Forschungsproblem experimentell in den Griff zu bekommen und bezog daher kompetente Pharmakologen in die geheimen Untersuchungen mit ein, die teilweise schon vor Kriegsbeginn mit der Militärärztlichen Akademie kooperiert hatten und seit 1939 an sein Institut kommandiert worden waren. Der unter seiner Leitung gebildeten Arbeitsgruppe gehörten mindestens vier Professoren an: Hans Gremels (Leiter des Pharmakologischen Instituts Marburg), Ludwig Lendle (Leiter des Pharmakologischen Instituts Münster, seit 1943 in Leipzig), Werner Koll (Leiter des Pharmakologischen Instituts der Medizinischen Akademie Danzig) und Otto Girndt (Medizinische Akademie Düsseldorf).[40] Bislang konnten keine Dokumente gefunden werden, die genauere Rückschlüsse zu den Arbeiten von Girndt zulassen. Auch in Bezug auf den an der Universität Gießen tätigen Pharmakologen Fritz Hildebrandt, dessen Institut ebenfalls als Außenstelle der Militärärztlichen Akademie in die Arbeitsgruppe integriert wurde, ist die Quellenlage äußerst lückenhaft. Seine Beteiligung an der Nervengasforschung wurde jüngst in einem Aufsatz von Siegried Oehler-Klein und Alexander Neumann auf Basis der überlieferten Dokumente detailliert rekonstruiert.[41] Die folgenden Ausführungen beschränken sich daher auf eine Darstellung der Forschungspraxis von Hans Gremels, Ludwig Lendle und Werner Koll innerhalb des von Wolfgang Wirth koordinierten Netzwerks von Außenstellen der Militärärztlichen Akademie.[42]

---

seiner Erinnerung nach die „Katalase und Phosphatase stärker, die Glykolyse weniger geschädigt als die Sauerstoffatmung". Vgl.: Wolfgang Wirth, Betr.: Interrogation vom 27.11.1945 (Dr. Merewether/Dr. Williams), 29.11.1945, Bl. 2, PRO London, FO 1031/104.

39 Wolfgang Wirth, Beantwortung von Fragen zur Interrogation durch eine englische Kommission am 26. August 1945, 28.8.1945, Bl. 7, NA Washington, RG 319, Entry 85, Box 1352, MIS No. ID 206481.

40 Auf die Tabun-Versuche von Otto Girndt kann nicht näher eingegangen werden, da seine Tätigkeit nur in einer Aussage von Wolfgang Wirth Erwähnung findet. Vgl.: Prof. Dr. Wolfgang Wirth, Beantwortung von am 2.9.1945 gestellten Fragen, 4.9.1945, Bl. 4, PRO London, FO 1031/104. Girndt war seit 1942 an der Militärärztlichen Akademie tätig. Vgl.: de Crinis an Dekan der Med. Fak. Münster Prof. Dr. Hellmut Becher, 10.9.1943, Research Wi Otto Girndt, 13.8.1895, BArch, ehem. BDC.

41 Oehler-Klein/Neumann (2004) und Neumann (2005), S. 283.

42 Zu Wolfgang Wirth vgl. auch den Beitrag von Christoph Kopke und Gebhard Schultz in diesem Band.

Hans Gremels – Außenstelle an der Universität Marburg

Der erste Hinweis auf eine Beteiligung des Marburger Pharmakologen Hans Gremels an Studien über chemische Kampfstoffe während der Zeit des Nationalsozialismus wurde mehr als fünfzig Jahre nach Kriegsende veröffentlicht.[43] Der Hinweis fand sich in einer 1944 von Paul Rostock, dem Stellvertreter des Bevollmächtigten für das Sanitäts- und Gesundheitswesen, erstellten Verzeichnis medizinischer Institute, deren Forschungsprojekte auf einer Tagung in Bielitz am 26. August 1944 als kriegswichtig eingestuft wurden. Gremels Forschungen werden dort unter den Stichworten „Kampfstoffe, Wundschock, Leistungssteigerung" aufgeführt.[44] Auf die genaueren Hintergründe der Forschungen Gremels ging Klee nicht weiter ein. In der 2001 erschienen Studie über die Marburger Universität im „Dritten Reich" kam Kornelia Grundmann aufgrund weiterer Archivstudien zu der Einschätzung, die Aktenlage sei hinsichtlich der Kampfstoff-Forschung „zu undurchsichtig, als dass eindeutige Aussagen zu Gremels' Beteiligung an entsprechenden Forschungsvorhaben möglich wären".[45] Angelika Ebbinghaus und Karl-Heinz Roth wiesen jüngst auf Grundlage eines ausführlichen Berichts des British Intelligence Objectives Sub-Committees darauf hin, dass Gremels an der Nervengasforschung beteiligt war und erstmals deren Hauptwirkung, die Blockade des Enzyms Acetylcholinesterase erkannt habe.[46]

Hans Gremels[47] hatte 1937 die Vertretung des Lehrstuhls für Pharmakologie an der Medizinischen Fakultät der Universität Marburg übernommen.[48] Vor-

43 Klee (1997), S. 265.

44 Der Bevollmächtigte für das Sanitäts- und Gesundheitswesen, Verzeichnis medizinischer Institute, welche Forschungsaufgaben bearbeiten, die in der Forschungsbesprechung vom 26.8.44 in Beelitz als vordringlich bezeichnet wurden, 14.9.1944, Nürnberger Dokument NO-692, vgl. Dörner u.a. (2000), Mikrofiche Edition: Abt. 3/06152-6155.

45 Grundmann (2001c), S. 634.

46 Ebbinghaus/Roth (2002), S. 23.

47 Hans Gremels, geb. 1896 in Großbreitenbach (Kr. Ilmenau, Thüringen), leistete nach dem Abitur am Gymnasium zu Sondershausen von 1915 bis zur Niederlage der Mittelmächte zunächst vier Jahre lang Kriegsdienst, bevor er von 1919 und 1923 in Jena und Hamburg Medizin studierte. Seine Approbation als Arzt erhielt er im Januar 1924. Danach war er ein Jahr lang, bis Anfang Februar 1925, als Volontärassistent am Pharmakologischen Institut der Universität Hamburg tätig. Dort promovierte er im Dezember 1924. Nach einer dreimonatigen Zeit als stellvertretender Assistent an der I. medizinischen Abteilung im Krankenhaus St. Georg in Hamburg ermöglichte ihm im Mai 1925 ein Rockefeller-Stipendiat einen einjährigen Auslandsaufenthalt am Physiological Institute University College London. Ende März 1927 kehrte Gremels als ordentlicher Assistent an das Krankenhaus St. Georg zurück. Im April 1928 ging er nach Berlin an das Pharmakologische Institut und wechselte im Juli 1933 als Privatdozent für experimentelle Pharmakologie an die Universität München. Am dortigen Pharmakologischen Institut erhielt er zunächst nur eine Anstellung als Hilfsassistent, die im März 1934 in eine außerordentliche Assistentenstelle umgewandelt wurde. Vgl.: Personalbogen Hans Gremels, geb. 9.12.1896, BArch, ehem. BDC, Akte Wi, Hans Gremels. Siehe auch: Heim (1966); Karteikarte REM Hans Gremels, geb. 9.12.1896, BArch, ehem. BDC; Lauer (1992), S. 60-63.

behalte gegen seine Berufung gab es wegen einer bis Frühjahr 1935 bestehenden Morphiumabhängigkeit, die von mehreren Seiten bestätigt wurde.[49] Nachdem er im September 1937 einen Aufnahmeantrag in die NSDAP gestellt hatte, wurde er nach einer erneuten Begutachtung im Februar 1938 zum ordentlichen Professor berufen.[50] Im Sommersemester 1939 organisierte Gremels eine Vorlesung über chemische Kampfstoffe, die allerdings auf Seiten der Studentenschaft auf geringes Interesse stieß.[51] Mitte September 1939 wurde Gremels an das Institut für Pharmakologie und Wehrtoxikologie kommandiert.[52] Dort beschäftigte er sich zunächst mit der pathologischen Physiologie des traumatischen Wundschocks und untersuchte therapeutische Behandlungsmöglichkeiten mit Hilfe von so genannten Energetika-Cocktails (Zuckergemischen und Alkohol) in Kombination mit der stimulierenden Pharmadroge Pervitin.[53] Im Juli 1940 beantragte Gremels bei der Deutschen Forschungsgemeinschaft (DFG) zusätzliche Apparate zur Einrichtung eines Kampfstofflabors, um seine kriegswichtigen Untersuchungen für die Militärärztliche Akademie auch in Marburg fortsetzen zu können.[54] Sein Antrag wurde Mitte August 1940 genehmigt.[55] Zusammen mit seinen Assistenten Fritz Heim und Wilhelm Schröder 1940 führte Gremels in Marburg fortan u.a. Forschungsarbeiten über die „Wirkungsbedingungen des Vagusüberträgerstoff Acetylcholin“ an Katzen durch, die es ihm erlaubten seine Untersuchungsmethoden für die Nervengasforschung zu verbessern.[56] Zu diesen Studien gehörten pharmakologische

48 Der Inhaber des Lehrstuhls Max Bauer war im September 1936 bei einer Übung der Luftwaffe tödlich verunglückt. Vgl.: Grundmann (2001a), S. 266 und Heiber (1992), S. 529-536 zu den Todesumständen von Bauer.

49 Grundmann (2001a), S. 266.

50 NSDAP-Ortsgruppenkartei Hans Gremels, geb. 9.12.1896, Mitgliedsnummer 5152024, BArch, ehem. BDC. Gremels Parteimitgliedschaft wurde auf den 1.5.1937 zurückdatiert. Seinen Aufnahmeantrag hatte er bereits am 14.9.1937 gestellt und nicht, wie er seinem Spruchkammer-Verfahren behauptete, erst 1938, also zu einem Zeitpunkt als er bereits Ordinarius war. Grundmanns Annahme, dass Gremels „die politischen Ansprüche durch seinen Parteieintritt bereits kurz nach seiner Berufung“ erfüllte, stimmt daher nicht mit der Chronologie der Ereignisse überein. Vgl.: Grundmann (2001a), S. 266 f. und Lauer (1992), S. 60-62.

51 Aumüller (2001), S. 315 f.

52 Krähwinkel (2001), S. 569 unter Bezug auf: Kurator an Sanitätsinspektion der Luftwaffe, 9.11.1939, Staatsarchiv Marburg, 310, Acc. 1978/15, Nr. 2266. Siehe auch die biographische Skizze in: Legrum/Al-Thoma/Nettler (1992).

53 Hans Gremels: Zur pathologischen Physiologie des traumatischen Wundschocks und der sich daraus ergebenden therapeutischen Maßnahmen, [1941], BA-MA RH 12-23/1942; Grundmann (2001c), S. 618 und S. 629-633. Zu Gremels Pervitn-Experimenten siehe: Roth (1982), S. 214-215 und den zusammenfassenden Bericht der ALSOS Mission: 5305 (Medical Research) – ALSOS Mission CAB/286 – Peter van de Kamp and Carl A. Baumann: Emergency Food After Exhaustion: So called „Energetica“, 22.9.1945, S. 1-3, NA Washington, RG 319, Entry 85, Box 1340, MIS No. ID 204836.

54 Gremels an Kurator der Universität Marburg, 29.7.1940, BArch R 73/11323.

55 Groh (REM – WJ 2128) an die DFG, 13.8.1940, BArch R 73/11323.

56 Hans Gremels an die DFG, Bericht über die mit Hilfe des Rochefonds zur Verfügung gestellten Mittel durchgeführten Arbeiten des Pharmakologischen Instituts Marburg, 9.12.1940,

Blutdruck-Versuche an Katzen, bei denen „durch Testinjektionen von Acetylcholin und Adrenalin die Tonuslage des Vagus und Sympaticus geprüft" wurde. Im Zusammenhang mit diesen Arbeiten sammelte die Marburger Arbeitsgruppe Erfahrungen mit einer „biologischen Methode zum Nachweis der Veresterungsgeschwindigkeit des Acetylcholins", die auch für die Nervengasforschung ein anwendbar war.[57] Gremels Blutdruck-Experimente an Katzen lieferten, wie Wirth während seiner Vernehmungen 1945 bestätigte, erstmals ein Erklärungsmodell zur Wirkung der Nervengase. Gremels sei aufgrund seiner Experimente an der Militärärztlichen Akademie etwa 1941 zu dem Schluss gekommen, dass „Tabun die Cholinesterase im Blut hemmt" und darin die „Hauptwirkung analog zur Wirkung von Physostigmin zu sehen sei".[58] Diese Interpretation wurde von den ebenfalls in die Militärärztliche Akademie kooptierten Pharmakologen Ludwig Lendle und Werner Koll 1941 angezweifelt und sei, wie Wirth 1945 selbstkritisch einräumte, „zunächst nicht weiterverfolgt" worden.[59]

Neben der internen Zurückweisung spielten hierbei wahrscheinlich auch politische und persönliche Faktoren eine nicht unbedeutende Rolle. Im Sommer 1941 geriet Gremels, der in Marburg zwischenzeitlich das Dekanat der Medizinischen Fakultät übernommen hatte, in einen heftigen politischen Konflikt. Da die Auseinandersetzungen seine Anwesenheit in Marburg erforderten, konnte er sich kaum noch seinen Nervengasstudien an der Militärärztlichen Akademie widmen. Auslöser des Konfliktes war das von ihm gegen den Widerstand des NSD-Dozentenbundes durchgeführte Habilitationsverfahren des Oberstabsarztes und Sanitätsoffiziers der Reserve Felix Mondry, dessen politische Zuverlässigkeit angezweifelt wurde.[60] Trotz der Unterstützung, die Gremels aus der Medizinischen Fakultät und von militärischen Dienststellen erhielt, wurde er Ende Oktober 1941 vom Rektor der Universität Marburg, Theodor Mayer, kurzerhand von seinem Amt als Dekan suspendiert. Ein gegen Gremels geführte Amtsenthebungsverfahren scheiterte zwar, doch infolge der monatelangen nervlichen Belastung erlitt Gremels im Sommer 1942 einen psychischen Zusammenbruch und musste sich in psychiatrische Behandlung begeben. Erst Ende 1943 konnte er sich wieder seiner beruflichen Tätigkeit widmen.[61] Seine Nervengas-Forschungen setzte er 1943 mit einem Stipendium

---

BArch R 73/11323. Zur Rolle von dem Pharmakologen Walter Straub als Aufsichtsratsvorsitzender von Hoffman LaRoche siehe: Straumann/Wildmann (2001), S. 245.

57 Gremels: Bericht über die mit Hilfe der aus dem Rochefonds zur Verfügung gestellten Mittel durchgeführten Arbeiten des Pharmakologischen Instituts Marburg (Bis 1.11.1940), 9.12.1940, BArch R 73/11323 und Schröder (1940).

58 Wolfgang Wirth, Betr.: Interrogation vom 27.11.1945 (Dr. Merewether/Dr. Williams), 29.11.1945, Bl. 1, PRO London, FO 1031/104.

59 Ebd.

60 Nagel (1994), S. 356 ff. und Nagel/Sieg (2000), S. 448-450; Hülsen (Kurator) an REM, 21.10.1941 (= Dok. 240).

61 Grundmann (2001b), S. 527-530.

der Fachsparte Medizin des Reichsforschungsrates unter dem Titel „Natur der Kampfstoffwirkungen und des Wundschocks“ fort.[62]

Ludwig Lendle – Außenstelle an der Universität Münster (seit 1943 in Leipzig)

Einer der Pharmakologen, die Gremels’ Erklärung der Hauptwirkung der Nervengase verwarfen, war Professor Dr. Ludwig Lendle, seit 1936 Direktor des Pharmakologischen Instituts der Universität Münster. Zusammen mit Adolf Butenandt, Hermann Rein und Leon Asher in Bern fungierte er als Herausgeber der Zeitschrift *Ergebnisse der Physiologie*.[63] Bereits zwei Jahre vor Kriegsbeginn fungierte sein Institut „als Außenstelle des Heereswaffenamtes“.[64] Der erste von der Wehrmacht 1937 finanzierte Forschungsauftrag betraf Lungen schädigende „Grünkreuzkampfstoffe“.[65]Zur Durchführung der Kampfstoff-Experimente wurde sein Labor in Münster 1937 sicherheitstechnisch umgerüstet, um „Gesundheitsschädigungen“ zu vermeiden.[66] Im August 1939

62 Zusammenstellung der vom Reichsforschungsrat geförderten Arbeiten auf dem Gebiet der Medizin, [1943], Bl. 4, BArch, R 26 III/382.

63 Lendle wurde am 6.2.1899 in Wiesbaden geboren, wo er seine Schulzeit 1917 mit einer „Kriegsnotreifeprüfung“ beendete und anschließend eingezogen wurde. Im Oktober 1918 wurde er nach seiner Verwundung am 2.9.1918 zum Unteroffizier ernannt und als Offiziers-Aspirant entlassen. Anschließend studierte er in Frankfurt, Freiburg und Giessen Medizin, absolvierte 1923 sein Staatsexamen und seine Doktorprüfung in Giessen. Nach einer Tätigkeit als Medizinalpraktikant am Städtischen Krankenhaus in Mainz bis Sommer 1924 begann er eine Ausbildung zum Pharmakologen in Kiel. Im folgenden Jahr wechselte er als Assistent an das Pharmakologische Institut der Universität Leipzig, wo er 1928 habilitiert wurde. 1935 ging Gremels an das von Wolfgang Heubner geleitete Pharmakologische Institut der Universität Berlin und bekam im selben Jahr eine außerordentliche Professur. Im folgenden Jahr nahm er einen Ruf als ordentlicher Professor an die Universität Münster an und übernahm dort den Posten des Direktors des Pharmakologischen Institutes (vgl.: Ludwig Lendle, Lebenslauf, 29.1.1945, BArch, ehem. BDC, Parteikorrespondenz Ludwig Lendle geb. 6.2.1899). Lendle wurde Nachfolger des 1935 aufgrund der antisemitischen Gesetze entlassenen Mediziners Prof. Dr. Herman Freund, der nach Holland emigrierte. Nach dem Einmarsch der Wehrmacht in den Niederlanden wurde Freund verhaftet und im Sommer 1944 in das KZ Theresienstadt deportiert, wo er infolge der Haftbedingungen umkam. Vgl.: Vieten (1982), S. 281. In einem Nachruf auf seinen ermordeten Vorgänger gibt Lendle irrtümlich an, Freund sei 1933 anstatt 1935 zwangsweise in den Ruhestand versetzt worden. Lendle (1953).

64 Ludwig Lendle, Lebenslauf, 29.1.1945, BArch, ehem. BDC, Parteikorrespondenz Ludwig Lendle geb. 6.2.1899.

65 Ludwig Lendle an Kurator der WWU, 6.10.1937, Universitätsarchiv Münster, Kurator Fach 27, Nr. Bd. 1. Lendle erwähnt in seinem Schreiben Tierversuche, in denen ein Mittel zur Behandlung von Grünkreuz-Kampfgasen an seinem Institut untersucht wurde. Siehe auch: Vieten (1982), S. 295.

66 Lendle an Kurator der Westfälischen Wilhelms-Universität, 23.9.1937, Universitätsarchiv Münster, Kurator Fach 27, Nr. Bd. 1. Siehe auch: Universitätskurator an Preußische Staatshochbauamt II, 28.9.1937 und Breuer (REM), Betr.: Bericht vom 27.10.1937, 20.11.1937, Ebd.

wurde Lendle an das Institut für Pharmakologie und Wehrtoxikologie kommandiert.[67] Dort erarbeitete er eine umfangreiche Studie über die Behandlung von Verletzungen der Haut durch Lost (Senfgas), an der 13 Fähnriche als Versuchspersonen an der Militärärztlichen Akademie teilnahmen.[68] Im selben Jahr veröffentlichte er einen Artikel über die Anwendbarkeit von Chloroform als Narkotikum bei Kampfstoffverletzten.[69] Im Jahre 1940 untersuchte er u.a. die Wirkung des lungenschädigenden Kampfstoffes Chlorpikrin (Trichlornitromethan).[70] Im Sommer 1941 wurde er einberufen und sammelte während des Angriffs auf die Sowjetunion als Beratender Pharmakologe militärärztliche Erfahrungen im Feld.[71] Nach seiner Rückkehr studierte er in Tier- und Selbstversuchen die Vergiftungsfolgen von mit Stickstoff-Lost verseuchtem Wasser.[72] Bei der DFG beantragte Lendle im April 1943 außerdem Laborgeräte für Forschungen über „die kriegswichtige Frage der Wirkung des Arsenwasserstoffs als Kampfstoff auf den Gewebestoffwechsel und die Blutgase".[73] Im selben Jahr erhielt er von dem Fachspartenleiter für organische Chemie, Richard Kuhn, Fördermittel des Reichsforschungsrates. Sein unter dem Titel „Gasschutz Münster 4818-6340-43" laufendes Forschungsprojekt wurde in der höchsten Dringlichkeitsstufe (DE) eingeteilt.[74] Am 1. Mai 1943 wechselte Lendle als Leiter des Pharmakologischen Instituts an die Universität Leipzig. Um „neue Aufgaben über Kampfstoffwirkungen" zu lösen, beantragte Lendle bei der DFG die leihweise Überlassung eine Reihe von Apparaten.[75] Die Laborgeräte waren vermutlich zur Fortsetzung seiner Nervengas-Experimente notwendig. Belegt ist durch einen von Wolfgang Wirth verfassten Bericht,

67 Ludwig Lendle, Lebenslauf, 29.1.1945, BArch, ehem. BDC, Parteikorrespondenz Ludwig Lendle geb. 6.2.1899.

68 Bericht über die Eignung der Frekasanpuder F 1000 und F 1001 zur Entgiftung und Behandlung von Lostschäden der Haut, 21.12.1939, gez. Lendle und Wirth, Bl. 1-49, BA-MA RH 12-23/1728.

69 Lendle (1939).

70 Lendle (Militärärztliche Akademie) an DFG, Betr.: Pulfrich Photometer, 19.9.1940, BArch R 73/12672.

71 Ludwig Lendle, Lebenslauf, 29.1.1945, BArch, ehem. BDC, Parteikorrespondenz Ludwig Lendle geb. 6.2.1899. Zum Aufgabenbereich der dem Armeearzt unmittelbar unterstellten Beratenden Ärzte während des Zweiten Weltkrieges siehe Neumann (2005), S. 87 f.

72 Ludwig Lendle (Institut für Pharmakologie und Wehrtoxikologie), Zusammenfassender Bericht über Vergiftungsmöglichkeiten von Trinkwasser mit dem salzsauren Salz des Stickstofflostes (T 9), 15.6.1942, Bl. 1-3 und Über die Möglichkeit das salzsaure Salz des Stickstofflostes (T 9) zur Vergiftung von Trinkwasser zu verwenden, gez. Ludwig Lendle, o.D., Bl. 1-11, BA-MA RH 12-23/1707. Lendles Bericht wurde 1944 an den Generalkommissar des Führers für das Sanitäts- und Gesundheitswesen Karl Brandt übermittelt. Vgl.: Wirth (Institut für Pharmakologie und Wehrtoxikologie) an Karl Brandt, Betr.: Frekasan – Puder F 1000 und F 1001, 20.12.1944, BA-MA RH 12-23/1740.

73 Lendle an DFG, 15.4.1943, BArch R 73/12672.

74 Liste der DE-Stufen bis 15.11.1943. Fachsparte organische Chemie, BArch R 26 III/6, fol. 36.

75 Lendle an DFG, Betr.: Leihweise Überlassung von Apparaten für das Pharmakologische Institut Leipzig, 17.4.1943, BArch R 73/12672.

dass Lendle als einziger Pharmakologe der Arbeitsgruppe der Militärärztlichen Akademie mit dem im Sommer 1944 am KWI für medizinische Forschung entdeckten Nervengas Soman noch ein oder zwei Versuche durchführte.[76]

Werner Koll – Außenstelle an der Medizinischen Akademie Danzig

Besser dokumentiert sind hingegen die Arbeiten auf dem Gebiet der Nervengas-Forschung von Werner Koll, der von 1939 bis 1945 an der Militärärztlichen Akademie tätig war und nach Kriegsende Direktor des Max-Planck-Instituts für experimentelle Medizin in Göttingen wurde.[77] Am 27. August 1939 wurde Koll zur Wehrmacht einberufen und sogleich an die Militärärztliche Akademie in Berlin kommandiert. Ab dem 1. Januar 1940 wurde er zugleich Direktor des Pharmakologischen Instituts der Medizinischen Akademie Danzig. Er pendelte zwischen Berlin und Danzig.[78] In Danzig hielt er Vorlesungen und war mit dem Aufbau des Instituts befasst. In Berlin an der Militärärztlichen Akademie war er Ausbilder von Sanitätsoffizieren und arbeitete im Forschungslabor unter Leitung von Wolfgang Wirth.

Seit 1937 erhielt Koll von der Fachsparte Medizin (Ferdinand Sauerbruch) Fördermittel für seine „Untersuchungen über die Wirkung von Wiederbelebungsmitteln am Zentralnervensystem“, die im Zusammenhang mit seinen Versuchen über therapeutische Behandlungsmöglichkeiten von Nervengasvergiftungen standen. Insbesondere seine Studien zur „Beeinflussung schwerer Depressionszustände des Atemzentrums und des Vasomotorenzentrums durch

76 Wolfgang Wirth, Beantwortung von am 2.9.1945 gestellten Fragen, 4.9.1945, Bl. 4, PRO London, FO 1031/104.

77 Werner Koll wurde am 25.2.1902 in Kiel geboren, wo er seine Kindheit und Jugend verbrachte. Nach dem Abitur im März 1920 am Reformgymnasium studierte er bis 1925 in Kiel und München Chemie. Ende Juni 1926 promovierte er zum Dr. phil. in Kiel. Parallel zu seinem Chemiestudium begann Koll seit 1922 ein Zweitstudium in Medizin. Nach der ärztlichen Vorprüfung in Kiel studierte er im Sommersemester 1926 Medizin in Wien und legte im Dezember 1927 sein medizinisches Staatsexamen in Kiel ab, wo er im Mai 1928 promovierte Anschließend ging er als Medizinalpraktikant Hans Eppinger nach Freiburg. Am 1.1.1929 wurde er Assistent am Pharmakologischen Institut der Universität Berlin bei Paul Trendlenburg. Nach dessen Tod im Februar 1931 kehrte er nach Kiel zurück wo er im Dezember 1931 Assistent am Pharmakologischen Institut in Kiel bei Fritz Külz wurde. Im April wurde er 1935 Dozent an der Universität Frankfurt am Main, wo er sich 1936 habilitierte. Die Angaben zur akademischen Laufbahn von Koll wurden zusammengestellt aus: Lebenslauf, o.D. [vermutlich 1951] und Lebenslauf Werner Koll, [1968], Anlage zum Schreiben Bringmann (MPI für experimentelle Medizin) an Roeske (MPG), 19.11.1968, MPG-Archiv, II. Abt., Rep. 1A, Personalia Werner Koll, Bd. 2; Lebenslauf Werner Koll, 23.2.1902, Partei Kanzlei Korrespondenz, BA Berlin, ehem. BDC; Haase/Vogt (1968) und Vogt (1980).

78 Siehe dazu die umfangreiche Korrespondenz zwischen Werner Koll und Ellen Schopp-Dyroff, MPG-Archiv, III. Abt., Rep. 84-2, Kasten 184.

zentrale Analeptika im Hinblick auf die Erweiterung therapeutischer Möglichkeiten“ waren auf die Behandlung von Nervengasvergiftungen zugeschnitten.[79]

1943 wurde Koll von der medizinischen Fakultät der Universität Münster an erster Stelle für die Nachfolge des nach Leipzig berufenen Ludwig Lendle nominiert. Seine Berufung war jedoch nicht gegen den Personalreferenten des Reichserziehungsministeriums Max de Crinis durchsetzbar, der eine Berufung von Koll nach Münster verhinderte.[80] In Rahmen seiner Studien für die Militärärztliche Akademie bestätigte Koll die von Gremels beobachtete starke Hemmung der Cholinesterase durch Tabun. Wie Wirth und Lendle vertrat er jedoch die Auffassung, dass die Wirkung von Tabun nicht allein durch die Hemmung der Acetylcholinesterase im synaptischen Spalt erklärt werden könne.[81]

Schwerpunktmäßig widmete sich Koll in seinen Nervengas-Studien der Suche nach therapeutischen und prophylaktischen Behandlungsmöglichkeiten von Vergiftungen mit organischen Phosphorsäureestern. Dazu untersuchte er zunächst an Mäusen, Ratten, Katzen, Hunden, Kaninchen und Rhesus-Affen das Vergiftungsbild. Koll versuchte mit den Tierversuchen herauszufinden, ob die physiologischen Reaktionen artenspezifisch variierten. Gemeinsam war allen Tieren, dass die Nervengase zu einer starken Stimulation der peripheren Nerven und des Zentralen Nervensystems führten, die von heftigen Muskelkrämpfen begleitet wurden. Die von ihm beobachteten Vergiftungsbilder unterschieden sich aber nach der Art der Applikation.[82] Bei seinen Inhalationsversuchen mit einer niedrig schwelligen Tabun-Dosis zeigten die Rhesus-Affen Müdigkeit und Mattigkeit. Dieses Phänomen beobachtete die Koll auch an Menschen, die durch kontaminierte Versuchtiere oder Anhaftungen an der Kleidung mit sehr geringen Mengen Tabun in Kontakt gekommen waren.[83] Bei einer höheren Dosis starben die Versuchstiere. Als Todesursachen zog Koll drei Möglichkeiten in Betracht:

1. Bei hohen Dosen eine unmittelbare Lähmung des Zentralen Nervensystems und insbesondere des Atemzentrums.

---

79 Werner Koll, Arbeitsplan zur Fortführung von Untersuchungen über die Wirkung von Wiederbelebungsmitteln am Zentralnervensystem, 24.10.1941, BArch R 73/12307; Verzeichnis der Forscher, die 1941 kriegsbedingt keine abschließenden Berichte abgeben konnten, BArch R 26 III/142, fol. 116.

80 Max de Crinis an Erich Grossmann, 20.7.1943, Research Wi, Werner Koll, geb. 25.2.1902, BArch, ehem. BDC und Lebenslauf Werner Koll, o.D. [vermutlich 1951], Bl. 1, MPG-Archiv, II. Abt., Rep. 1A, Personalia: Werner Koll, Bd. 2.

81 Fairly/Cullumbine (1945), S. 9.

82 Bei den Inhalationsversuchen dominierte anfangs die Verengung der Pupillen vor Bronchialspasmen. In unterschiedlichem Ausmaß folgten Speichelfluss, Erbrechen, psychologische Störungen, Muskelschwäche, Ataxie, Muskelkrämpfe, Zuckungen und fortschreitende Lähmungserscheinungen. Demgegenüber riefen subkutane oder intramuskuläre Injektionen von Tabun in wässriger Lösung zuerst Zuckungen des muskulären Gewebes hervor, an die sich die übrigen typischen Symptome anschlossen. Vgl.: Fairly/Cullumbine (1945), S. 8.

83 Ebd., S. 9.

2. Bei länger andauernden Vergiftungen starke Krämpfe, die zu einem Versagen des Atemzentrums führten.
3. In manchen Fällen durch Kreislaufkollaps und Bronchialspasmen. Letztere reduzierten die aufgenommene Sauerstoffmenge, wodurch lebenswichtige Funktionen versagten.[84]

Einen weiteren Forschungsschwerpunkt bildete die Suche nach einer wirksamen Prophylaxe oder einem Therapeutikum. Bei den Prophylaxe-Versuchen untersuchte Koll Atropin, ein Alkaloid, das der Stimulation des parasympatischen Systems durch Tabun entgegenwirkte. Um die Dosierung präzise kontrollieren zu können, injiziert Koll bei den Versuchstieren (Katzen, Mäuse und Ratten) Tabun subkutan. An isolierten Organen stellte er innerhalb einer gewissen Dosis eine wechselseitige Reversibilität der Wirkung von Atropin und Tabun fest. Bei der Gabe von Scopolamin, ein in Nachtschattengewächsen vorkommendes Alkaloid, genügte ein Drittel dieser Dosis. Dagegen zeigten Tiere, denen Vitamine, Hormone und Mineralien verabreicht wurden, keine erhöhte Resistenz gegen Tabun. Atropin war somit das einzige Mittel, mit dem sich die Erregungssymptome des Zentralen Nervensystems kontrollieren ließen. Wie Versuche an Rhesus-Affen zeigten, versagte allerdings auch die prophylaktische Wirkung von Atropin bei einer höheren Tabun-Dosis und konnte die Lähmung des Zentralnervensystems nicht verhindern.

Ausgehend von seinen Hypothesen zur tödlichen Wirkungsweise des Tabuns suchte Koll gezielt nach einem Gegenmittel, das seine Wirkung noch vor dem Eintreten des Kreislaufkollaps und der Lungenkrämpfe entfalten musste, um die Sauerstoffversorgung im Blut rasch wiederherzustellen.

Die Tiere blieben so lange dem Gas ausgesetzt, bis die ersten Krämpfe vorüber waren und sie auf der Seite liegend nur noch leichte Zuckungen zeigten. Anschließend wurden die Tiere durch künstliche Beatmung mit einem Sauerstoffgerät am Leben gehalten, bis eine intramuskuläre Injektion mit Atropin seine Wirkung entfaltete.[85]

Trotz der kreislaufstabilisierenden Wirkung und der normalisierten Atmung nach der Injektion von Atropin gelang es Koll nicht, die Zuckungen vollständig zu unterdrücken, welche die koordinierte Funktion der Atmungsmuskeln störten. Einige der gerettet geglaubten Versuchstiere starben auch bei kontinuierlicher Gabe kreislaufstabilisierender Medikamente.[86]

Kolls Experimente belegen eine intensive Forschungstätigkeit der Militärärztlichen Akademie im Bemühen, ein therapeutisch wirksames Gegenmittel zu finden. Während Vitamine, Hormone und Mineralien als wirkungslos ausgeschlossen werden konnten, fand Koll im Atropin eine geeignete Substanz, die innerhalb einer gewissen Toleranzdosis prophylaktische und therapeutische Wirkungen zeigte.

---

84 Ebd.
85 Ebd., S. 11.
86 Ebd., S. 12.

Zusammenfassung

Bereits in der Aufrüstungsphase des NS-Regimes wurden für die im Kontext der Industrieforschung über Schädlingsmittelbekämpfung 1936 und 1938 entdeckten Nervengase Tabun und Sarin in Kooperation zwischen dem Heereswaffenamt und der I.G. Farbenindustrie in äußerst kurzer Zeit großtechnische Herstellungsverfahren entwickelt. Nach dem Überfall auf Polen wurde mit dem Bau der ersten Nervengasfabrik in Dyhernfurth begonnen. Während die tödliche Dosis für Tabun und Sarin schon früh in Tierversuchen und in Selbstversuchen von Wissenschaftlern der Militärärztlichen Akademie und der I.G. Farbenindustrie ermittelt worden war, lief der Aufbau der Nervengasproduktion bereits an, obwohl die physiologischen Wirkungsmechanismen der neuen Kampfstoffe auf das Nervensystem noch nicht genau geklärt waren. Die von Wolfgang Wirth, dem Leiter des Instituts für Pharmakologie und Wehrtoxikologie an der Militärärztlichen Akademie, durchgeführten Experimente mit Tabun deuteten 1941 daraufhin, dass die Hauptwirkung der neuen Kampfstoffe wahrscheinlich auf einer Hemmung des Enzyms Cholinesterase beruhte, möglicher Weise aber noch andere Enzymsysteme involviert waren. Mangels eigener Kompetenz und aus Zeitmangel brach Wirth schließlich seine Versuchsreihen ab und delegierte die weitere Forschung an eine Gruppe von Pharmakologen, deren Forschungsinstitute teilweise schon vor Kriegsbeginn zu Außenstellen der Militärärztlichen Akademie umgewandelt worden waren. Die in der Militärärztlichen Akademie und ihren Außenstellen tätigen Wissenschaftler zeigten, dass sich Atropin als Gegenmittel zur therapeutischen Behandlung der hochtoxischen Nervengaswirkung bis zu einer gewissen Dosis eignete. Mit ihren Forschungen zur Wirkungsweise der Nervenkampfstoffe lieferten die Pharmakologen der Militärärztlichen Akademie elementares Wissen, das für den Einsatz von Nervenkampfstoffen erforderlich war. Dass dieser Einsatz, der von der Wehrmachtsführung wiederholt erwogen wurde, schließlich aus militärtaktischen Gründen und unzureichender Schutzmöglichkeiten im Zweiten Weltkrieg unterblieb, lag nicht an der mangelnden Bereitschaft der Forscher neue Massenvernichtungsmittel zu entwickeln.[87]

Wie das untersuchte Fallbeispiel des Pharmakologen Hans Gremels zeigt, behinderten politische Einflussnahmen mit der NSD-Dozentenschaft unter Umständen die Entwicklung der Forschung während der NS-Herrschaft. Zugleich eröffneten jedoch gerade die polykratischen Herrschaftsstrukturen des NS-Regimes, die von der historischen Forschung lange als Hindernis einer effizienten Forschungsorganisation angesehen wurden, Wissenschaftlern in Konflikten Handlungsspielräume. Solange sie sich die Unterstützung mindestens einer der konkurrierenden Institutionen sichern konnten, war es für Forscher möglich, die polykratischen Herrschaftsstrukturen für die eigenen Ziele

87 Zu den in der historischen Forschung diskutierten Gründen, weshalb der Einsatz chemischer Kampfstoffe in Europa durch die Wehrmacht nicht erfolgte vgl. Schmaltz (2005), S. 23-31.

nutzbar zu machen. Dies galt insbesondere für Wissenschaftler, die sich aktiv an der kriegswichtigen Forschung beteiligten. Sie konnten einen kontinuierlichen Ressourcenfluss für ihre Forschungsvorhaben bis sichern, wie die angeführten Beispiele der Förderung der Kampfstoff- und Nervengasforschung durch die DFG, den Reichsforschungsrat und das Militär belegen. Das bereits vor Kriegsbeginn im Aufbau befindliche dislozierte Netzwerk von Außenstellen der Militärärztlichen Akademie an mehreren Universitäten und Medizinischen Akademien ermöglichte es der Wehrmacht, externe Kompetenzen in die auf rasche Ergebnisse hin finalisierte Kriegsforschung einzubeziehen und trotz der zunehmenden Kriegseinwirkung durch die Luftkriegführung der Alliierten noch bis in die letzten Kriegstage hinein die Fortsetzung der Forschungsarbeiten sicherzustellen.

Tabelle 1: Nervengasforschung bei der I.G. Farbenindustrie, dem Heereswaffenamt und seinen Außenstellen an Universitäten 1936-1945 (Fortsetzung auf der folgenden Seite)

Laufzeit	Name / Institut	Forschungsthema	Auftraggeber
1936–1945	Gerhard Schrader I.G. Farbenindustrie (Leverkusen und Elberfeld)	Organische Phosphorsäureester der Tabun-, Sarin-, Somanreihe (Synthese, Stabilität)	I.G. Farbenindustrie (Heinrich Hörlein)
1936–1945	Eberhard Gross I.G. Farbenindustrie (Elberfeld)	Toxikologische Studien über organische Phosphorsäureester der Tabun-, Sarin-, Somanreihe (Tier- und Menschenversuche)	I.G. Farbenindustrie (Heinrich Hörlein)
1937-1945	Dr. Gerhard Böttger Dr. Josef Sextl Dr. Schanen (Heeresgasschutz-Laboratorium F 1)	Chemische Synthese Tabun und Sarin Soman (Sextl und Schanen)[88]	HWA (Wa Prüf 9)
1937-1945	Dr. Johannes Wolf (Heeresgasschutz-Laboratorium F 2, Labor 2)	Analytische Chemie von Tabun und Sarin	HWA (Wa Prüf 9)
1937-1945	Dr. Rudolf Kölliker (Heeresgasschutz-Laboratorium F 2, Labor 2)	Analytische Chemie von Tabun und Sarin	HWA (Wa Prüf 9)
Etwa seit 1937-1945	Oberstarzt Dr. Josef Sextl[89] H.A. Dr. Gerhard Böttger (Toxikologisches Institut Heeresgasschutz-Laboratorium, Abt. VII L)	Toxikologische Tier- und Menschenversuche	HWA (Wa Prüf 9)
Etwa seit 1937-1945	Dr. Albert Dörken (Laborleiter)[90] Dr. Niggemeier Dr. Stadler Dr. Schusteritz (Heeresgasschutz-Laboratorium, Abt. VIII L)	Halbtechnische Produktionsanlagen und Fertigungsmethoden (Haus 13) Chemielager (seit 1941 in Haus 14)	HWA (Wa Prüf 9)

88 Böttger, Gerhard, Interrogation of 14.9.1945 at Raubkammer by Lt. Col. Columbine, S. 1, PRO London, FO 1031/106.

89 Vorschlag zur Beförderung zum San.Offizier d.R., gez. Schürmann, 8.2.1941, BA-MA RH 12-23/1057.

90 Das Hauptaufgabengebiet von Dörken war die „Ausarbeitung von Fertigungsmethoden für das neue Blut und Nervengift von ‘P 100 bis Sarin’“ Rielau (1966), S. 97. Siehe auch: Die chemische Entwicklung von Sarin, gez. Dr. Dörken (Chief Group VIIIL H.G. Labor Spandau), 14.8.1945, S. 1-8, PRO London, WO 208/2180.

Tabelle 1: Fortsetzung: Nervengasforschung bei der I.G. Farbenindustrie, dem Heereswaffenamt und seinen Außenstellen an Universitäten 1936-1945

Laufzeit	Name / Institut	Forschungsthema	Auftraggeber
Vermutlich seit 1937-1944	Prof. Dr. Wolfgang Wirth	Einwirkung von Tabun und Sarin auf Enzyme (Sauerstoffatmung der Zelle, Katalyse, Glykolyse, Phosphatase)	Institut für Pharmakologie und Wehrtoxikologie der Militärärztlichen Akademie
Etwa seit 1939/40	Prof. Dr. Otto Girndt (Medizinische Akademie Düsseldorf)	Wirkungsweise von Tabun	Institut für Pharmakologie und Wehrtoxikologie der Militärärztlichen Akademie
1937-1945	Prof. Dr. Ludwig Lendle (Direktor des Pharmakologischen Instituts der Universität Münster, ab 1943 Universität Leipzig)	„Gasschutz Münster“ (RFR) Tabun, Sarin und Soman (MA)[94]	Reichsforschungsrat Fachsparte Organische Chemie[91] und Institut für Pharmakologie und Wehrtoxikologie der Militärärztlichen Akademie[92]
1939-1945	Prof. Dr. Werner Koll (Direktor des Pharmakologischen Instituts der Medizinischen Akademie Danzig)	Untersuchungen des klinischen Vergiftungsbildes. Prophylaxe und Therapie von Nervengasvergiftungen (Atropin, Eumyden, Trasartin, Scopolamin, Hormone, Vitamine und Mineralien)[95] Versuche mit Wiederbelebungsmitteln am Zentralnervensystem[96]	Reichsforschungsrat HWA (Wa Prüf 9)[93] Institut für Pharmakologie und Wehrtoxikologie der Militärärztlichen Akademie

91 Liste der DE-Stufen bis 15.11.1943. Fachsparte organische Chemie, BArch R 26 III/6, fol. 36. Der Auftrag ind er Dringlichkeitsstufe DE unter der Nr. 4818-6340-43 geführt.
92 Fairly/Cullumbine (1945), S. 9.
93 Wolfgang Wirth, Betr.: Interrogation vom 27.11.1945 (Dr. Merewether/Dr. Williams), 29.11.1945, Bl. 1, PRO London, FO 1031/104.
94 Fairly/Cullumbine (1945), S. 8-9.
95 Fairly/Cullumbine (1945), S. 9-12.
96 BArch R 73/12307.

Tabelle 2: Organisation der Nervengasforschung in der I.G. Farbenindustrie (1937–1945)[97]

Gesamtleitung: Prof. Dr. Heinrich Hörlein (Vorstandsmitglied und Werksleiter I.G. Elberfeld)		
Einrichtung	Personal	Aufgaben
I.G. Werk Leverkusen – Geheimlabor von Schrader (1934 – Oktober 1937) I.G. Werk Elberfeld (ehem. Analytisches Labor) (November 1937-1945)	Dr. Gerhard Schrader (Chemiker) Dr. Karl Tettweiler Dr. Walter Lorenz (Chemiker, 1940 - Dez. 1944) Kurt Küpper (Laborant) Frl. Elsmarie Ewe (seit 1940) Frl. Erika Rüdiger (seit 1940)	Synthese und Analyse von organischen Phosphorsäure-Estern als Insektizide und Nervengase. Optimierung des Herstellungsverfahrens von Tabun und Sarin.
Gewerbehygienisches Institut (I.G. Werk Elberfeld)	Leitung: Prof. Dr. Eberhard Gross (Physiologe) Mitarbeiter: Dr. Fritz Hellrung (Chemiker) Frau Dr. Marianne Bock (Medizinerin) Karl Magin (Meister)	Toxikologische Untersuchungen a) Tierversuche: Injektions- und Inhalationsversuche an Warmblütern (Maus, Ratte, Meerschweinchen, Katze, Hund, Affe) b) Menschenversuche im Selbstversuch
Institut für Biologie (I.G. Werk Leverkusen)	Dr. Hans Kükenthal (Biochemiker)	Toxikologische Eignungstests an Blattläusen
Anorganische Abteilung I.G. Werk Leverkusen	Dr. Erich Noack (Chemiker) Dr. Heinz Jonas (Chemiker)	a) Forschungsarbeiten zur Stabilisierung von Tabun b) Entwicklung großtechnischer Produktionsverfahren von Tabun und Sarin

97 Angaben zusammengestellt aus: Schrader, Betr.: Interrogation vom 21.11.1945, Bl. 3, NA Washington, RG 319, Entry IRR, Box 200; Dr. Gerhard Schrader, Physiologische Versuche mit Stoffen aus der Tabun- und Saringruppe, 30.8.1945, Bl. 1-3, NA Washington, RG 319, Entry 85, Box 1352, MIS ID 206481; Affidavit Dr. Gerhard Schrader, 13.8.1947, NI-9770, Fall VI, ADB 36, fol. 101-104 und Carl A. Baumann (ALSOS Mission): CAB/265: Interrogation of Chemical Warfare Personnel, 26.9.1945, Bl. 11-14, NA Washington, RG 319, Entry 85, Box 1352, MIS No. ID 206481; Dr. Ritter: Reisebericht der gemeinsam mit Vertretern des HWA durchgeführten Reise vom 31.1.-3.2.1939. Lage auf den Gebieten Sprengstoffe, Tuluol, Kampfstoffe und Zwischenprodukte, 9.2.1939, Bl. 4 (= NI-8790, Bl. 15), BArch R 3112/141.

Gedruckte Quellen und Literatur

Aumüller, Gerhard: Die Lehre, in: Ders. u.a. (Hg.): Die Marburger Medizinische Fakultät im ‚Dritten Reich'. Bd. 8, München 2001, S. 304-324.

Brauch, Hans Günter/Müller, Rolf Dieter (Hg.): Chemische Kriegführung – Chemische Abrüstung. Dokumente und Kommentare, Berlin 1985.

Czernik, Hendryk, Filie obozu koncentracyjnego Gross-Rosen w Brzegu Dolnym (Dyhernfurth I i II), in: Studia nad faszyzmem i zbrodniami hitlerowskimi, (1974), S. 191-248.

Dörner, Klaus u.a. (Hg.): Der Nürnberger Ärzteprozeß 1946/47. Wortprotokolle, Anklage- und Verteidigungsmaterial, Quellen zum Umfeld, München 2000.

Dudel, Josef: Synaptische Erregung und Hemmung, in: Ders./Menzel, Randolf/Schmidt, Robert F. (Hg.): Neurowissenschaften. Vom Molekül zur Kognition, Berlin 1996, S. 115-144.

Ebbinghaus, Angelika: Der Prozeß gegen Tesch & Stabenow. Von der Schädlingsbekämpfung zum Holocaust, in: 1999. Zeitschrift für Sozialgeschichte des 20. und 21. Jahrhunderts, 13 (1998), H. 2, S. 16-71.

Ebbinghaus, Angelika/Roth, Karl Heinz: Vernichtungsforschung: Der Nobelpreisträger Richard Kuhn, die Kaiser Wilhelm-Gesellschaft und die Entwicklung von Nervenkampfstoffen während des ‚Dritten Reichs', in: 1999. Zeitschrift für Sozialgeschichte des 20. und 21. Jahrhunderts, 17 (2002), 1, S. 15-50.

Fairly, A./Cullumbine: H., Interrogation of German C.W. Medical Personnel (August/September 1945). BIOS Final Report 138 (Item 8), (H. M. Stationary Office), London 1945.

Gorges, Chemische Kampfstoffe. Teil III: Charakteristik und Kampfeigenschaften der Gruppe der allgemeinschädigenden und nervenschädigenden Kampfstoffe, Dresden 1968.

Groehler, Olaf: Der lautlose Tod. Einsatz und Entwicklung deutscher Giftgase von 1914 bis 1945, Reinbek 1989.

Grundmann, Kornelia: Berufliche Werdegänge: Förderung und Hemmung von Karrieren, in: Aumüller, Gerhard u.a. (Hg.): Die Marburger Medizinische Fakultät im ‚Dritten Reich'. Bd. 8, München 2001a, S. 241-288.

Dies.: Die Situation der Fakultät, in: Aumüller, Gerhard u.a. (Hg.): Die Marburger Medizinische Fakultät im ‚Dritten Reich'. Bd. 8, München 2001b, S. 526-565.

Dies.: Kriegswichtige Forschung, in: Aumüller, Gerhard u.a. (Hg.): Die Marburger Medizinische Fakultät im ‚Dritten Reich'. Bd. 8, München 2001c, S. 615-649.

Haase, Jochim/Vogt, Walther: Werner Koll (25.2.1902-9.11.1968), in: Mitteilungen aus der Max-Planck-Gesellschaft, (1968), H. 6, S. 377-382.

Haber, Ludwig F.: The Poisonous Cloud. Chemical Warfare in the First World War, Oxford 1986.

Harris, Robert/Paxman, Jeremy: Eine höhere Form des Tötens. Die geheime Geschichte der B- und C-Waffen, Düsseldorf 1983.

Heiber, Helmut: Universität unterm Hakenkreuz. Die Kapitulation der Hohen Schulen. Das Jahr 1933 und seine Themen. Teil II, Bd. 1, München 1992.

Heim, Fritz/Karl Felix: Hans Gremels, Pharmakologe, (Hg.), Neue Deutsche Biographie. Bd. 7, Berlin 1966, S. 43-44.

Human Rights Watch, Middle East Watch (Hg.): Genocide in Iraq. The Anfal Campaign Against Kurds, New York 1993.

Joly, Hervé: L'implication de l'industrie chimique allemande dans le Shoah: Le cas de Zyklon B, in: Revue d'histoire moderne et contemporaire, 47 (2000), April-Juni, S. 368-400.

Kalthoff, Jürgen/Werner, Martin: Die Händler des Zyklon B, Hamburg 1999.

Klee, Ernst: Auschwitz, die NS-Medizin und ihre Opfer, Frankfurt am Main 1997.

Klimmek, Reinhard/Szinicz, Ladislaus/Weger, Nikolaus (Hg.): Chemische Gifte und Kampfstoffe. Wirkung und Therapie, Stuttgart 1983.

Kogon, Eugen/Langbein, Hermann/Rückerl, Adalbert (Hg.): Nationalsozialistische Massentötungen durch Giftgas. Eine Dokumentation, Frankfurt am Main 1983.

Krähwinkel, Esther: Ärztemangel und die Auswirkungen auf die medizinische Versorgung, in: Aumüller, Gerhard u.a. (Hg.): Die Marburger Medizinische Fakultät im ‚Dritten Reich'. Bd. 8, München 2001, S. 566-583.

Lauer, Hans H.: Von der Materia medica zur experimentellen Pharmakologie. Zur Geschichte des Marburger Pharmakologischen Institutes, in: Legrum, Wolfgang/Al-Thoma, Adnan/Nettler, Karl (Hg.): 125 Jahre Pharmakologisches Institut der Philipps-Universität Marburg. Fachbereich Humanmedizin, Marburg 1992, S. 1-86.

Legrum, Wolfgang/Al-Thoma, Adnan/Nettler, Karl (Hg.): 125 Jahre Pharmakologisches Institut der Philipps-Universität Marburg. Fachbereich Humanmedizin. Marburg 1992.

Lendle, Ludwig: Zur Frage der Chloroformverwendung für die Narkose auch bei Kampfstoffkranken, in: Der Deutsche Militärarzt, (1939), S. 164-168.

Ders.: Zu Hermanns Freunds Gedächtnis, in: Naunyn-Schmiedebergs Archiv für Pathologie und experimentelle Pharmakologie, 218 (1953), S. I-VIII.

Martinetz, Dieter: Der Gaskrieg 1914-1918. Entwicklung, Herstellung und Einsatz chemischer Kampfstoffe, Bonn 1996a.

Ders.: Vom Giftpfeil zum Chemiewaffenverbot. Zur Geschichte der chemischen Kampfmittel, Frankfurt am Main 1996b.

Mills, A. K.: Investigations of Chemical Warfare Installations in the Munsterlager area, including Raubkammer. CIOS File No. XXXI-86, London 1945.

Müller, Rolf-Dieter: Die deutschen Gaskriegsvorbereitungen 1919-1945, in: Militärgeschichtliche Mitteilungen, 28 (1980), S. 25-54.

Ders.: Total War as a Result of New Weapons? The Use of Chemical Agents in World War I, in: Chickering, Roger/Förster, Stig (Hg.): Great War, Total war. Combat and Mobilization on the Western Front, 1914-1918, Cambridge 2000, S. 95-111.

Mumford, S. A./Perren, E. A.: The Development of New Insecticides by Gerhard Schrader. BIOS Final Report 714, London 1945.

Murakami, Haruki: ‚Untergrundkrieg'. Der Anschlag von Tokyo, Köln 2002.

Nagel, Anne Chr.: Zwischen Führertum und Selbstverwaltung. Theodor Mayer als Rektor der Marburger Universität 1939-1942, in: Speitkamp, Winfried (Hg.): Staat, Gesellschaft, Wissenschaft. Beiträge zur modernen hessischen Geschichte Marburg 1994, S. 343-364.

Dies./Sieg, Urich (Hg.): Die Philipps-Universität Marburg im Nationalsozialismus. Dokumente zu ihrer Geschichte, Stuttgart 2000.

Neumann, Alexander, ‚Arzttum ist immer Kämpfertum'. Die Heeressanitätsinspektion und das Amt Chef des Wehrmachtssanitätswesens im Zweiten Weltkrieg, Düsseldorf 2005.

Oehler-Klein, Sigrid/Neumann, Alexander: Die Militarisierung der Medizin an der Universität Gießen und ihre Beziehungen zu den Sanitätsinspektionen von Heer und Luftwaffe im Zweiten Weltkrieg, in: Mitteilungen des Oberhessischen Geschichtsvereins Gießen, 89 (2004), S. 95-188.

Rielau, Hans: Geschichte der Nebeltruppe, o.O. 1966.
Rona, Peter: Praktikum der physiologischen Chemie, Berlin 1931.
Roth, Karl Heinz: Pervitin und ‚Leistungsgemeinschaft'. Pharmakologische Versuche zur Stimulierung der Arbeitsleistung unter dem Nationalsozialismus (1938-1945), in: Medizin im Nationalsozialismus. Tagung vom 30. April bis 2. Mai 1982 in Bad Boll, Bad Boll 1982, S. 200-226.
Schmaltz, Florian: Kampfstoff-Forschung im Nationalsozialismus. Zur Kooperation von Kaiser-Wilhelm-Instituten, Militär und Industrie, Göttingen 2005.
Schrader, Gerhard: Die Entwicklung neuer insektizider Phosphorsäure-Ester, Weinheim an d. Bergstr. 1963.
Schröder, Wilhelm: Der Einfluß der Caliciumionen auf die Erregbarkeit des Vagus und Sympaticus, in: Naunyn-Schmiedebergs Archiv für Pathologie und experimentelle Pharmakologie, 195 (1940), S. 691-705.
Sprenger, Isabell: Groß-Rosen. Ein Konzentrationslager in Schlesien, Köln/Weimar/Wien 1996.
Stockholm International Peace Research Institute, (SIPRI) (Hg.): The Rise of Chemical and Biological Warfare. A Study of the Historical, Technical, Military, Legal and Political Aspects of CBW, and Possible Disarmament Measures, Stockholm 1971.
Stoltzenberg, Dietrich: Fritz Haber. Chemiker, Nobelpreisträger, Deutscher, Jude, Weinheim u.a. 1994.
Straumann, Lukas/Wildmann, Daniel: Schweizer Chemieunternehmen im ‚Dritten Reich', Zürich 2001.
Szöllösi-Janze, Margit: Fritz Haber 1868-1934. Eine Biographie, München 1998.
Vieten, Bernward: Medizinstudenten in Münster. Universität, Studentenschaft und Medizin 1905 bis 1945, Köln 1982.
Vogt, Walther: Werner Koll (1902-1968), in: Historische Kommission bei der Bayrischen Akademie der Wissenschaften (Hg.), Neue Deutsche Biographie. Bd. 12, Berlin 1980, S. 463-464.
Wirth, Wolfgang: Vergiftungen bei der Wehrmacht, in: Siegfried Handloser und Albert Johann Anthony (Hg.), Innere Wehrmedizin, Dresden 1944, S. 568-584.

Ungewöhnliche Todesfälle bei der Wehrmacht: Autoerotische Unfälle von Soldaten

PETER STEINKAMP

Wehrmacht und sexuelle Handlungen? Sicherlich ein weites Feld, doch wurden bislang nur die Aspekte Geschlechtskrankheiten und ihre Prävention[1], auch durch die Steuerung und Überwachung des Bordellwesens in den besetzten Gebieten[2], die nach § 175 a Reichstrafgesetzbuch strafbaren homosexuellen Handlungen[3], die Beziehungen zwischen deutschen Besatzungssoldaten und einheimischen Frauen unter besonderer Berücksichtigung des Nachkriegsschicksals dieser Frauen[4] und der aus solchen Verbindungen hervorgegangener Kinder[5] sowie neuerdings die von Wehrmachtangehörigen verübten Sexualverbrechen und deren Ahndung[6] in den Blick genommen.

Noch kaum je berücksichtigt wurde jedoch die Thematik der Selbstbefriedigung bei der Wehrmacht. Weder in der einschlägigen Erinnerungsliteratur ehemaliger Wehrmachtangehöriger, die sich in den letzten Jahren, anders als frühere Memoirenliteratur, zunehmend auch alltagsgeschichtlichen Aspekten des eigenen Kriegserlebens zuwandte[7], noch überhaupt in den zeitgenössischen Quellen findet dieses wahrscheinlich sowohl als peinlich wie auch als unwichtig angesehene Thema einen nennenswerten Niederschlag. Selbst in jenen Akten, die noch am ehesten einen ungeschminkten alltagsgeschichtlichen Einblick in das Soldatenleben im Zweiten Weltkrieg erlauben, nämlich die Akten der Militärjustiz[8] sowie die des Sanitätswesens[9], findet sich nur selten und am Rande etwas zum Thema.

So sind in den Akten der Militärjustiz nur dann Selbstbefriedigungshandlungen im weitesten Sinne erwähnt, wenn es sich dabei um Anstoß erregende sexuelle (teils exhibitionistische) Handlungen, etwa vor Dritten, oder um strafbare Handlungen nach § 175 a und b, wie „wechselseitige Onanie“ sowie „Unzucht mit Tieren“[10] handelte. Auch in den Akten der Heeressanitätsinspektion finden sich nur ganz vereinzelt Erwähnungen von Selbstbefriedigungs-

---

1 Vgl. Mai (2000).
2 Vgl. Seidler (1977), Meinen (2002) und Neumann (2005), S. 235-251.
3 Vgl. Seidler (1977).
4 Vgl. Drolshagen (1998).
5 Vgl. Ericsson/Simonsen (2005).
6 Vgl. Beck: (2004).
7 Vgl. hierzu exemplarisch: Reese (2003).
8 Zur Militärjustiz neuerdings: Messerschmidt (2005).
9 Zum Sanitätswesen der Wehrmacht neuerdings: Neumann (2005).
10 So etwa der Fall eines Gefreiten der 719. Infanteriedivision, der im September 1943 zu drei Monaten Gefängnis verurteilt wurde, weil er auf Stallwache in der Mittagspause sein Geschlechtsteil in das einer Stute eingeführt hatte; s. Bundesarchiv-Militärarchiv Freiburg (BA-MA) RH 26-719/24.

handlungen. Im Wesentlichen handelt es sich dabei allerdings um Beobachtungen bei psychotischen Zuständen, in deren Rahmen es zu gesteigerter sexueller Enthemmung kam. So erwähnt etwa der Erfahrungsbericht des Beratenden Psychiaters der 9. Armee, Walter Betzendahl (1896 – 1980)[11], im Winter 1943/44 einen ungewöhnlichen Fall einer Psychose bei einer Überempfindlichkeitsreaktion nach Saunagang und anschließendem Alkoholmißbrauch bei einem zweiundzwanzigjährigen Obergefreiten mit früherer Hirnhautentzündung. In der Vorgeschichte heißt es: „Am folgenden Tag sei ihm das Aufstehen sehr schwer gefallen. Da er aber starken Geschlechtsdrang verspürt habe, sei er ins Dorf gegangen, um Ausschau nach einem Mädchen zu halten. Indessen sei er unverrichteter Dinge wieder zurückgekommen und habe nun im Quartier onaniert. Es sei in der Folge so schlimm geworden, dass ihm der Same von selber abgegangen sei. Im Übrigen habe sich ein großes Schlafbedürfnis eingestellt, für die ganzen nächsten 5 Tage."[12] Schließlich mit der Verdachtsdiagnose „Encephalitis letharcica" ins Lazarett eingewiesen, „verlangte er sofort nach einem Mädchen, das einzig und allein ihm helfen könne. Noch bei der Entlausung onanierte er."[13] Vergleichbare Fälle sexueller Enthemmung bei psychotischen Zuständen beschrieb der Beratende Psychiater im Wehrkreis VIII Breslau, Werner Villinger (1887-1961)[14], in seinem Erfahrungsbericht von Oktober 1943. Hier handelte es sich um schwer an Malaria Erkrankte, wobei der Psychiater allerdings weniger das Vorliegen von Malariapsychosen als vielmehr das Malariamittel Atebrin als eigentlich psychoseauslösendes Moment vermutete. Das Verhalten eines neunzehnjährigen Gefreiten beschreibt er folgendermaßen: „Bei der körperlichen Untersuchung benimmt er sich sehr läppisch albern, es zeigt sich dabei deutlich ein mangelndes Schamgefühl, während des Ausziehens zotet er, während der Untersuchung läßt er Blähungen abgehen, spielt an seinen Geschlechtsteilen."[15] Noch prägnanter ist der Fall eines dreiunddreißigjährigen Obergrenadiers, dessen Zustand nahezu einen Monat anhielt: „Auffällig ist eine sexuelle Enthemmung, er stellt an die Schwester unsittliche Anträge, onaniert ohne Scham vor allen anwesenden Leuten. Ist in seinem Tun in keiner Weise zu beeinflussen. Es ist weder Schamgefühl in ihm zu wecken, noch hat er Verständnis für das Abwegige seines Tuns. [...] Auch heute weiterhin starke sexuelle Enthemmung, onaniert in aller Öffentlichkeit. [...] Noch immer starke Enthemmung des Schamgefühles. Onaniert vor allen Leuten. Schämt sich nicht. Lacht, wenn er darüber zur Rede gestellt wird."[16] In allen diesen Fällen jedoch verschwand mit dem Abklingen der Psychose auch die sexuelle Enthemmung.

11 Der Nachlaß von Betzendahl befindet sich im Psychologiegeschichtlichen Forschungsarchiv der Fernuniversität Hagen.

12 BA-MA RH 12-23/669.

13 Ebd.

14 Vgl. zu Villinger: Holtkamp (2002).

15 BA-MA RH 12-23/672.

16 Ebd.

Umso bemerkenswerter sind daher die Ausführungen in einem Erfahrungsbericht für das dritte Quartal 1944 eines weiteren Psychiaters, des Beratenden Psychiaters im Wehrkreis XI. Gottfried Ewald (1888-1963)[17] aus Göttingen schrieb folgende „allerdings erst nach Abschluss militärischer Fragen privat eingezogene Beurteilung eines Selbstmordes"[18] mit offenbar sexuellem Hintergrund. „Der Betreffende, von jeher fast satyriastisch appetent in der Ehe, war während eines ca. 2 jährigen [!] Aufenthaltes in Afrika und Italien als Soldat und später Verwaltungsbeamter zunehmend in ergänzende sadistisch-masochistische Handlungen beim Geschlechtsverkehr (Würgen der Frau und Sichwürgenlassen) abgeglitten. Die ebenfalls stark auf ihren Mann eingestellte Frau hatte dies in dem Urlaub [gemeint: während der jeweiligen Heimaturlaube des Mannes; P.S.], wenn auch mit einigem Widerstreben und befremdender Verwunderung hingenommen. Ein Tag vor seiner Beurlaubung in die Heimat wurde der Betreffende erhängt aufgefunden, und zwar, wie der Bericht eines Kameraden, der Augenzeuge war, lautete, mit heraushängendem bezw. steifem Glied an einem kleinen, abgebogenen Nagel hängend. Die, wie mir scheint, nicht ganz unbegründete Vermutung der Frau [!], geht dahin, daß es sich nicht um einen Selbstmord gehandelt hat, sondern um ein auf Drosselung abzielendes masochistisches Arrangement, das neben einem masturbatorischen Akt auf einen Würgeeffekt abstellte, aber entgegen der Absicht zu schneller plötzlicher Erhängung führte. Ich selbst bin vorerst noch nicht hinreichend über Sexualhandlungen unter dem Einfluss klimatischer besonderer Verhältnisse im Bilde, um irgendwie zur Frage einer W.D.B. [Wehrdienstbeschädigung,[19] P .S.] im vorliegenden Falle Stellung nehmen zu können, die bei öfterer Beobachtung solcher Abwandlungen in Erwägung gezogen werden müsste. Selbstverständlich wurde nichts über diese Überlegungen an die Frau mitgeteilt. – Sind ähnlich liegende Fälle sonst zur Beobachtung gekommen?"[20] Der Beratende Psychiater beim Heeressanitätsinspekteur in Berlin als fachlicher Vorgesetzter[21] Ewalds fand diesen Fall immerhin so beachtenswert, dass er ihn handschriftlich als für seinen nächsten Sammelbericht[22] verwendbar kennzeichnete. Ebenfalls handschriftlich notierte er auch die vorgesehene Kategorisierung: Forensik. Tatsächlich erschien im nächsten Sammelbericht, dem

17 Ewald, Professor für Psychiatrie und Neurologie an der Universität Göttingen, verfasste das letzte während des Nationalsozialismus noch erschienene maßgebliche „Lehrbuch der Neurologie und Psychiatrie", erschienen Berlin/München 1944.

18 BA-MA RH 12-23/670.

19 Die W.D.B. war bei Fällen von Selbsttötung insofern von Bedeutung, als Rentenzahlungen an Hinterbliebene nur bei ausdrücklicher gutachterlicher Bejahung des Vorliegens einer Wehrdienstbeschädigung geleistet wurden.

20 Ebd.

21 Vgl. hierzu und allgemein: Berger (1998).

22 Siehe zum Sammeln kriegsärztlicher Erfahrungen, für das die Sammelberichte des Beratenden Psychiaters beim Heeressanitätsinspekteur eine wichtige Rolle spielten: BA-MA RH 12-23/656: Allgemeine Anweisung zur Sammlung kriegsärztlicher Erfahrungen. Psychiatrisch-neurologische Kriegserfahrungen, 16.9.1939.

Sammelbericht Nr. 10 des Beratenden Psychiaters beim Heeressanitätsinspekteur – seit Oktober 1944 hatte diesen Posten Maximilian de Crinis (1889-1945)[23] als Nachfolger von Otto Wuth (1885-1946)[24] inne – von Dezember 1944 fast wörtlich Ewalds Fallschilderung, mit den ergänzend einleitenden Worten „Einen interessanten Selbstmordfall schildert Ewald“[25]. Sei es, weil de Crinis in seinem Sammelbericht Nr. 10 Ewalds abschließende Frage in seinem Erfahrungsbericht nach ähnlich liegenden Fällen nicht mit übernommen hatte, sei es, weil es sich bei diesem Sammelbericht angesichts der nun überall zusammenbrechenden Fronten ohnehin um den letzten vom Beratenden Psychiater beim Heeressanitätsinspekteur noch abgefassten Bericht handelte, ähnliche Fälle sind in den Akten der Psychiater jedenfalls bis Kriegsende nicht mehr überliefert.

Vielleicht wären den Psychiatern aber weitere, teils schon länger zurückliegende Fälle bekannt geworden, wenn nicht die seit Kriegsbeginn tätige Sammelstelle für Leichenöffnungsbefundberichte des ebenfalls beim Heeressanitätsinspekteur in Berlin angesiedelten Beratenden Pathologen – eine Dienststelle, die aus dem Institut für Allgemeine und Wehrpathologie der Militärärztlichen Akademie hervorgegangen war – ab Mitte 1943 aus dem zunehmend vom Luftkrieg bedrohten Berlin ins vermeintlich sicherere Gießen verlegt worden wäre.[26] In dieser mehrere zehntausend Obduktionsprotokolle umfassenden Sammlung befinden sich nämlich eine Reihe weiterer Belege für autoerotische Unfälle bei der Wehrmacht, in einem Fall auch bei der Waffen-SS. Doch zu diesen Einzelfällen weiter unten.

Zunächst einige Bemerkungen über den autoerotischen Unfall und die ihm zugrunde liegenden sexuelle Praktik der autoerotischen Asphyxie, auch als Sauerstoffdeprivation (Hypoxyphilie) bezeichnet.[27] Ein neueres Lexikon der Rechtsmedizin definiert den autoerotischen Unfall folgendermaßen: „[U]nbeabsichtigte Schädigung oder Tötung bei Selbstbefriedigung des Geschlechtstriebes unter Zuhilfenahme von meist zu Sauerstoffarmut führenden Mechanismen (z.B. dosierte Strangulation, Verschluss der Atemöffnungen durch Plastiktüten, Inhalation rauscherzeugender, betäubender oder erstickender Stoffe) oder direkte Reizung erogener Zonen (z.B. mechanischer oder elektrischer Reizungen von Brustwarzen und/oder Genitalien, Fesselung oder Abschnürung der Genitalien). Auffällig fast nur Männer (pubertierende oder ältere Männer); Frauen seltener betroffen […]. Unterscheidung zwischen Un-

23 Siehe zu de Crinis: Jasper (1991).
24 Wuth, früh der Kriminalbiologie verpflichtet, verfasste u.a.: Untersuchungen über die körperlichen Störungen bei Geisteskranken (Monographien aus der Neurologie und Psychiatrie, Bd. 29), Berlin 1922.
25 BA-MA RH 12-23/681: Beratender Psychiater beim Heeres-Sanitätsinspekteur, Sammelbericht Nr. 10, Dezember 1944, S. 22.
26 Vgl. zu dieser Berichtsammelstelle und ihrer Verlegung: Oehler-Klein/Neumann (2004), S. 155-158.
27 Vgl. hierzu: Fiedler (2004), S. 251f. und 256. sowie Eskapa (1988), S. 293-295.

fall und Suizid kann schwierig sein, deshalb genaue Kenntnis der Fundsituation wichtig. Kriminalistische Hinweise am Ereignisort meist nur durch äußere Umstände (entblößte Genitalien, ermöglichte Spiegelbetrachtung, pornografische oder Akt-Bilder in Umgebung, angelegte Frauenkleidung). [...] Tod bei autoerotischer Betätigung ist als Unfall zu werten (Ausnahme ist der plötzliche Tod aus natürlicher Ursache – z.B. Myokardinfarkt), auch wenn im Grenzfall das Spiel mit dem möglichen Todeseintritt als sexuelle Stimulanz eingeplant schien."[28] – Ergänzende Hinweise für Gerichtsmediziner gibt ein ebenfalls neueres rechtsmedizinisches Handbuch: „Unfälle durch Erhängen sind bei Erwachsenen insgesamt selten [...]. Nicht ganz so selten sind dagegen tödliche Unfälle (fast ausschließlich Männer) bei Masturbationshandlungen unter Ausnützung sexueller Stimulation durch Sauerstoffmangel. Letzterer soll dann meist durch dosiertes Hängen oder Drosseln mittels eines Strangwerkzeuges erreicht werden. Hierzu werden teilweise bizarr anmutende Vorrichtungen und Fesselungen eingesetzt. Die systemimmanente tödliche Gefahr liegt in der schon nach wenigen Sekunden vollständiger Kompression der Jugularvenen eintretenden Bewusstlosigkeit, die ein aktives Lösen des Strangwerkzeuges verhindert. Auch ausgeklügelte passive Schutzvorrichtungen versagen häufig. Der Tod tritt dann nach 5 bis 10 Minuten ein. Die Auffindungssituation ist meist charakteristisch: komplizierte, teils bizarre Fesselungen aus Leder oder Gummi unter Einbeziehung des Genitales – häufig Verbindung eines Drosselwerkzeuges mit den Füßen – pornografische Schriften oder Filme im Umfeld der Leiche – häufig Tragen weiblicher Dessous."[29] Tatsächlich lassen sich vor allem die obigen Bemerkungen über Geschlecht (fast ausschließlich Männer[30]) sowie das Alter (sehr junge oder ältere Männer) der Todesopfer autoerotischer Unfälle auch statistisch belegen. Eine Untersuchung von 117 Todesfällen bei autoerotischen Handlungen in den kanadischen Provinzen Alberta und Ontario belegt dies eindrucksvoll.[31] Bemerkenswert an dieser Untersuchung ist auch, dass das jüngste Todesopfer dort gerade einmal zehn Jahre alt war.

Vermutlich waren die medizinischen Kenntnisse über und Erfahrungen mit autoerotischen Unfällen Ende der dreißiger, Anfang der vierziger Jahre des 20. Jahrhunderts, zur Zeit des Zweiten Weltkrieges, weit weniger ausgeprägt als heute. So findet sich etwa in den großen klinischen Fachzeitschriften Deutsche Medizinische Wochenschrift, Die Medizinische Welt, Medizinische Klinik sowie im Deutschen Ärzteblatt zwischen 1933 und 1945 zum Thema kein Aufsatz. Diese mangelnde Kenntnis dürfte auch auf jene Mediziner zutreffen, die damals in der Wehrmacht als Sanitätsoffiziere Dienst taten. Sogar ein damals anerkannter Psychiater wie Gottfried Ewald hatte ja selbst eingeräumt,

28 Hunger/Dürwald/Tröger (1993), S. 46.
29 Penning (1996), S. 133.
30 Eskapa (1988), S. 294f, erwähnt als Ausnahme den Fall einer tödlich verunglückten Dreiundzwanzigjährigen.
31 Vgl. Blanchard/Hucker (1991).

dass er über vergleichbare sexuelle Handlungen nicht ausreichend Kenntnis besitze, dazu auch noch den Schluss gezogen, bei derlei sexueller Devianz könne ein Einfluss des Klimas eine Rolle spielen. Entsprechend erkannten auch nicht alle Pathologen und Gerichtsmediziner, die im Auftrag der Wehrmacht entsprechende Todesfälle obduzierten, die Hintergründe dieser Todesart.

Tatsächlich fanden sich in den von der oben bereits erwähnten Berichtsammelstelle für Leichenöffnungsbefundberichte gesammelten Obduktionsprotokollen weitere neun Fälle bei den militärgerichtlich angeordneten Sektionen. Der von Ewald erwähnte Fall findet sich dort nicht, entweder, weil dieser Tote erst gar nicht obduziert wurde, oder aber, weil das entsprechende Protokoll seiner Leichenöffnung an anderer als der für die gerichtlich angeordneten vorgesehenen Stelle innerhalb der Sammlung der Protokolle eingeordnet wurde. – Das Obduzieren verstorbener Wehrmachtangehöriger, das Erstellen von Leichenöffnungsbefundberichten, deren Einsendung und schließlich deren Sammlung und Einsortierung nach Todesursachen durch die Berichtsammelstelle gehörte zu den dienstlichen Obliegenheiten im Rahmen der ärztlichen Berichterstattung zum Sammeln kriegsärztlicher Erfahrungen aller Beratenden Pathologen des Feld- und Ersatzheeres, aber auch der Mitarbeiter der wehrmachteigenen bzw. dieser vertraglich verbundener Prosekturen.[32] – Die militärgerichtlich angeordneten Obduktionen, die sich in der Protokollsammlung unter der Signatur „V“ finden, sind von 1 bis 5618 durchnummeriert, umfassen aber, da ca. 330 Berichte verlorenen gegangen, einige weitere hingegen mehrfach aufgenommen worden sind, insgesamt nur noch 5295 verschiedene Fälle. Diese Protokolle umfassen den Zeitraum September 1939 bis Mai 1945, jedoch sind zwischen August/September 1944 und dem Kriegsende nur noch einzelne Protokolle in die Sammlung aufgenommen worden. Angeordnet wurden diese Leichenöffnungen von den zuständigen Militärgerichten, um ein mögliches Fremdverschulden entweder auszuschließen oder nachzuweisen sowie um die Todesursachen bei unklaren Todesfällen herauszufinden.

Die neun Todesfälle bei autoerotischen Unfällen lassen sich folgendermaßen kategorisieren: Fälle, die vom Obduzenten als solche erkannt und bezeichnet wurden, Fälle, die vom Obduzenten erkannt, aber als Suizide bezeichnet wurden, Fälle, die vom Obduzenten nicht erkannt wurden, sowie unklare Fälle, die nicht erkannt wurden.

In die erste Kategorie fallen zwei Todesfälle: Der am 26.9.1940 im französischen Lure durch Erhängen verunglückte siebenundzwanzigjährige Gefreite Emil S. der 1. Kompanie des Infanterieregimentes 380 wies bei der Obduktion noch einen Blutalkoholgehalt von 0,91 Promille auf, der Alkoholgehalt im Urin betrug sogar 1,33 Promille. Der Obduzent urteilte in seiner Stellungnahme: „Gewisse Andeutungen, linke Hand am Gliede, und Prostatasekret in der

32 S. zu den grundsätzlichen diesbezüglichen Anordnungen: BA-MA RH 12-23/609, BA-MA RH 12-23/2092, BA-MA RH 12-23/2093.

Harnröhre, lassen erotische Motive nicht unmöglich erscheinen."[33] – Beim zweiten Fall, dem zweiundzwanzigjährigen Obergefreiten Hans-Heinrich K. der Nachrichten-Fernaufklärungskompanie 619 erhob der Obduzent ausführliche Hintergrundinformationen, unter anderem bei dem Unteroffizier, der die Leiche in der Ortschaft Chalilejewka bei Orscha gefunden hatte: „In der Nacht selbst habe sich K. alleine in dem kleinen Abhörraum befunden. Als er, Uffz. Czok [,] am Morgen des 27.4.1944 gegen 7.30 Uhr sich in den Raum begeben wollte, sei die Tür von innen verrammelt gewesen. Nach gewaltsamer Öffnung habe er den K. nackt am Bett hängend, mit einer Schlinge um den Hals aufgefunden. [...] Beide Hände hatte K. an den Geschlechtsteilen. Der Penis war in einem halb errektierten [!] Zustande. [...] Die Motive der Tat sind nicht klar. Familiäre oder persönliche Verhältnisse kann [!] die Ursache nicht gewesen sein. Nach den erhobenen Befunden scheidet Mord aus. Auch geistige Verwirrtheitszustände scheinen nicht vorgelegen zu haben. Es wäre noch zu erwägen, ob K. nicht an krankhaften sexuellen Vorstellungen litt und dabei den Tod gefunden hat."[34]

In die Kategorie der an sich von den Obduzenten als autoerotische Unfälle erkannten Todesfälle, letztlich aber doch als Selbstmorde bezeichneten Fälle finden sich ebenfalls derer zwei. Der erste Fall betrifft den siebenunddreißigjährigen SS-Mann Albert N. der Abteilung V (Verwaltung) des SS-Infanterieregimentes 8 in Warschau. Es war wohl neben der Kuriosität der Fundsituation der an einer Sprossenwand in der Turnhalle festgebundenen Leiche nicht zuletzt die Tatsache, dass es sich bei dem Verstorbenen um einen Angehörigen der Waffen-SS handelte (der ohnedies nur deswegen ausnahmsweise von einem Heerespathologen obduziert wurde, weil wohl gerade kein SS-eigener Obduzent verfügbar gewesen war), dafür ausschlaggebend, dass von der Fundsituation ein Foto angefertigt wurde, das dem Obduktionsprotokoll beigelegt wurde und sich dort noch befindet. Außerdem hatte, wie aus dem Bericht des Obduzenten über die Entdeckung der Leiche hervorgeht, auch bereits die Kriminalpolizei Ermittlungen aufgenommen: „Der SS-Mann Albert N. wurde am 24.2.1941, gegen 8,45 Uhr in der Turnhalle der SS-Kaserne in der Narbuttastrasse an einer Turnleiter erhaengt aufgefunden. N. war als Einzelgaenger bekannt. Er fand sich an einer Leiter mit Hilfe von 2 starken Tauen, wie sie zum Befestigen von Kraftfahrzeugen beim Transport auf der Eisenbahn verwendet werden, aufgehaengt. Das eine Tau war um beide Oberschenkel, Leib und Unterarme so geschlungen, dass das Verknoten dieses Taues vom Toten selbst am Oberschenkel vorgenommen werden konnte. Das zweite Tau war doppelt um den Hals gelegt und im Nacken verknotet. Die Untersuchung durch die Kriminalpolizei am Tatort ergab keinen Anhalt fuer ein fremdes Verschulden. [...] Fuer einen Selbstmord spricht aus dem Leichenoeffnungsbefund die Feststellung, dass der Penis des Gestorbenen von einem

33 BA-MA RH 12-23/ V 614.
34 BA-MA RH 12-23/ V 5149.

Condomgummi ueberzogen war."[35] – Der zweite dieser Fälle betrifft einen sechsundzwanzig Jahre alten Oberleutnant der Reserve D. der Korps-Nachrichtenabteilung 437, im Zivilberuf Führer beim Reichsarbeitsdienst. Auch hier wurde vom Obduzenten eine Beschreibung der Fundsituation aufgenommen: „Der Verstorbene wurde am 15.8.42 in seiner Wohnung in Lille am Schrankpfosten hängend aufgefunden. Er war mit Damenunterwäsche bekleidet, trug einen mit Damenstrümpfen ausgestopften Büstenhalter und lange seidene Damenstrümpfe. Das Genitale hing ihm aus dem Schlüpfer, der Spuren einer Pollution zeigte."[36] Trotz dieser eindeutigen Fundsituation beurteilte der Obduzent den Fall als Suizid. Zwar gab ihm die vom Verstorbenen getragene Wäsche zu denken, er deutete diese aber im Sinn einer möglichen Motivlage zum Suizid: „Die Begleitumstände lassen an Erpressung wegen Homosexualität oder psychische Depression wegen sexueller Abwegigkeit als auslösenden Beweggrund denken."[37] – Möglicherweise standen einer eindeutigeren Beurteilung im Sinne eines autoerotischen Unfalles in diesen beiden Fällen den Obduzenten aber auch für nötig gehaltene Rücksichtnahmen im Sinne des Ansehens der Verstorbenen im Weg, handelte es sich doch in dem einen Fall immerhin um einen Offizier, während im anderen Fall angesichts der SS-Zugehörigkeit des Verstorbenen vielleicht auch politische Zurückhaltung eine Rolle gespielt haben mag.

In einem Fall wurde ein doch recht offensichtlicher auterotischer Unfall indes gar nicht als solcher erkannt, der Obduzent gab sich angesichts des Geschehenen ratlos. Zwar war der ca. zwanzigjährige Obergefreite Helmut H. der ersten Staffel des Kampfgeschwaders „Hindenburg" Nr. 1 Kolberg bei der Entdeckung seiner Leiche nur „bekleidet mit leichten Turnschuhen, einer Trainingshose und einem Uhrarmband"[38], was Mitte Oktober in Ostpreußen als durchaus zu leicht bekleidet bezeichnet werden kann (der genaue Todestag ist im Protokoll nicht erwähnt, die Obduktion fand am 19.10.1939 statt). Dennoch zog der Obduzent auch daraus keine weiteren Schlüsse, obwohl er das Hilfsmittel, eine Gummikappe, recht ausführlich beschrieb: „Selbstmordabsichten sind nicht zu vermuten, da H. wenige Tage vor seinem Tode seinen Kameraden gegenüber ausführliche Zukunftspläne – Heiratsabsichten u.a. – geäussert hat. Er ist ein Bastler gewesen, hat die letzten Tage vor seinem Tod immer an einer Gummikappe – einer Art Badekappe mit sehr straffem Gummi [,] gearbeitet, an der er eine Reihe von Klebestreifen so anbrachte, dass die Kappe über das Gesicht gezogen und am Hals luftdicht abgeschlossen werden konnte. Am Abend des Todestages fand man H. im Waschraum tot auf dem Boden liegend. Er hatte die Gummikappe über das Gesicht gezogen und mit einem Klebestreifen abgedichtet. Es ist anzunehmen, dass er die Kappe nicht

35 BA-MA RH 12-23/ V 931.
36 BA-MA RH 12-23/ V 2741.
37 Ebd.
38 BA-MA RH 12-23/ V 120.

schnell genug wieder herunterbekommen konnte und unter ihr erstickte. Zu welchem Zweck er die Kappe baute [,] ist nicht klar."

Schließlich finden sich bei den militärgerichtlich angeordneten Leichenöffnungen noch vier weitere Fälle, bei denen sich ein autoerotischer Unfall vermuten lässt, die aber angesichts der Knappheit der Fallbeschreibung durch den Obduzenten, auch durch das Fehlen weiterer Details wie etwa der Fundsituation oder schlicht wegen der vom Obduzenten wohl nicht eingeholten Vorgeschichte nicht mehr definitiv als solche bewertet werden können. Bei diesen vier Fällen wurde aber vom Obduzenten ausdrücklich in das Leichenöffnungsprotokoll aufgenommen, dass es bei den Verstorbenen kurz vor Eintritt des Todes noch zu einem Samenerguss gekommen war, ohne dass diese Fälle als Suizide bezeichnet wurden oder ohne dass eine entsprechende Vorgeschichte enthalten ist. – Über den am Morgen des 4.8.1940 durch Erhängen verstorbenen dreiundzwanzigjährigen Flieger Franz D., Schüler der technischen Kompanie des Flieger-Ausbildungsregimentes 728 Markersdorf, bei dem der Obduzent „Austritt von Sperma aus der Harnröhre"[39] feststellte, erfährt man zur Vorgeschichte nur lapidar: „[W]urde am Dachboden eines Neubaues im erhängten Zustande aufgefunden. D. hatte sich mit seiner Drillichkombination an einem Balken in ca. 4 m Höhe, wobei er selbst auf einer Leiter stand, erhängt."[40] – Der chronologisch zweite unklare Fall betrifft den am 30.8.1940 durch Erhängen verstorbenen Gefreiten Karl R. des Artillerie-Ersatzregimentes 5 Ulm, dessen Alter im Protokoll leider nicht genannt wird. Hier fehlt die Vorgeschichte völlig, der Obduzent bemerkt lediglich: „Der Penis zeigt Beschmierung mit Samenflüssigkeit"[41], was er ungewöhnlicherweise an anderer Stelle des Protokolls nochmals wiederholt: „Abgang von Samenflüssigkeit"[42]. – Der dritte Fall hat sich in Wien zugetragen, wo der sechsunddreißigjährige Schütze des Standortbataillons zur besonderen Verwendung Wien II „[i]n der Nacht vom 16. auf den 17. März 1942 erhängt in seiner Schrebergartenhütte aufgefunden"[43] wurde. Auch hier fehlen die Vorgeschichte, die Fundortsituation sowie eine weitere Beurteilung des Falles, es ist lediglich vermerkt: „Sperma im Präputialsack."[44] – Der vierte und letzte der unklaren Fälle schließlich bietet zwar ein durchaus plausibles Motiv für einen Suizid, nämlich eine Erkrankung des Toten an einer Geschlechtskrankheit. Allerdings sprechen sowohl der Zeitpunkt der Tat ein Tag vor Antritt eines Heimaturlaubes bei doch schon länger bestehender Infizierung sowie die Durchführung der Strangulation und ihre Begleitumstände eher gegen einen Suizid. Der einunddreißigjährige Gefreite Kurt D. der 3. Kompanie des Festungsregimentes 863 wurde am späten Abend des 17.10.1942 im französischen Ort

39 BA-MA RH 12-23/ V 604.
40 Ebd.
41 BA-MA RH 12-23/ V 742.
42 Ebd.
43 BA-MA RH 12-23/ V 2313.
44 Ebd.

Poses bei Louviers erhängt aufgefunden. Anderthalb Stunden vor seinem Tod hatte er innerhalb einer halben Stunde fünf Glas Rotwein getrunken, bei der Leiche wurde noch ein Blutalkoholgehalt von 0,86 Promille festgestellt. D. sollte am nächsten Tag zu seiner Frau auf Urlaub fahren. Über die Fundsituation schreibt der Obduzent: „Die Leiche hatte um den Hals ein Handtuch, über das ein Lederriemen gelegt war. Der Riemen war an dem Dachfenster des Zimmers gefestigt. Die Leiche war vollkommen nackt. [...] Die Füsse der Leiche berührten leicht den Fussboden, die Beine waren in den Kniegelenken leicht eingeknickt."[45] Bei der an der Leiche u.a. angestellten hygienisch-bakteriologischen Untersuchung wurde überraschend eine Geschlechtskrankheit festgestellt. Auf Grund dieser Tatsache kam der Obduzent zum Schluss, es müsse sich um einen Suizid gehandelt haben, da er nun ein mögliches Motiv hierfür gefunden zu haben glaubte: „Denn D. sollte am nächsten Tag auf Urlaub fahren: Die Angst vor Entdeckung seiner Geschlechtskrankheit, sowie auch die Angst vor den Folgen (evtl. Ansteckung seiner Frau u.s.w.) haben D. möglicherweise die Tat ausführen lassen."[46] Gegen diese Deutung spricht allerdings, dass die allermeisten der Suizide, als deren Motiv eine Infektion mit einer Geschlechtskrankheit angenommen werden darf und die in der Sammlung der gerichtlich angeordneten Obduktionen enthalten sind, meist recht bald nach der Infizierung bzw. deren Diagnostizierung ausgeführt wurden, während bei B. die Infizierung schon länger zurücklag. Auch die bedachtsame Ausführung der Strangulierung durch Unterlegen eines Handtuches unter das eigentliche Strangulationswerkzeug, den Lederriemen, deuten eher auf einen Unfall, wie dann auch der Obduzent selbst „eine nur ziemlich oberflächliche Strangulationsfurche am Hals"[47] feststellen konnte. Nicht zuletzt die vollständige Entkleidung trotz der auch für Nordfrankreich schon recht fortgeschrittenen, kühlen Jahreszeit und die Tatsache, dass die Füße trotz Einknickens in den Knien den Boden immer noch berührten, machen, verbunden mit der Alkoholisierung, einen Unfall um so wahrscheinlicher. Nicht zuletzt die eigentümliche Parallele zu dem von Ewald beschriebenen autoerotischen Unfall des Wehrmachtbeamten, der sich ebenfalls einen Tag vor der Heimreise zur Ehefrau erhängte, machen diesen Fall zum wahrscheinlichsten autoerotischen Unfall dieser Kategorie unklarer Fälle.

Sieht man einmal davon ab, dass die Zahl der dokumentierten wahrscheinlichen Todesfälle bei autoerotischen Unfällen in der Wehrmacht mit zehn Fällen für statistische Aussagen natürlich bei weitem zu gering ist (wobei ein Fall zudem einen Angehörigen der Waffen-SS betrifft), so lässt sich doch feststellen, dass diese wenigen Fälle zumindest die heute gängige Auffassung, es handle sich bei den letalen autoerotischen Unfällen zumeist um solche recht junger oder doch schon wieder älterer Männer, zumindest für die Jugendlich-

45 BA-MA RH 12-23/ V 3795.
46 Ebd.
47 Ebd.

keit der Unfallopfer bestätigen. Zieht man einmal die beiden Fälle ohne Altersangaben (der von Ewald beschriebene Fall des Wehrmachtbeamten sowie der noch dazu unklare Fall des im August 1940 verstorbenen Ulmer Artilleriegefreiten) ab, so sind außer dem SS-Mann (37 Jahre), den allerdings schon die Ausgefeiltheit seiner Drosselungsvorrichtung als erfahrenen Hypoxyphiliker ausweist, und dem allerdings auch unklaren Fall von 1942 in Wien (36 Jahre) alle Verstorbenen nicht wesentlich älter als 30 Jahre, die Hälfte davon sogar sehr jung (20, 22 und 23 Jahre alt), die anderen zumindest noch recht nahe an Mitte zwanzig (26, 27 und 31 Jahre alt).

Literaturverzeichnis

Beck, Birgit: Wehrmacht und sexuelle Gewalt. Sexualverbrechen vor deutschen Militärgerichten 1939-1945 (Der Krieg in der Geschichte, Bd. 18), Paderborn u.a. 2004.

Berger, Georg: Die Beratenden Psychiater des deutschen Heeres 1939 bis 1945, Frankfurt a.M. u.a. 1998.

Blanchard, Ray/Hucker, Stephen K.: Age, Transvestism, Bondage, and Concurrent Paraphilic Activities in 117 Fatal Cases of Autoerotic Asphyxia, in: British Journal of Psychiatry 159 (1991), S. 371-377.

Drolshagen, Edda D.: Nicht ungeschoren davongekommen. Das Schicksal der Frauen in den besetzten Ländern, die Wehrmachtssoldaten liebten, Hamburg 1998.

Ericsson, Kjersti/Simonsen, Eva (Eds.): Children of World War II. The Hidden Enemy Legacy, Oxford/ New York 2005.

Eskapa, Roy D.: Die bizarre Seite der Sexualität. Hamburg 1988.

Fiedler, Peter: Sexuelle Orientierung und sexuelle Abweichung. Heterosexualität, Homosexualität, Transgenderismus und Paraphilien, sexueller Mißbrauch, sexuelle Gewalt, Weinheim/Basel 2004.

Holtkamp, Martin: Werner Villinger (1887-1961). Die Kontinuität des Minderwertigkeitsgedankens in der Jugend- und Sozialpsychiatrie (Abhandlungen zur Geschichte der Medizin, Heft 97), Husum 2002.

Hunger, Horst/Dürwald, Wolfgang/Tröger, Hans Dieter (Hg.): Lexikon der Rechtsmedizin, Leipzig/Berlin/Heidelberg 1993.

Jasper, Hinrich: Maximinian de Crinis (1889-1945). Eine Studie zur Psychiatrie im Nationalsozialismus (Abhandlungen zur Geschichte der Medizin und Naturwissenschaften, Heft 63), Husum 1991.

Mai, Alexander: Geschlechtskrankheiten als Gegenstand präventiven und therapeutischen Wirkens im Wehrmachtsanitätswesen von 1934 bis 1945, Leipzig (Med. Diss.) 2000.

Meinen, Insa: Wehrmacht und Prostitution während des Zweiten Weltkrieges im besetzten Frankreich, Bremen 2002.

Messerschmidt, Manfred: Die Wehrmachtjustiz 1933-1945, Paderborn u.a. 2005.

Neumann, Alexander: „Arzttum ist immer Kämpfertum". Die Heeressanitätsinspektion und das Amt „Chef des Wehrmachtsanitätswesens" im Zweiten Weltkrieg (1939-1945) (Schriften des Bundesarchivs, Bd. 64), Düsseldorf 2005.

Oehler-Klein, Sigrid/Neumann, Alexander: Die Militarisierung der Medizin an der Universität Gießen und ihre Beziehungen zu den Sanitätsinspektionen von Heer und

Luftwaffe im Zweiten Weltkrieg, in: Mitteilungen des Oberhessischen Geschichtsvereins Gießen, Neue Folge 89 (2004), S. 95-188.
Penning, Randolph: Rechtsmedizin systematisch, Bremen/Lorch 1996.
Reese, Willy Peter: Mir selber seltsam fremd. Die Unmenschlichkeit des Krieges. Russland 1941-44, hrsg. von Stefan Schmitz, München 2003.
Seidler, Franz: Prostitution, Homosexualität, Selbstverstümmelung. Probleme der deutschen Sanitätsführung 1939-1945, Neckargemünd 1977.

„Ernährung ist so wichtig wie Munition"[1]. Die Verpflegung der deutschen Wehrmacht 1933-1945

ULRIKE THOMS

„Wenn man eine Armee bauen will, so muss man mit dem Bauche anfangen, denn dieser ist das Fundament davon", hatte Friedrich der Große in seinem „Unterricht für die Generäle seiner Armee" 1819 mit den auf den Weg gegeben,[2] zur Wiegenzeit der modernen Ernährungswissenschaften, die sich in der Folgezeit stets gern auf die Bedeutung einer gesunden Soldatenkost für die Schlagkraft der Truppe berufen haben, um auch ihre politische Relevanz zu belegen. Ins Feld geführt wurde auch der erzieherische Einfluss auf die Ernährung der jungen Männer. Außerdem interessierte die Soldatenkost die Ernährungsphysiologen, weil sich beim Militär Möglichkeiten boten, an großen Kollektiven mit weitgehend uniformer Ernährung breit angelegte empirische Erhebungen durchzuführen.[3]

Schon diese Rolle Soldatenkost für die Ernährungsphysiologie ist also Grund genug, sich hier eingehender mit ihr zu beschäftigen. Im Vordergrund der folgenden Ausführungen steht jedoch die Frage des DFG-Projektes „Ernährungsforschung und Staat", welche Rolle die Ernährungswissenschaften im Rahmen staatlicher Institutionen spielten. Sie werden sich daher vorrangig mit der Formulierung der Ernährungsnormen und die sich auf diesem Felde tummelnden Akteure auseinandersetzen, vor allem mit der Frage, welchen Einfluss die Mediziner und Ernährungswissenschaftler dabei geltend machen konnten, ob und wie man die erarbeiteten Normen unter den Kriegsbedingungen in die Realität umzusetzen suchte und welchen Erfolg diese Bemühungen hatten.[4]

Bezugspunkt körperliche Leistung

Als Bezugspunkt für die Soldatenkost kam dem Leistungsaspekt von jeher zentrale Bedeutung zu, vor dem Hintergrund der Militarisierung der Gesellschaft wurde der Soldat zur alles beherrschenden ideologischen Bezugsfigur, an ihr berauschte sich der Kult von Männlichkeit, Willensstärke, Leistungs- und Opferbereitschaft. Die Ernährungsnormen für den Soldaten orientierten

---

1 Dies konstatierte Ziegelmayer 1940 in einem Aufsatz im Forschungsdienst, Ziegelmayer (1940), S. 99.

2 Zitiert nach Berges (1937).

3 Als Beispiel für eine solche Untersuchung: Meinert (1880).

4 Ausführungen zu den vom Heer entwickelten Nahrungsmitteln und Konservierungsmethoden bleiben aus Platzgründen einer späteren Veröffentlichung vorbehalten.

sich dabei einerseits an denen für Schwerarbeiter, andererseits diente die Ernährung der Sportler als Orientierungsgröße. Daher wurden beim Heer die Erhebungen unter Sportlern, die 1936 im Zuge der Olympiade durchgeführt worden waren, ebenso rezipiert wie die Ergebnisse der noch jungen Sportwissenschaft. Als Grundpfeiler galt demnach tierisches Eiweißes, dessen Verzehr durch große Mengen frischen Obstes und Gemüse um Vitamine ergänzt werden sollte.[5] Damit bewegte man sich ganz auf der Linie der traditionellen, von männlichen Ernährungsidealen geprägten Ernährungslehre, die zusätzlich unterfüttert wurde durch die Arbeiten zum Zusammenhang von Ernährung und Leistung, wie sie vor allem am Dortmunder Kaiser-Wilhelm-Institut für Arbeitsphysiologie durchgeführt worden waren.[6] Sie bestätigten die im Ersten Weltkrieg gemachten Erfahrungen, wonach das Unterschreiten einer gewissen Untergrenze der Eiweißzufuhr bei gleichzeitiger kalorischer Unterversorgung zur „Ödemkrankheit", der Hungerdystrophie, führte.[7]

Bezugspunkt Verbrauchslenkung

Wie eingangs erwähnt, spielte auch die langfristige Verbrauchslenkung über Gewöhnung bzw. Ernährungserziehung eine Rolle. Dieser Aspekt war schon deswegen nicht von der Hand zu weisen, weil die Wehrmacht nach ihrem Auf- und Ausbau der größte Lagerhalter des Deutschen Reiches war,[8] der mit seinem Wachstum auf 8,4 Mio. Esser im Jahr 1942 einen wachsenden Anteil der volkswirtschaftlich verfügbaren Lebensmittel für sich beanspruchte.[9] Dadurch wuchs ihr Anteil zwischen 1939/40 und 1943/44 am volkswirtschaftlichen Brotverbrauch von 9,1 % auf 23,4 %, am Fleischverbrauch von 17,7 % auf 30 % und am Fettverbrauch von 6,5 % auf 15,8 %.[10] Damit entschieden ihre vorrangig behandelten Bedürfnisse über die Versorgungslage der Bevölkerung ganz entscheidend mit.

Ihre Rolle als größter Konsument und zahlungskräftiger Kunde machte die Wehrmacht zu einem wichtigen Partner der Ernährungswirtschaft und Lebensmittelindustrie, die darauf mit der Entwicklung spezieller Produkte, Konserven und Kraftnahrungen reagierte.[11] Wie schon die Erbswurst wurden einige von ihr entwickelte Produkte, wie Schmelzkäse und Kartoffelpüreepulver später selbstverständlicher Bestandteil des Warenkorbes der Zivilbevölkerung.

5 Vgl. exemplarisch: Bickel (1936); Schenk (1936).
6 Siehe die Ausführungen darüber in: Heim (2003).
7 Dazu Thoms (2004a).
8 Piesczek (1940).
9 Laufende Zahlen über die Stärkeentwicklung von Wehrmacht und Waffen-SS liegen nicht vor, Angaben nach Kroener (1988), S. 959.
10 Angaben nach Volkmann (2003), S. 430.
11 Siehe auch den Verweis auf die Bildung von Studiengesellschaften von Wehrmacht und Lebensmittelindustrie bei Ziegelmayer (1940), S. 100.

1936 und die Reorganisation des Verpflegungswesens

Die Zuständigkeit für die Ernährung teilten sich innerhalb des Heeres verschiedene Stellen: Für die Beschaffung und Verteilung der Nahrungsmittel waren die Intendanturbehörden zuständig. Bei der Qualitätskontrolle konnten sie dabei auf die Hilfe der Heeresapotheker, die ein Examen als Nahrungsmittelchemiker besitzen mussten, und beim Fleisch auf die Mitarbeit der Heeresveterinäre zurückgreifen.[12] Wie viel und was der Soldat auf seinem Teller vorfand, wurde von Heeresverwaltung und Sanitätsinspektion unter Mitarbeit der am, 1. Oktober 1934 wiedereröffneten Militärärztlichen Akademie gemeinsam festgelegt,[13] wobei auch das Finanzministerium ein Wörtchen mitzureden hatte. Diese Zuständigkeiten wurden beim Ausbau der Wehrmacht nach dem 21. Mai 1935 und der Einführung der allgemeinen Wehrpflicht beibehalten.

Eine Neuorganisation der Verpflegung tat insofern Not, als zum Zeitpunkt der Machtübernahme prinzipiell noch längst veraltete Richtlinien aus dem Jahr 1909 galten, die v.a. hinsichtlich der neuen Vitaminlehre, aber auch im Hinblick auf die Lebensmitteltechnologie dringend überholungsbedürftig waren.[14] Demnach erhielt der Soldat 750 g Brot und mindestens 180 g Fleisch. Diese Menge wurde im Kriegsfall oder besonderen Belastungen erhöht. Ansonsten hatte er sich im Frieden aus dem Beköstigungsgeld in Speisegemeinschaft mit seinen Kameraden selbst zu versorgen, die heeresseitig organisierte Magazinverpflegung war auf den Kriegsfall beschränkt. Der errechnete Nährwert dieser Verpflegung betrug zwischen rund 2.900 Kalorien (in der kleinen Friedensportion), der beim Kriegsverpflegungssatz mit Zulagen auf bis zu 4.200 Kalorien steigen konnte.[15]

Dieses System hatte deutliche Mängel, wie der Erste Weltkrieg gezeigt hatte, in dem die vorgesehenen Verpflegungssätze schon bald nicht mehr ausgegeben werden konnten. Vor allem die Zubereitung im Feld erwies sich als Problem, waren doch die Soldaten und selbst die Feldköche nur in den seltensten Fällen in der Küche ausgebildet.[16]

Daher befürchtete man eine Schwächung der Truppen und ihrer Kampfkraft, wie das 1936 erschienene neue „Handbuch der Militärhygiene" ausdrücklich konstatierte, das im Zuge des Auf- und Ausbaus der Wehrmacht erarbeitet worden war und endlich seinen 1910-1912 erschienenen Vorgänger ablösen sollte.[17] Die Bedeutung der Ernährung, hieß es hier, bedürfe keiner

---

12 Zabler (1944), S. 22, Knoll (1944), S. 275.

13 Zur Entwicklung der Sanitätsinspektion Neumann (2005).

14 Siehe die Angaben bei Konrich (1936).

15 Anstatt frischen Fleisches konnten auch Räucherfleisch, Speck, Fleischkonserven, Wurst in abweichenden Portionssätzen ausgegeben werden, vgl. Bischoff/Hoffmann/Schwiening (1910), S. 390-395.

16 Schon 1915 mußte der tägliche Brotsatz von 750 auf 500 g reduziert werden, im April 1916 folgte die Reduktion der Fleischportion auf 300 g, vgl. Schreiber (1936).

17 Siehe Konrich (1936); Walther (1936); Schreiner (1936).

Begründung. „Nur eine gutgenährte Truppe ist befähigt, Volleistungen herzugeben und nichts bedingt so leicht Unzufriedenheit als unzureichende oder unschmackhafte Kost.“,[18] womit die Hauptlinie aller folgenden Diskussionen um die Heereskost umrissen ist.

In ihrer Substanz war das neue Handbuch durchaus traditionell orientiert, zumal es sich auf die Nährwertnormen des schon in den 1870er Jahren formulierten Voitschen Kostmaßes als Durchschnittsbedarf berief.[19] Durchaus neu war allerdings die Betonung der Zubereitung, des Geschmackes und der dazu notwendigen Ausbildung des Küchenpersonals, mit der die entsprechenden Ausführungen schlossen.[20] Neu war auch der Einbezug der Erkenntnisse aus dem Bereich der Arbeitsphysiologie und – mit einer gewissen Vorsicht – auch der Vitaminforschung. Es hieß, dass die Ernährung des Soldaten „auch ohne Berücksichtigung der Vitamine ausreichend und richtig zusammengesetzt gewesen ist und noch ist.“[21] Da das Reichsfinanzministerium wegen der Mehrkosten den Erlass der neuen Heeresküchenverordnung und damit die Verbesserung der Kost verweigerte,[22] blieben faktische Veränderungen zunächst noch auf den organisatorischen Bereich, vor allem auf die Küchenverwaltung und -organisation begrenzt. Eine Belebung der Forschung und faktische Veränderungen der Kostsätze sind dagegen erst ab 1938 zu verzeichnen.[23]

Die neue Heeresküchenverordnung des Jahres 1936

Wie erwähnt, hatte der Erste Weltkrieg allen Beteiligten erneut deutlich gemacht, dass die Zubereitung der Nahrung über die Qualität der Heeresverpflegung entschied. Es wurde beklagt, dass Leute an die Feldküchen gestellt worden seien, „die aus artfremden Berufen stammten, unausgebildet und zum militärische Dienst unbrauchbar waren. Wehrmachtsbeamte und Offiziere brachten diesem Aufgabengebiet ebenfalls oft nicht das notwendige Verständnis entgegen.“[24] Daher wurde 1937 in Potsdam eine Musterküche eingerichtet, und am 3.1.1938 folgte die Eröffnung Heereslehrküche I in München als Abteilung der Heeresverwaltungsschule. Hier wurden die Richtlinien für die Truppenküchen ausgearbeitet, Versuche durchgeführt, neue Küchenmaschinen erprobt. Vor allem aber wurden Wehrmachtsbeamte in der Zubereitung der Lebensmittel, Warenkunde und Vorratspflege, Resteverwertung und

18 Konrich (1936), S. 74.
19 Walther (1936), S. 94.
20 Schreiner (1936), S. 136.
21 Konrich (1936), S. 85.
22 Vgl. nur die Auseinandersetzungen in BArch R2/5284, v.a. Bl. 220.
23 Das hängt wohl auch mit der Reorganisation der Militärärztlichen Akademie in den 30er Jahren zusammen.
24 Denkschrift zur Schaffung von Heereslehrküchen und einer zweiten Wehrkreislehrküche in jedem Wehrkreis. Anlage 6 zum Erlass Va/Ag V III (B 5a) Asz. 62 u. 12 Nr. 841/41 vom 25.7.1941, BA-MA RH 12-23/1645.

Verbrauchslenkung, der Aufstellung von Speiseplänen, ernährungs- und ernährungswirtschaftlichen Fragen in 10-14tägigen Kurse mit je 18 Teilnehmern theoretisch wie praktisch aus- und fortgebildet.[25] Im gleichen Jahr wurden in jeder Division Lehrküchen eingerichtet, 1939 in jedem Wehrkreis. Schließlich wurden die „Richtlinien für einen Ausbildungsplan“ für Feldköche erlassen und diesen damit erstmals eine Heereslaufbahn eröffnet.[26] Eine regelmäßige Fortbildung der Absolventen in einwöchigen Lehrgängen ergänzte diese Maßnahmen und diente auch dem Erfahrungsaustausch.[27] Darüber hinaus bildete man mit Kriegsbeginn Kochlehrstäbe für das Feldheer aus.[28] Den Abschluss bildete die Gründung des heereseigenen Institutes für Kochwissenschaften in Frankfurt a.M. 1941/42, das sich der Bromatik widmete und die wissenschaftlichen Grundlagen für praktisch-zubereitungstechnische Verbesserungen liefern sollte.[29]

Das Feldkochbuch von 1938

Einen limitierenden Faktor für eine schmackhafte, preiswerte und gesunde Kost stellten vor allem die Bedingungen des Feldes dar, unter denen die Zubereitung sich zur Kunst entwickelte. Aus diesem Grunde erschien 1938 das Feldkochbuch, das in den folgenden Jahren durch Spezialausgaben für warme bzw. kalte Länder sowie den Osten ergänzt und der Feldkochausbildung zugrunde gelegt wurde.[30] Es belehrte einerseits über die ernährungswissenschaftlichen Grundlagen, etwa indem es Hinweise auf eine vitaminschonende Zubereitung gab, sowie auf die Verwendung frischen Gemüses zu jeder Mahlzeit und die Anreicherung der Kost durch das eiweißreiche Edelsoja. Bemerkenswert ist es jedoch vor allem im Hinblick auf die Strukturierung der Zubereitungsvorgaben, die nicht starr waren, sondern Kombinationsmöglichkeiten aufzeigten und so Hilfestellung für die Zubereitung des gerade Vorhandenen boten. Im Zentrum stand dabei jeweils eine kohlenhydratreiche Sättigungsbeilage, die mit verschiedenen Fleischsorten, Gewürzen und Beikost kombiniert und – darauf wurde großer Wert gelegt – kräftig und abwechslungsreich gewürzt werden sollte, möglichst mit frischen Küchenkräutern und einheimischen Gewürzen.[31]

25 Vgl. die Dienst- und Geschäftsordnung für die Heereslehrküchen nebst insgesamt 6 Anlagen, BA-MA RH 12-23/1645.
26 Aus- und Fortbildungsplan für Soldaten Feldköche und Verpflegungsunteroffizier (für 1 Jahr), BA-MA RH 12-23/1645.
27 Richtlinien für einen Fortbildungslehrplan für Feldkochpersonal an den Wehrkreislehrküchen, BA-MA RH 12-23/1645.
28 Zu ihrer Verteilung über das Reich siehe das Verzeichnis der Feldkochlehrstäbe, BA-MA RH 56-322.
29 Ziegelmayer (1949).
30 Ziegelmayer (1942a).
31 Ziegelmayer (1938), die Neuauflage erschien 1941, vgl. Das neue Feldkochbuch (1941).

Die Rolle von Ernst Piesczek und Wilhelm Ziegelmayer

Treibende Kraft hinter diesen Veränderungen waren Ernst Piesczek (geb. 1879) und Wilhelm Ziegelmayer (1898-1951). Piesczek hatte 1927 die Leitung der Verpflegungs- und Abteilungsleitung im Reichswehrministerium übernommen,[32] als nach seinem Bekunden die Soldatenernährung noch höchst kümmerlich war. Durch die „Zeitschrift für Volksernährung" wurde er auf Wilhelm Ziegelmayer aufmerksam, der seit den 1920er Jahren zahlreiche Schriften über Ernährungsfragen, insbesondere über Fragen der Vermittlung von Ernährungswissen publiziert hatte und von 1926 bis 1932 Vorstand des „Reichsvereins für Volksernährung" und in dieser Eigenschaft zugleich Herausgeber der „Zeitschrift für Ernährung" gewesen war. 1933 trat er als Oberregierungsrat in den Heeresdienst ein und übernahm 1941 auch die Leitung des Instituts für Kochwissenschaft.[33]

Sein 1936 erschienenes Buch „Rohstoffragen der deutschen Volksernährung" zeigt ihn als ausgezeichneten Kenner der Ernährungsphysiologie, der landwirtschaftlichen Erzeugung und industriellen Verarbeitung von Lebensmitteln, aber auch als Propagator der Autarkiepolitik, d.h. der Notwendigkeit, „sich weitmöglichst aus eigener Scholle zu ernähren", wofür die wissenschaftliche Forschung konsequent ausgewertet werden müsse.[34] Dabei kam es ihm vor allem auf die Nutzbarmachung brachliegender Nahrungsquellen wie die „erhöhte Ausnützung vorhandener, bis jetzt noch nicht genügend erfasster Rohstoffe" an.[35] So setzte er sich vor allem für die Nutzung von Sojabohnen, Fisch, Blut, Hefe und Milch als billige Eiweißquellen ein, aber auch für neue Lebensmitteltechnologien wie das Tiefkühlen von Lebensmitteln.

Ernährungsphysiologische Forschungen der Heeressanitätsinspektion und die Arbeitsgemeinschaft Ernährung der Wehrmacht

Einzelne Mitarbeiter der Heeressanitätsinspektion wie Friedrich Konrich, Hans Glatzel (1902-1990) und Konrad Lang (1898-1985) hatten sich zwar schon zuvor verschiedentlich mit Ernährungsfragen beschäftigt. Doch erst seit 1937 erschienen in der von der Inspektion herausgegebenen Zeitschrift „Der deutsche Militärarzt" auch entsprechende Arbeiten. Im folgenden Jahr beschäftigte sich dann der wissenschaftlichen Senats des Heeressanitätswesens erstmals mit Ernährungsfragen.[36] Die genannten Mitarbeiter der Heeressanitätsinspektion setzten sich vor allem mit den Zusammenhängen zwischen der

32 Piesczek (1940).
33 Siehe nur die Hinweise in: Ziegelmayer (1940).
34 Ziegelmayer (1936), S. VII.
35 Ebd., S. V.
36 Wissenschaftlicher Senat (1937).

Leistung und der Ernährung auseinander,[37] beschäftigten sich aber auch mit der zu den klassischen Feldern ärztlicher Tätigkeit zählenden Diätetik.[38] Bis zu Beginn der vierziger Jahre konnten vor allem die Vitamine größere Aufmerksamkeit für sich verbuchen.[39]

Dieses wachsende Interesse an der Ernährung hängt vor allem mit der 1937/38 erfolgten Gründung des physiologisch-chemischen Instituts an der militärärztlichen Akademie unter Konrad Lang zusammen.[40] Hinzu kam 1940 die Einrichtung der Gruppe Ernährung in der Lehrgruppe C (Physiologie) unter Otto Ranke, dem Leiter des Instituts für Arbeitsphysiologie an der Militärärztlichen Akademie.

Im gleichen Jahr wurde die „Arbeitsgemeinschaft Ernährung der Wehrmacht“ gegründet, an deren Arbeit in den folgenden Jahren vor allem die Mitarbeiter der Militärärztlichen Akademie beteiligt waren. Bezeichnenderweise war eine Besprechung zum „Modethema“ Vitamine am 1. und 2 August 1940 in München Ausgangspunkt ihrer Gründung.[41] Doch in der Besprechung der bisherigen Erfahrungen im Polenfeldzug, beim Vormarsch in Frankreich und während des Krieges gegen Norwegen traten die Vitamine bald zurück. Stattdessen erweitete sich die Perspektive auf allgemeine Probleme, hatten sich doch bislang keine Avitaminosen, wohl aber erhebliche Nachschubprobleme gezeigt.[42] Schon zu diesem Zeitpunkt deutete sich an, dass im „Blitzkrieg“ die Verpflegung an zweiter Stelle stand. Weil vorrangig Munition transportiert wurde, blieb oft kein Platz mehr für den Verpflegungsnachschub.[43] Angesichts des beschränkten Transportraums gingen die Bemühungen dahin, den Nachschub frischer Nahrungsmittel durch die Verwendung von Konserven einzuschränken, um Frachtraum zu sparen. Damit war zugleich die Frage der Vitaminverluste und der Sicherung einer ausreichenden Versorgung aufgeworfen.[44] Über diese Versorgungsfragen hinaus waren sich die Teilnehmer der Besprechung einig, dass die Höhe des Bedarfes, ja selbst die Analytik noch nicht letztgültig geklärt sei. Auch seien die Konservierungsmethoden zu verbessern, und man müsse über die Frage des Einsatzes künstlicher Präparate entscheiden.[45] Daher wünschte die Heeressanitätsinspektion die Schaffung einer festen

37 Vgl. Backmund (1937).

38 Vgl. die Hinweise in Der deutsche Militärarzt 2 (1937), S. 24, auch Grafe (1944).

39 Dazu auch Thoms (2005), Kramer (1937); Starfinger (1938), Stutz/Weispfennig (1940); Kruttke(1940); Borgmann (1940); Starfinger (1940).

40 Neumann (2005), S. 82-83.

41 Vgl. den Bericht über die Vitamin-Besprechung am 1.-3.8.1940 in der Heeresverwaltungsschule München, BA-MA RH 12-23/1642.

42 Dies geht u.a. aus den Feldpostbriefen dieser Zeit hervor, während spätere Briefe vor allem über Versorgungsprobleme im Zuge von Rückzugsbewegungen und Kampfhandlungen berichten, vgl. Humburg (1992), S. 162.

43 Bericht über die Vitamin-Besprechung am 1.-3.8.1940 in der Heeresverwaltungsschule München, BA-MA RH 12-23/1642, S. 24 des Typoskripts.

44 Piesczek/Ziegelmayer (1942), S. 2.

45 Ebd., S. 3.

Arbeitsgruppe, die „stets im Bedarfsfalle, im allgemeinen in regelmäßigen Abständen, zusammentreten“ sollte, um laufende Untersuchungen durchzuführen, Richtzahlen festzulegen und selbst wissenschaftliche Forschungen zu betreiben.[46]

Zur ersten Tagung der „Arbeitsgemeinschaft Ernährung der Wehrmacht“ kamen am 16.8.1940 37 Vertreter der verschiedenen beteiligten Militärdienststellen zusammen und verteilten die Aufgaben auf einzelne Referenten.[47] Der habilitierte Oberstarzt Walter Schreiber äußerte schon auf dieser ersten Tagung das Bedürfnis nach einem eigenen Ernährungsinstitut für die Wehrmacht, dessen Bedarf Piesczek als gegeben sah. Doch er hielt die Arbeitsform eines Expertengremiums aus Angehörigen der Wehrmacht für angemessener, wodurch er sich und seiner Verwaltung die Lenkung sicherte.[48] Die Aufgabe dieses Gremiums bestand vor allem in der wissenschaftlichen Absicherung und Optimierung der von der Verwaltung vorgeschlagenen Kostsätze.

Diese Orientierung an praktischen Fragen führte auch dazu, dass sich in den Themen der Tagungen die Entwicklung der Ernährungslage spiegelte: Die Entwicklung führte über die Sicherstellung korrekter Lebensmittelanalysen als Basis der korrekten Nährwertermittlung auf den ersten beiden Tagungen im August und November 1940, das Postulat einer Leistungsernährung und der Zusammenstellung von ernährungsphysiologisch optimalen Speiseplänen, den Lieferungs- und Beschaffungsfragen auf der dritten Tagung im Februar 1941, der Produktion und Verwendung von Hefe und anderen Austauschlebensmitteln auf der vierten Tagung im Dezember 1941, Problemen in der Entwicklung von Sonderverpflegung im Dezember 1942, zur Frage der Änderung und Neuregelung der Verpflegungssätze im Mai 1943 bis hin zu Hunger und Wiederauffütterung im Januar 1945.[49]

Aufschlussreich sind die Einladungen zu den Tagungen und ihre Protokolle auch deswegen, weil sie zeigen, dass die wissenschaftlichen Größen des zivilen Sektors auch auf Dauer nicht beteiligt wurden und Repräsentanten des Ernährungsministeriums und anderer ziviler Stellen nur ausnahmsweise vertreten waren, wenn man sie als Experten brauchte.[50] Weder der in Ernährungsfragen so engagierte Hans Reiter als Leiter des Reichsgesundheitsamtes, noch Gunther Lehmann und Heinrich Kraut als Vertreter der Arbeitsphysiologie am renommierten Kaiser-Wilhelm-Institut für Arbeitsphysiologie nahmen teil. Nur

46 AG V III an die Heeres-Sanitäts-Inspektion am 8.8.1940, BA-MA RH 12-23/1642

47 Protokoll der 1. Sitzung der Arbeitsgemeinschaft „Ernährung der Wehrmacht“ am 30.8.1940, BA-MA RH 12-23/1642, S. 4-6.

48 Vgl. Piesczek an die Heeressanitätsinspektion am 19.8.1940, BA-MA RH 12-23/1643.

49 Siehe die Protokolle in: BA-MA RH 53-17/101, RH 12-23/1640, RH 12-23/1642, RH 12-23/1649, RH 12-23/1837, RH 12-23/222, RH 12-23/1837. Das Protokoll der 5. Und 10. Tagung befindet sich im Privatbesitz von Christoph Kopke, dem ich für die Überlassung einer Kopie herzlich danke.

50 Vgl. Schenck, E. G.: Ernährungsinspekteur Waffen SS und Polizei (1940-1945) und Inspekteur für Truppenernährung und -verpflegung im O.K.W. (1944-45). Ein Tätigkeitsbericht (dat. vom 29.12.1977), BA-MA MSG 2/2970, S. 12.

Franz Wirz als Leiter der Hauptstelle Volksernährung im Hauptamt für Volksgesundheit und Vertreter der Reichsgesundheitsführung tauchte auf, allerdings auch erst auf der letzten Tagung im Januar 1945. Und obwohl die Verpflegung der Waffen-SS sich an der des Heeres orientierte, war ihr 1940 eingesetzter Ernährungsinspekteur, Ernst-Günther Schenck, lange auf diesen Tagungen nicht vertreten. Schenck selbst behauptete später, die am 30.9.1942 in Dachau stattfindende Tagung initiiert zu haben, um die Zusammenarbeit auf dem Ernährungsgebiet zwischen SS und Wehrmacht zu verbessern.[51] Die Hoffnung auf gegenseitige Bereicherung und Austausch äußerte auch Oswald Pohl in seiner Eröffnungsansprache zur Tagung.[52] Dennoch sollte es zwei weitere Jahre dauern, bis Schenck zu einer der Tagungen der Wehrmacht eingeladen wurde. Daraus kann man nur folgern, dass die Wehrmacht sich auf dem Ernährungsgebiet gegen die SS abschloss, wohl weil man stärker auf die Erfahrungen aus der bisherigen Praxis setzte und weniger auf Ideologie, gegenüber dem „Vitaminrummel" wie überhaupt gegenüber der politischen Ernährungspropaganda kritischer und in der Übernahme vermeintlicher Neuerungen unbedingter war.[53] In der Wehrmacht vertraute man dem Bewährten, und baute auf ein durchaus konservatives ernährungsphysiologisches Fundament. Vor allem aber stellte man militärische Forderungen in den Vordergrund und betrachtete den militärischen Instanzenweg als Mittel, Änderungen umstandslos per Befehl umsetzen zu können.[54]

Die laufende Ausweitung der Zahl von Tagungsteilnehmern ging der Heeressanitätsinspektion schließlich zu weit. Im Februar 1943 kritisierten Otto Ranke und Konrich gegenüber Ziegelmayer den „repräsentativen und orientierenden" Charakter der Sitzungen. Sie schlugen die Bildung eines „kleineren Arbeitsstabes" mit Vertretern des General-Quartiermeisters, Verwaltungsfachleuten und Medizinern zur Vorbereitung der größeren Sitzungen vor, um so auch brisante, geheime Fragen behandeln zu können, wie die mittlerweile reduzierten Kostsätze, die Ernährung im Kessel, den Ausgleich von Kostsätzen und dienstlicher Belastung sowie die Genussmittelfrage.[55]

Am folgenden Tag beantragten sie formell die Gründung eines ernährungswissenschaftlichen Institutes der Wehrmacht bei der Heeres-Sanitätsinspektion. Diesen Antrag begründeten sie vorrangig mit arbeitstechnischen Aspekten und der Belastung der bestehenden Wehrmachtsinstitute mit Routineuntersuchungen, verwiesen aber auch auf die Zersplitterung und Ver-

51 Ebd., S. 43.

52 Pohl (1943).

53 Siehe nur die Beurteilung des „folgenschweren Versagens der verkalkten Techniker im OKW", die Ausfälle gegen Ziegelmayer und Piesczek, der auf seine letzten Tage noch „doctor humoris causa" geworden sei im Brief von Pohl an den Reichsführer SS am 3.2.1942, BArch NS 19, 2143, Bl. 2f.

54 Das wird vor allem in den zahlreichen Berichten Schencks deutlich, die sich in seinem Nachlaß im Bundesarchiv Koblenz befinden.

55 Vgl. Ranke und Lang an den Heeres-Sanitäts-Inspekteur am 3.2.21940, BA-MA RH 12-23/1642.

dopplung der Arbeit durch Gründung von Instituten in den einzelnen Wehrmachtsteilen. Besonders erwähnten sie „doktrinäre Meinungen“ und die Gefahr ihrer Ausbreitung in der Wehrmacht. Dies wurzle in einer fehlenden zentralen Ausbildungsstelle, einer unzureichend breiten Basis der Forschung und Versäumnissen der Vorkriegszeit.[56] Die am 19.4.1944 angeordnete Institutsgründung kam allerdings über das Planungsstadium und erste Ansätze zu seiner räumlichen, sachlichen und personellen Ausstattung nicht mehr hinaus.[57]

Forschungsthemen: Kalorien versus Vitamine

Trotz der erwähnten Skepsis wurde den Vitaminen in der Heeressanitätsinspektion wie in der Heeresverwaltung erhebliche Beachtung zuteil, da man fürchtete, Skorbut und Hypovitaminosen würden die Leistungsfähigkeit der Truppe verringern. Verschiedene Maßnahmen trugen dem Rechnung: In der Ausbildung der Feldköche wurde auf den Erhalt der Vitamine besonderen Wert gelegt. Seit 1940/41 wurden die Soldaten in Afrika, im Osten und Norden vorsorglich mit synthetischen Vitaminpräparaten in Form von Drops versorgt, die im Spätwinter/Frühjahr im Rahmen von „Vitaminaktionen“ verteilt wurden.[58] Nachdem erst 1936 das Reichstein-Verfahren die industrielle Synthese von Vitamin C ermöglicht hatte, waren die Fabrikationseinrichtungen der Firmen Merck, Hoffmann-La-Roche und der I.G. Farben 1938-1943 auf eine Jahresproduktion von insgesamt 186.000 kg ausgebaut worden. Von diesen beanspruchte allein die Wehrmacht 100.000 kg für sich. Hinzu kamen Versuche zur Erzeugung natürlicher Vitamin-C-Extrakte aus Pflanzen. Diese Anstrengungen können freilich nicht darüber hinwegtäuschen, dass vor allem die Sanitätsinspektion für eine nüchternere Betrachtung der vermeintlichen Wundersubstanzen eintrat und sich gegen den in der Öffentlichkeit betriebenen „Vitaminrummel“ wandte,[59] um so mehr, als eingehende Recherchen im Jahr 1941 weder Skorbutfälle noch Hypovitaminosen hatten nachweisen können.[60] Die Mitarbeiter waren sich weitgehend einig, die Vitamine seien „derart bis in die entferntesten Laienkreise hinein propagandamäßig in den Vordergrund geschoben worden“, dass die Grundtatsache in den Hintergrund gerückt sei, „dass der Soldat für die von „ihm geforderten Leistungen in erster Linie [...] Energien und nochmals Energien“ benötige.[61] Zumal sie sich im gedruck-

56 Ranke/Lang an die Heeres-Sanitätsinspektion am 3.2.1943, BA-MA RH 12-23/1642.

57 Siehe die Vorgänge in BA-MA RH 12-23/1645

58 Ziegelmayer (1943).

59 Siehe etwa den Vermerk Rankes in seinem Kriegstagebuch 11.1.1940: „Rücksprache mit Lang und am 10.1. mit Gutzeit deswegen, die meinen ablehnenden Standpunkt gegenüber Vitaminrummel teilen.“, BA-MA RH 12-23/1644.

60 Vgl. das Schreiben des Beratenden Internisten beim Heeressanitätsinspekteur an Ammon, in: BA-MA RH 12-23/270.

61 Wachholder (1942), S. 218f.

ten Tagungsbericht finden, sind dies deutliche und durchaus brisante Worte, da sie den Schluss zuließen, dass Unterernährung bereits ein Problem darstellte. Tatsächlich warnten Militärärzte beim Heer schon früh vor einem Eiweißmangel.[62] Als 1943 die Ernährungsprobleme für jedermann offensichtlich waren, hätte man es in der Sanitätsinspektion zwar gern gesehen, dass die Physiologen auf dem Gebiet der Ernährung aktiver geworden und auch an die Öffentlichkeit getreten wären. Kategorisch hieß es allerdings: „Das Thema Hunger darf nicht in den Berichten erscheinen."[63]

Schon vor dem Hintergrund ihres hohen Kenntnisstandes waren sich die die Militärphysiologen des Wertes der Vitamine durchaus bewusst, doch eben dieses Wissen nährte die vorhandene Skepsis eher noch.[64] Vor dem Hintergrund ihrer Erfahrungen mit der Truppe standen andere Bedürfnisse höher im Kurs: „Unser Soldat will etwas Anständiges zu essen haben, es soll gut schmecken, und dann wird schon alles gesteuert.", lautete die Ansicht von Oberstarzt Schreiber. Erscheint diese Meinung auf den ersten Blick auch naiv, so verweist sie doch auf die Rolle psychischer Momente, die für Stimmung, Einsatzbereitschaft und -fähigkeit eine immense Rolle spielten und auch zur Billigung von Alkohol und Tabak innerhalb des Heeres führten.

Ernährung, Leistung und Verwaltung

Diese Schwerpunktsetzung spiegelt sich auch in der thematischen Verteilung der insgesamt 63 Vorträge, die im Rahmen der Sitzungen der Arbeitsgemeinschaft gehalten wurden. Allein zwölf der Vorträge beschäftigten sich mit den Verpflegungssätzen bzw. den Speisezetteln, weitere zehn mit der Sonderverpflegung von Luftwaffe, Panzerkommandos als Grundlage körperlicher Leistungsfähigkeit.[65] Hinzu kamen noch fünf Beiträge, die sich explizit mit verschiedenen Möglichkeiten der Leistungssteigerung über Nahrungsmittel/Ernährung beschäftigten.[66] Gerade die Kontrolle der Speisezettel und Feld-

62 Ebd., S. 94.

63 So Schreiber auf der Vorbesprechung für die 3. Osttagung, die Ende Mai 1943 stattfinden sollte, BA-MA RH 12-23-247, S. 7 des Protokolls.

64 Vgl. nur das Protokoll über die Vitamin-Besprechung am 5. November 1940, BA-MA RH 53-17/101, siehe auch den Bericht über die Besprechung des Ausschusses zur Festlegung der chemischen Vitamin-Bestimmungsmethoden am 30.8.40 in Berlin, BA-MA RH 53-17/101 sowie den Bericht über die Besprechung vom 12.12.1941, BA-MA RH 12-23/1649.

65 Siehe das Inhaltsverzeichnis von Piesczek/Ziegelmayer (1942). Dieser Band fasst die Arbeitsergebnisse der AG in den Jahren 1941/42 zusammen.

66 Im einzelnen waren dies die Vorträge: Bickel: Art der Eiweiß-Ernährung als Grundlager körperlicher Leistungssteigerung auf der 2. Tagung vom 4.-5. Mai 1940, siehe das Protokoll in BA-MA RH 53-17-101; Ranke: Kalorienbedarf und Leistung auf der 8. Tagung vom 30.4.43, Wacholder: Vitamin-C-Bedarf und Arbeitsleistung auf der 11. Tagung vom 5.1.1942 sowie Glatzel: Leistungssteigerung durch Extraktiv- und Aromastoffe bei eiweißarmer Ernährung, auf der 12., für den 29.3.45 geplanten Tagung, die vermutlich nicht mehr

kostzusammenstellungen sollte dafür sorgen, dass die Zusammenstellung der nahrungsmittel ein Versorgungsoptimum sicherstellte, während Sonderverpflegungsmittel für Bedarfsspitzen und Ausnahmesituationen gedacht waren.

Im Hinblick auf den verschiedenen körperlichen Bedarf wurden die Kostformen zunehmend differenzierter: Flieger, so glaubte man, bräuchten eine leichtere, weniger voluminöse Kost, während die Kälte für die Truppen im Osten und Norden eine kalorien- und fettreiche Verpflegung erfordere. Diese physiologisch optimale Anpassung an die jeweiligen Bedürfnisse bzw. Situationen sollte aber keineswegs nur der Gesunderhaltung des Einzelnen dienen, eine bedarfsgenaue Verteilung der Nahrungsmittel sollte auch eine volkswirtschaftlich effiziente Ausnutzung sicherstellen.

Dazu dienten auch die erwähnten „Feldkostzusammenstellungen", die von der AG Ernährung und den Mitarbeitern der Sanitätsinspektion regelmäßig begutachtet wurden. Sie basierten auf den Rationshöchstsätzen der jeweils gültigen Heeresverpflegungsvorschrift. Während sie die Zuteilungen an Fleisch, Brot und Fett als konstante Größen des Grundbedarfs annahmen, listeten sie alle anderen für die entsprechende Versorgungsperiode sichergestellten Nahrungsmittel auf, wobei die Möglichkeiten ihres Transportes, ihrer Lagerung im EVM bis hin zur Verausgabung bereits berücksichtigt waren. Sie zeigten also, womit die Feldköche für die Zubereitung der Mahlzeiten rechnen konnten und machten Vorschläge für Speisezettel,[67] um „in den Grenzen der gegebenen Beschaffungs-, Nachschub- und Zubereitungsmöglichkeiten das Beste für die Truppe herauszuholen und damit ihre Kampfkraft zu stärken."[68]

Diese Regelungen erfolgten zuerst im März 1940 für die „Feldsoldaten", ab Mai wurden für Heimat- und Feldheer verschiedene Zusammenstellungen herausgegeben; ab November dann für Einheiten im Westen, in Dänemark, dem Südosten und im Generalgouvernement bzw. in Finnland, Norwegen und im Osten, wo das OKH von vornherein Probleme in der Frischgemüse- und Obstversorgung voraussah, weswegen die Truppen stärker auf „trockenes Gemüse", wie getrocknete Hülsenfrüchte und Getreideprodukte angewiesen sein würden.[69]

Dabei ist zu beobachten, dass mit der Differenzierung die Genauigkeit der Regelungen auch der Verwaltungsaufwand stieg. Handelte es sich zunächst noch um mehr oder weniger offene Listen, waren ab der 4. Feldkostzusam-

---

stattfand. Siehe die Protokolle in: BA-MA RH 12-23/1640, ebd., Nr. 1642; ebd., Nr. 1643; BA-MA RH 53-17/101.

67 Ziegelmayer (1942b).

68 So das Heeresverwaltungsamt in den „Richtlinien für Nachschub und Zubereitung der Feldkost", in: Ziegelmayer (1942b).

68 Ebd., S. 112f.

69 12. Feldkostzusammenstellung für die Einheiten des Feldheeres, die nicht im Heimatkriegsgebiet untergebracht sind, für die Zeit vom 1-.30.11.1941, in: Heeresverordnungsblatt 22 (1940/41), S. 623-625, 627-628.

menstellung für Januar und Februar grammgenaue Aufstellungen der pro Mann verfügbaren Nahrungsmittel vorangestellt.

Die Entwicklung der Versorgungslage

Erst im Rückgriff auf die Entwicklung der Versorgungslage lässt sich die Frage beurteilen, ob die Militärphysiologen im Elfenbeinturm saßen oder an der Lösung relevanter Probleme arbeiteten, ob und wie ihre Arbeitsergebnisse Eingang in die faktische Ausgestaltung der Verpflegung fanden und ob sie diese nachhaltig beeinflussen konnten.

Eine konzise Geschichte der materiellen Nahrungsversorgung der Wehrmacht im Zweiten Weltkrieg liegt bislang trotz ihrer enormen strategischen Bedeutung nicht vor. Noch am besten untersucht ist derzeit die Versorgung des Ostheeres in den 1940er Jahren. Dabei bewegen sich die vorliegenden Untersuchungen zwischen den Polen einer Darstellung der rücksichtslosen Ausräuberung der besetzten Ostgebiete,[70] der einseitigen Bevorzugung der Wehrmacht gegenüber der Heimatbevölkerung,[71] sowie der Ignoranz der obersten Heeresleitung gegenüber dem physischen Bedürfnis der Soldaten[72] und deren Perspektive, wie sie sich z.B. in Feldpostbriefen erschließt.[73] Besondere Aufmerksamkeit galt hier von jeher der Einkesselung der 6. Armee in Stalingrad im Winter 1942/43.[74]

An dieser Stelle kann dieses Manko nicht ausgeglichen werden, zumal exakte Verbrauchsnachweise für das Heer nicht vorliegen. Selbst wenn bekannt wäre, wie viele Nahrungsmittel die Heeresleitung für die Truppen ankaufte, ließe sich daraus der Verbrauch nicht ermitteln, da schon die Entwicklung der Verpflegungsstärke nicht genau bekannt ist. Zweitens sollte das Heer sich „sobald wie möglich [...] restlos aus dem besetzten Gebiet verpflegt werden, um so die Verpflegungslage Europas zu erleichtern und die Verkehrswege zu entlasten."[75] Deshalb betrieb das Heer vor allem an der Ostfront eine im Ernährungsministerium geplante und in die Ernährungsbilanz Deutschlands einkalkulierte rücksichtslose Ausbeutung des Landes, die selbst vor Saatgutbeständen nicht Halt machte und der Bevölkerung auch noch die letzte Kuh nahm. Zwar waren die Besatzungstruppen strengstens angewiesen, die vorgefundenen Vorräte genau zu erfassen, ins Reich zu melden und für den Abtransport der von der Truppe selbst nicht benötigten Menge ins Reich zu sor-

70 Siehe Volkmann (2003); Verbrechen der Wehrmacht (2002); Gerlach (2001); Umbreit (1999).
71 Volkmann (2003).
72 So etwa bei Kehrig (1974).
73 Wie bei Humburg (1992).
74 Dazu speziell Müller (1998).
75 So Backe in der berüchtigten Grünen Mappe, zit. nach Verbrechen der Wehrmacht (2002), S. 290.

gen, doch die Truppen bedienten sich über die ihnen zustehenden Mengen hinaus. Hinzu kamen „wilde" Requisitionen durch einzelne Einheiten oder Truppenteile, die ihre eigenen Sonderinteressen befriedigten, in großem Umfang auch der Aufkauf unbewirtschafteter Nahrungsmittel, Schwarzmarktkäufe in nicht genau zu beziffernder Menge sowie „private" Beschaffungsmaßnahmen der Soldaten, auf die auch Autobiographien immer wieder verweisen.[76] Selbst Hitler war die „Selbstbedienung" der Truppe klar. Nach langer Duldung untersagte erst ein Führerbefehl im Frühjahr 1943 Konfiskationen durch die Wehrmacht ohne Beteiligung ernährungswirtschaftlicher Dienststellen.[77]

Zumal angesichts der enormen Unterschiede an den verschiedenen Kriegsschauplätzen, zwischen Westen und Osten, vor allem zwischen Russland und Frankreich lässt sich daher kaum mehr nachvollziehen, in welchem Umfang die offiziellen Rationen aufgebessert wurden, ja selbst, in welchem Umfang die aufwendig aufgestellten Rationen überhaupt ausgegeben wurden. Die Versorgungslage der Zivilbevölkerung war bei enorm gestiegenen Lebensmittelpreisen im Generalgouvernement jedenfalls bereits Mitte 1941 katastrophal.[78] Dabei hatte das plündernde Heer die Konsequenzen seines Handelns für die eigene Versorgung nicht bedacht: Schon im Herbst 1941 waren „Kahlfraßzonen" entstanden, so dass die Ost-Inspekteure im Februar eine akute Gefährdung der gegenwärtigen wie der zukünftigen Truppenversorgung meldeten.[79] In einer Tiefe von 150-300 km standen Saatgut und Lebensmittel nicht mehr zur Verfügung, alles Vorhandene war bereits requiriert worden. Künftig musste die Wehrmacht zunehmend aus dem Reich ernährt werden, obwohl gerade der Ostfeldzug einer Aufbesserung der Ernährungsbilanz hatte bringen sollen.[80] Limitierende Faktoren einer solchen Versorgung waren wiederum vor allem die begrenzten Transportkapazitäten, der wachsende Brennstoffmangel und die zerstörten Transportwege.

76 Siehe nur die zahlreichen Bezüge in Grunert (1962), z.B. S. 104ff.
77 Volkmann (2003), S. 418.
78 Volkmann (2003), S. 406.
79 Niederschrift der Besprechungen mit den Inspekteuren Ost im Wehrwirtschafts- und Rüstungsamt am 23.2.1942, BA-MA RW 19/555, zit. nach Verbrechen der Wehrmacht (2002), S. 297.
80 Ebd., S. 287-306, Gerlach (2001), Chiari (2005).

Tab. 1: Heeresverpflegungssätze Oktober 1939- September 1944

		Okt. 39	Dez. 39	Juni 40	Dez 40	Juni 41	Jan. 42	Aug. 44	Sept. 44
Brot	HG[a]	650	650	500	500	500	500		
	Feld	75	750	650	600	600	600	700	650
Fleisch[b]	HG	199	178	193	143	185	143		
	Feld	270	251	270	222	299	193	97	91
Fett	HG	30	30	27	31	25	33		
	Feldheer	50	50	43	41	33	33	48	46
Nährwerte									
Kalorien	HG	3300	3800	2800	2800	3200	2895		
	Feldheer	3850	101	3500	3170	3280	3195	3335	3090
Eiweiss	HG	105	120	90	125	110	88		
	Feldheer	124	75	107	112	105	109	91	85
Reinfett	HG	78	75	70	60	52	80		
	Feldheer	107	102	107	80	72	63	48	46

[a)]HG: Heimatgebiet; [b)]Fleisch incl. Fleischwaren
Quelle: BArch N 1198/49; BA-MA RH 12-23/1640 und 1643.

Diese Entwicklung spiegeln die Kontrollberechnungen der Nährwerte der Verpflegungssätze nur bedingt wieder.[81] Sie erwecken den Eindruck, als ob es weitgehend gelang, eine kontinuierliche Versorgung zu sichern, vor allem, wenn man die Kalorienmengen jenen der Zivilbevölkerung gegenüberstellt. Tatsächlich scheint der Rückgang der Kalorienversorgung mit rund 10 % auf rund 3.000 Kalorien noch relativ mäßig. Dieser Satz übertraf die Kalorienmenge des Normalverbrauchers bei weitem und stellte selbst 1944 fast noch den Bedarf eines Schwerarbeiters sicher. Ein genauerer Blick offenbart jedoch bereits weit reichende Veränderungen: Die Unterschiede zwischen den Sätzen für die Heimat- bzw. Feldtruppe schwanden, bis sie zuletzt nur mehr rund 200 Kalorien betrugen. Die Eiweißsätze waren bei Kriegsbeginn noch auskömmlich, mit circa 100 g aber schon relativ knapp bemessen gewesen. Als im Frühjahr 1942 die Fleischration sowohl im Heimat- wie im Feldheer um nahezu ein Viertel reduziert wurde, sank der ohnehin schon knappe Anteil tierischen Eiweißes dramatisch. Durch die Reduktion der sonstigen Kostbestandteile wuchs der Anteil des Brotes am Kalorienaufkommen erheblich, zumal nach der Erhöhung der Brotsätze 1943. Die Kost wurde einseitiger; gleichzeitig klagten die Soldaten über unzureichende Mengen an Brotaufstrich und -belag.[82]

---

81 Siehe die Zusammenstellung der Heeresverpflegungssätze von 1938 bis 1941 im Nachlass von Heinrich Kraut vgl. BArch NL 1198/4, andere Berechnungen finden sich in den Beständen der Sanitätsinspektion.

82 Schroeder auf der 10. Sitzung der AG Ernährung der Wehrmacht vom 5.1.1945, siehe das Protokoll in BA-MA RH 12-23/1640.

Forschungen zum Hungerproblem

Hunger wurde von der Heeresleitung gezielt als Mittel der Kriegsführung ein: In Leningrad und in Charkow verhungerten vor den Augen der Soldaten Hunderttausende,[83] ebenso in den Kriegsgefangenenlagern. Auch wenn die Lager voll waren, wurden den sowjetischen Gefangenen nur minimale Rationen zugestanden, um auf diese Weise die Ernährungsbilanz zugunsten des Reiches zu „entlasten".[84] Diese Situation nutzten die Ernährungsphysiologen der Sanitätsinspektion für passive Beobachtungen wie durch aktive Versuche an Kriegsgefangenen und Lagerinsassen.[85]

Trotz aller Bemühungen verschlechterte sich die Ernährungssituation des Heeres im Kriegsverlauf, bis es im Osten 1941 selbst zu hungern begann. Erste eigene Erfahrungen mit dem Hunger hatte die Armee schon bei Kriegsbeginn gemacht, weil man mit zu geringen Vorräten losgezogen war und die Versorgungstruppen dem raschen Vormarsch der nicht rasch genug folgen konnten. Schon durch die erheblichen Strapazen des Vormarsches verloren bereits auf dem Frankreichfeldzug die Soldaten an Gewicht und schon 1940 wurde über das gelegentliche Auftreten der Ödemkrankheit berichtet.[86] Da die meist jungen Feldärzte das klinische Bild der Hungerdystrophie selbst nicht im Weltkrieg kennen gelernt hatten, wurde sie anfangs oft als Glomerulonephritis diagnostiziert, für die man zunächst einen Vitaminmangel verantwortlich zu machen suchte. Eiweißarmut der Kost galt dagegen nur als eine von vielen möglichen Ursachen. Noch 1942 wurden Pathologen in den Stalingrader Kessel eingeflogen, um durch Leichenöffnungen festzustellen, warum Soldaten außerhalb der Kampfhandlungen starben.[87] Dies zeigt nur, wie wenig Zweifel die oberste Heeresleitung an der faktischen Verpflegung hatte, wie stark ihr Glaube an die magische Kraft sorgfältig berechneter und aufgestellter Rationen und an die Kraft des Willens war. Keiner der 600 Ärzte im Stalingrader Kessel wagte vom Hunger zu sprechen, obwohl dies angesichts der Rationen offensichtlich war. Noch im Juni 1942 dauerte das Rätselraten über die Häufung der Ödeme und die Feldnephritis als ihre mögliche Ursache im Kessel offiziell an, denn über Hunger durfte ja nicht gesprochen werden.[88]

Trotz dieser gezielten Irreführung der Öffentlichkeit war Hunger in der Wehrmacht spätestens seit Stalingrad ein Thema, das auch der Heimatfront durch die Feldpostbriefe bekannt war. Hier waren die Rationen schon im November 1942 auf unglaubliche 350 g Brot, 120 g Fleisch und den halben übli-

83 Verbrechen der Wehrmacht (2002), S. 308ff; Kunz (2005), Gerlach (2001).
84 Streit (1997).
85 Neumann (2005), S. 266ff. Vgl. auch den Beitrag in diesem Band.
86 Hoesslin (1940).
87 Vgl. Girgensohn, Hans: Der Hungertod in Stalingrad. Die Geschichte seiner Entdeckung, in: BA-MA MSG 177/89.
88 So Gutzeit im September 1942.

che Gemüsesatz gesunken, am 9.1.42 wurden nur noch 75 g pro Tag und Kopf zugeteilt.[89]

Doch auch die Versorgung der restlichen Truppe verschlechterte sich seit Ende 1941: Hatte die Sanitätsinspektion noch im Dezember 1941 die Reduktion der Fleischsätze abgelehnt, um Schlagkraft und Stimmung nicht zu gefährden, konnte sie sich dem Druck der Ernährungsverwaltung schließlich nicht mehr widersetzen. Infolge der Reduktion der Heeresrationen zum 1.1.1942 statt registrierten die Physiologen in der Folgezeit eine deutliche Zunahme des Untergewichts.[90] Besondere Sorgen machten ihnen die im Wachstum befindlichen Rekruten mit ihrem erhöhten Bedarf. Bedingt durch die geringen Rationen für die Zivilbevölkerung traten sie ihren Dienst unterernährt an und mussten erst aufgepäppelt werden, bevor man sie an die Front schicken konnte.[91] Verschärft wurde dieses Problem noch dadurch, dass die großen Verluste an der Front mit immer jüngeren, aber auch immer mehr Soldaten in höherem Lebensalter aufgefüllt werden mussten, was eine zunehmende Alters- und Bedarfsspreizung nach sich zog.[92] Dem höheren Bedarf der jungen Rekruten trugen entsprechende Zulagen Rechnung. Eine solche stärkere Differenzierung der dargereichten Kost war nicht nur Folge, sondern auch Voraussetzung für die Schaffung der so genannten „Magenbataillone“, die ebenfalls der Mobilisierung der allerletzten Reserven dienten.[93] Wie aktiv die Militärmediziner dabei mitwirkten, zeigen u.a. die diversen Publikationen über Möglichkeiten zur Auffindung von Simulanten, die einen beachtlichen Forschungsaufwand im Bereich der medizinischen Diagnostik belegen. In der Folge wurden vermehrt Gastroskopien durchgeführt.[94] Nur ein nachweisbarer organischer Befund hohen Schweregrades galt noch ausreichender Grund für eine Freistellung vom Heeresdienst. Für die anderen Magenkranken wurden 1943 spezielle Magenbataillone eingerichtet, deren spezielle Diätverpflegung die Soldaten kampffähig erhalten sollte. Die moderne Diätetik wurde auch in den Lazaretten eingesetzt. Mit ihrer Hilfe sollten kranke Soldaten möglichst rasch wieder auf die Beine gebracht werden.[95] Daher setzte man hier auch Diätassistentinnen ein.[96]

All diese Maßnahmen führten dazu, dass in einem verzweifelten Kampf um eine physiologisch optimale Ausnutzung und Verteilung der Nahrung die Zahl der Verpflegtenkategorien, die Ausdifferenzierung der Zulagen und Sonderre-

89 Vgl. die Angaben bei Kehrig (1974), S. 300, 338, 500, 501, 502 sowie Müller (2001).
90 Vgl. die Graphiken vom 19.2.1943, BA-MA RH12-23/1656.
91 Siehe auch den geheimen Entwurf betr. Verpflegung der jüngsten Rekrutenlehrgänge, BA-MA RH 12-12/1578.
92 Siehe die Arbeiten Kurt Gutzeits dazu, vgl. das Protokoll der 11. Sitzung der AG Ernährung der Wehrmacht, BA-MA RH 12-23/1640.
93 Valentin (1981). Auf den Tagungen der Beratenden Ärzte wurde u.a. auch die Einsatzfähigkeit Ulcuskranker beraten, vgl. das Programm zur 3. Arbeitstagung vom 13.4.43, BA-MA RH 12-23/1247.
94 Hauth (1944).
95 Siehe Barczyk (1943), Gmeiner (1941).
96 Siehe die Erfahrungsberichte Hunger (1942), Beyer (1942).

gelungen nach Alter, Krankheit, Einsatzort, und körperlicher Beanspruchung bis zur Unüberschaubarkeit anschwoll. Dies lähmte die Verwaltung und vermehrte den Koordinationsaufwand und die Bereitschaft der Armeeleitung, sich über die aufgestellten Regeln hinwegzusetzen.

Die erwähnte Reduktion der Kostsätze vom 5.1.1942 führte jedenfalls definitiv dazu, dass „die als Norm betrachteten Sätze [an Nährwerten, UT] bei allen Kategorien von Wehrmachtsangehörigen nicht unerheblich unterschritten" werden.[97] Selbst der Grundumsatz war nur noch auf dem Papier knapp gesichert, für körperliche Bewegung stand nichts mehr zur Verfügung.[98] Die zur Abhilfe vorgeschlagene Einschränkung des Grundumsatzes war eine physiologische Unmöglichkeit und kaschierte die notwendig eintretende körperliche Beeinträchtigung nur dürftig. Der Gruppe Ernährung blieb offiziell letztlich nur übrig zu empfehlen, im Stellungskrieg und in der Heimat durch Vermeidung überflüssigen Kraftverbrauchs und Sorge für ausreichend Schlaf Energie einzusparen.[99] Inoffiziell diskutierten die Physiologen der Sanitätsinspektion aber bereits im März 1943 über Spätschädigungen und Krankheiten durch Mangelernährung, v.a. über die therapeutischen Erfahrungen bei ihrer Behandlung.[100]

Zwar erhielt noch am 21. September 1942 die Militärärztliche Akademie den Befehl, in jedem Wehrkreis bei zwei Truppenteilen unangemeldet eine Verpflegungsportion zur chemischen und physiologischen Untersuchung zu entnehmen.[101] Doch die Macht des Faktischen war so groß, dass solchen Stellungnahmen immer weniger Gewicht beigemessen wurde. So beklagte sich die Gruppe Ernährung bei der Heeressanitätsinspektion im Juni 1944 darüber, dass die Änderungen, d.h. die Kürzung der Verpflegungssätze, erst einen Monat nach ihrem Inkrafttreten und auch nur über Umwege zu ihrer Kenntnis gelangten.[102]

Fazit

Wenn die diversen Armeezeitschriften seit 1940 immer wieder mit teils idealisierenden Bildern über die Heeresverpflegung berichteten und die industriellen Nahrungsmittel dabei als „Ernährungs-Wunderwaffen" darstellten, kann man dies nur als gezieltes Täuschungs- und Ablenkungsmanöver bezeichnen.

97 Wachholder: Die Deckung des Energiebedarfes unserer Soldaten bei den verschiedenen derzeitigen Verpflegungssätzen, BA-MA RH 12-23/1641, S. 2 des Typoskripts.

98 Ebd., S. 12f.

99 Ranke, Lang, Gemeinhardt an die Lehrgruppe C am 11.11.1943, BA-MA RH 12-23/1656.

100 Vgl. die Vorschläge von Gutzeit an die Heeres-Sanitätsinspektion in seinem Schreiben vom 24.3.1943, BA-MA RH 12-23/247. Aufgezählt wurden u.a. Hungerödeme, Vitamin-B-Mangelerscheinungen, Avitaminosen, therapeutische Erfahrungen bei feuchten und trockenen Kachexien, über die Berg, Hoff, Katsch und Hantschmann referieren sollten.

101 Vgl. AHM Nr. 808 vom 21.9.1942, BA-MA RH 12-23/1642.

102 Schreiben Rankes vom 12.10.44, BA-MA, 12-23/1643.

Zwar konnte die Wehrmacht ihre Interessen gegenüber der zivilen Ernährungsverwaltung lange durchsetzen und der Truppe hohe Verpflegungssätze sichern, welche die Zuteilungen der Zivilbevölkerung erheblich überstiegen. Dazu trug wohl auch ihre weitgehende Abschottung gegenüber der SS bei, die nach Himmlers Wunsch eine „Elitetruppe von Vegetariern, Antialkoholikern und Nichtrauchern" sein sollte.[103] Die Wehrmacht blieb hier deutlich bodenständiger, sie bedachte auch Gewohnheiten und psychische Aspekte, beobachtete die Truppe zudem laufend in ihrem Gesundheitszustand. In der SS glaubte man dagegen an die überragenden Möglichkeiten der modernen Ernährungsphysiologie wie an die Macht des Willens über den Körper.

Allerdings war die Kalorienversorgung nur auf dem Papier bestens gesichert. Spätestens mit dem massenhaften Zurückfluten der Truppen ins Reich war der Traum von einer ausreichenden Verpflegung ausgeträumt und die Soldaten auf das Verfügbare verwiesen. In ihrer Bedeutung kaum überschätzt werden können die Auswirkungen der Katastrophe bei Stalingrad, die zu einer weiteren Spaltung der Lager beitrug. Sie verschafften Stimmen Gehör, die von Anpassungsleistungen durch willensmäßig mobilisierbare seelische Kräfte sprachen.[104] Sie waren Musik in den Ohren der operativen Führung, die ohnehin Munition für wichtiger hielt als Nahrung. Von den sichtbaren Folgen des Hungers zu reden, war in dieser Lage allenfalls verschlüsselt und nur unter Ausschluss der Öffentlichkeit möglich. Dass die Sanitätsinspektion schließlich nur noch ex post über vorgenommene Änderungen der Verpflegungssätze informiert wurde, illustriert die Umkehrung der anfänglichen Überzeugung „Ernährung ist so wichtig wie Munition". So konstatierte Ernst-Günther Schenck schon 1942: „Munition war ja auch wichtiger als Essen."[105] Dass er noch in der Endphase des Krieges als Ernährungsinspekteur auch der Truppe eingesetzt wurde[106] und sich in dieser Eigenschaft noch im März 1945 ernsthaft anschickte, einen Propagandafeldzug mit Aufklärungsmaßnahmen in Truppe und Volk durchzuführen,[107] zeigt nur, dass ein ins Maßlose übersteigertes Leistungsideal sich selbst dann noch Geltung verschaffen konnte, als die Realität eigentlich ganz andere Probleme aufwarf. Damit war das Ende einer Geschichte erreicht, an deren Anfang die Physiologie Mensch und Kriegsmaschinerie hatte versöhnen wollen, an deren Ende aber die Vernichtung des Menschen durch eine blind ins Leere laufende Kriegsmaschine stand.

103 Ernst-Günther Schenck: Ein Tätigkeitsbericht, BA-MA MSG 23/2970.
104 Schenck (1943), S. 9f.
105 Ebd., S. 14.
106 Zu Schencks Biographie vgl. Kopke (2001).
107 Reichsamtsleiter Bähr an Schenck am 5.43.1945, BArch N 329/11.

Gedruckte Quellen und Literatur

Backmund, Karlheinz: Die Ernährung des Höhenfliegers, in: Der deutsche Militärarzt 2 (1937), S. 169-171.

Barczyk, W.: Vorschläge zur diätetischen Behandlung in Wehrmachtslazaretten des Heimatkriegsgebietes unter Berücksichtigung der Ernährungslage im 4. Kriegsjahr, in: Zeitschrift für das gesamte Krankenhauswesen 39 (1943), S. 181-192.

Berges, Walter: Die Grundsätze für die Ernährung des Soldaten vom Beginn des 19. Jahrhunderts ab, med. Diss. Düsseldorf 1937.

Beyer, Anne Adele: Bericht über meinen Einsatz im Felde, in: Die technische Assistentin 9 (1942), S. 43-44.

Bickel, Adolf: Die Ernährung der olympischen Kämpfer in Vergangenheit und Gegenwart, Berlin 1936.

Bircher, Ralph: Die Ernährung des Wehrmannes früher und heute, Zürich/Wien/Leipzig 1942.

Bischoff, H./Hoffmann, W./Schwiening, H.: Lehrbuch der Militärhygiene, Berlin 1910.

Borgmann, Heinrich Werner: Der Einfluss sportlicher Leistungen und des militärischen Dienstes auf den Vitamin-C-Spiegel im Blut, in: Der deutsche Militärarzt 4 (1940), S. 229-236.

Chiari, Bernhard: Zwischen Hoffnung und Hunger: Die sowjetische Zivilbevölkerung unter deutscher Besatzung, in: Hartmann, Christian/Hürter, Johannes/Jureit; Ulrike (Hrsg.): Verbrechen der Wehrmacht. Bilanz einer Debatte, München 2005, S. 145-154.

Corni, Gustavo/Gies, Horst: Brot – Butter – Kanonen. Die Ernährungswirtschaft in Deutschland unter der Diktatur Hitlers, Berlin 1997.

Das neue Feldkochbuch, in: Zeitschrift für Volksernährung 16 (1941), S. 343-339 und 366-371.

Frieser, Karl-Heinz: Die deutschen Blitzkriege. Operativer Triumph – strategische Tragödie, in: Müller, Rolf-Dieter/Volkmann, Hans-Erich: Die Wehrmacht. Mythos und Realität, München 1999,S. 182-196.

Gerlach, Christian: Krieg, Ernährung, Völkermord. Deutsche Vernichtungspolitik im Zweiten Weltkrieg, München 2001.

Gmeiner, G.: Beurteilung und Behandlung des Magenkranken im Truppendienst, in: Der deutsche Militärarzt 6(1941), S. 65-72.

Grafe, E.: Dreijährige Erfahrungen einer Korpsdiabetikerstation, in: Der Deutsche Militärarzt 9 (1944), S. 73-76.

Grunert, Hansheinrich [sic]: Der zerrissene Soldat, Berlin 1962.

Handbuch zur deutschen Militärgeschichte, München 1979.

Hauth, W.: Die Bedeutung der Gastroskopie für die Wehrmedizin, in: Der Deutsche Militärarzt 9 (1944), S. 508-512.

Heim, Susanne: Kalorien, Kautschuk, Karrieren : Pflanzenzüchtung und landwirtschaftliche Forschung in Kaiser-Wilhelm-Instituten 1933-1945, Göttingen 2003.

Heupke, W./Metzner, A.: Die Ernährung hervorragender Sportsleute, in: Münchener Medizinische Wochenschrift 85 (1938), S. 703-707.

Hoesslin: Die Ernährung der Soldaten, in: Der deutsche Militärarzt 5 (1940), S. 218-223.

Humburg, Martin: Das Gesicht des Krieges. Feldpostbriefe von Wehrmachtssoldaten aus der Sowjetunion 1941-1944, Opladen u.a. 1992.

Hunger, Friedegard: Als Diätassistentin im Ostgebiet, in: Die technische Assistentin 9 (1942), S. 57-58.

Kehrig, Manfred: Stalingrad. Analyse und Dokumentation einer Schlacht, Stuttgart 1974.

Kittel, Walther/Schreiber, Walter/Ziegelmayer, Wilhelm: Soldatenernährung und Gemeinschaftsverpflegung, Dresden/Leipzig 1939.

Knoll, W.: Chemische Untersuchung der Lebensmittel, in: Handloser, Siegfried/Hoffmann, Wilhelm (Hrsg.): Wehrhygiene, Berlin 1944, S. 275-278.

Konrich, Friedrich: Ernährung, in: Waldmann, Anton/Hoffmann, Wilhelm (Hrsg.): Lehrbuch der Militärhygiene, Berlin 1936, S. 73-89.

Kopke, Christoph: Der „Ernährungsinspekteur der Waffen-SS". Zur Rolle des Mediziners Ernst-Günther Schenck im Nationalsozialismus, in: Medizin und Verbrechen. Festschrift zum 60. Geburtstag von Walter Wuttke, Ulm 2001, S. 208-220.

Ders.: Gladiolen aus Dachau: Das Vitamin-C-Projekt der SS, in: Bulletin für Faschismus- und Weltkriegsforschung 25/26 (2005), S. 200-219.

Kramer: Untersuchungen über C-Hypovitaminosen bei Paradentopathien nach der Methode Tillmann, modifiziert von Jetzler und Niederberger, in: Der deutsche Militärarzt 2 (1937), S. 489-493.

Kroener, Bernhard R.: Die personellen Ressourcen des dritten Reiches im Spannunsfeld zwischen Wehrmacht, Bürokratie und Kriegswirtschaft 1939-1942, in: Ders./Müller, Rolf-Dieter/Umbreit, Hans: Organisation und Mobilisierung des deutschen Machtbereichs, Stuttgart 1988 (=Das deutsche Reich und der zweite Weltkrieg, Bd. 5, 1. Halbbd), S. 693ff.

Kruttke, H. G. Untersuchungen über das Vitamin-C-Defizit bei Stomatits, Gingivitis und Paradentose in der Kriegsmarine, in: Der deutsche Militärarzt 4 (1940), S. 300-306.

Kunz, Norbert: Das Beispiel Charkow: Eine Stadtbevölkerung als Opfer der deutschen Hungerstrategie 1941/42, in: Hartmann, Christian/Hürter, Johannes/Jureit, Ulrike (Hg,): Verbrechen der Wehrmacht. Bilanz einer Debatte, München 2005, S. 136-144.

Meinert, C. A.: Armee- und Volksernährung. Ein Versuch Professor C. von Voit's Ernährungstheorie für die Praxis zu verwerthen. 2 Theile, Berlin 1880.

Metz, E.: Beobachtungen bei 250 Magenkranken, in: Der deutsche Militärarzt 6 (1941), S. 677-679.

Müller, Rolf-Dieter: Was wir an Hunger ausstehen müssen, könnt Ihr Euch gar nicht denken. Eine Armee verhungert, in: Wette, Wolfram/Ueberschär, Gerd R. (Hrsg.): Stalingrad. Mythos und Wirklichkeit einer Schlacht, Frankfurt a.M: 1993, S. 131-145.

Neumann, Alexander: „Arzttum ist immer Kämpfertum". Die Heeressanitätsinspektion und das Amt „Chef des Wehrmachtssanitätswesens" im Zweiten Weltkrieg, Düsseldorf 2005.

Piesczek, Ernst: Die Verpflegung der Soldaten, in: Deutsches Ärzteblatt (1940).

Ders./Ziegelmayer. Wilhelm (Hrsg.): 1. Tagungsbericht der Arbeitsgemeinschaft Ernährung der Wehrmacht, Dresden/Leipzig 1942 (=Wehrmacht-Verpflegung, Bd. 1).

Pohl, Oswald: Eröffnungsansprache, in: Vitaminversorgung der Truppe, Ms. o.O. (München). o.J. [1943].

Schenck, E.G.: Erfahrungen über die Vitaminversorgung der Truppe, in: Die Vitaminversorgung der Truppe, Ms. o.O. (München) o.J. [1943].

Schenk, Paul: Bericht über die Verpflegung der im „Olympischen Dorf“ untergebrachten Teilnehmer an den XI. Olympischen Spielen 1936 zu Berlin, in: Die Ernährung 2(1937), S. 1-24.

Schreiber, Walter: Die Ernährung und Verpflegung des Soldaten, in: Handloser, Siegfried/Hoffmann, Wilhelm (Hrsg.): Wehrhygiene, Berlin 1944, S. 248-274.

Schreiner, R.: Die Kriegsverpflegung des Soldaten, in: Waldmann, Anton/Hoffmann, Wilhelm (Hrsg.): Lehrbuch der Militärhygiene, Berlin 1936, S. 128-136.

Schuler, Fridolin: Ueber die Ernährung der Fabrikbevölkerung und ihre Mängel, o.O. [Glarus] o.J. [1882].

Wissenschaftlicher Senat für das Heeressanitätswesen, in: Der deutsche Militärarzt 3 (1937), S. 42f.

Starfinger, Wilhelm: Beitrag zur Frage: Ist der Caloriengehalt und der Vitamingehalt der Truppenverpflegung ausreichend?, in: Der deutsche Militärarzt 4 (1940), S. 108-112.

Ders.: Vitamin C in der Truppenverpflegung, in: Der deutsche Militärarzt 3 (1938), S. 108-112.

Streit, Christian: Keine Kameraden. Die Wehrmacht und die sowjetischen Kriegsgefangenen 1941-1945, Bonn 1997.

Stutz, Ernst/Weispfennig, Walter: Vitaminuntersuchungen in der Kriegsmarine unter Berücksichtigung der Frage: synthetische und natürliche Vitamine?, in: Der deutsche Militärarzt 4 (1940), S. 549-558.

Teuteberg et al.: Die Rolle des Fleischextrakts für die Ernährungswissenschaften und den Aufstieg der Suppenindustrie, Stuttgart 1990.

Thoms, Ulrike: Die Hunger-Generation“ als Ernährungswissenschaftler 1933-1954 zwischen soziokulturellen Gemeinsamkeiten und der Instrumentalisierung von Erfahrung, in: Middell, Matthias/Thoms, Ulrike/Uekötter, Frank (Hrsg.): Verräumlichung, Vergleich, Generationalität. Dimensionen der Wissenschaftsgeschichte, Leipzig 2004a, S. 133-153.

Dies.: Rationalisierung der Anstaltskost. Ernährung in Krankenhäusern und Gefängnissen im 18. und 19. Jahrhundert, Stuttgart 2004b.

Dies.: Einbruch, Aufbruch, Durchbruch? Strukturen und Netzwerke der deutschen Ernährungsforschung vor und nach 1945, in: Rüdiger vom Bruch (Hrsg.): Kontinuitäten und Diskontinuitäten in der Wissenschaftsgeschichte, Stuttgart 2005 (i.E. 2005).

Dies.: „Vitaminfragen – kein Vitaminrummel?“ Die deutsche Vitaminforschung in der ersten Hälfte des 20. Jahrhunderts und ihr Verhältnis zur Öffentlichkeit, in: Schirrmacher, Arne/Nikolow, Sybilla (Hrsg.): Wissenschaft und Öffentlichkeit, (i.E 2006).

Umbreit, Hans: Die deutsche Herrschaft in den besetzten Gebieten. In: Organisation und Mobilisierung des deutschen Machtbereichs: Kriegsverwaltung, Wirtschaft und personelle Ressourcen 1942-1944/45, Stuttgart 1999 (=Das Deutsche Reich und der 2. Weltkrieg, Halbbd. 3), S. 3-272.

Valentin, Rolf: Die Krankenbataillone. Sonderformationen der deutschen Wehrmacht im Zweiten Weltkrieg, Düsseldorf 1981.

Verbrechen der Wehrmacht. Dimensionen des Vernichtungskriegs 1941-44, hg. vom Hamburger Institut für Sozialforschung, Hamburg 2002.

Verpflegung der Soldaten. Das Wirken der Arbeitsgemeinschaft „Ernährung der Wehrmacht“, in: Deutsches Ärzteblatt 70 (1940), S. 440.

Die Vitaminversorgung der Truppe. Vorträge gehalten anläßlich der Arbeitstagung am 30. September 1942 im Institut für Ernährung und Heilpflanzenkunde in Dachau vor Vertretern des Heeres, der Reichsgesundheitsführung und der Waffen-SS, Berlin 1943.

Volkmann, Hans-Erich: Ökonomie und Expansion. Grundzüge der NS-Wirtschaftspolitik. Ausgewählte Schriften, München 2003.

Wachholder, K.: Die 4. Feldkostzusammenstellung“ bzw. „4. Speisenzusammenstellung für die im Heimatkriegsgebiet untergebrachten Einheiten des Ersatzheeres“ in bezug auf Nähr-, Sättigungs-, Geschmacks- und Genusswert, in: Piesczek, Ernst/Ziegelmayer, Wilhelm (Hrsg.): 1. Tagungsbericht der Arbeitsgemeinschaft Ernährung der Wehrmacht, Dresden/Leipzig 1942 (=Wehrmacht-Verpflegung, Bd. 1), S. 218-232.

Walther, K.: Verpflegung des Soldaten, in: Waldmann, Anton/Hoffmann, Wilhelm (Hrsg.): Lehrbuch der Militärhygiene, Berlin 1936, S. 90-128.

Zabler, Paul: Der Dienst des deutschen Wehrmachtapothekers im Heere, in der Kriegsmarine und in der Luftwaffe, Berlin 1944.

Ziegelmayer, Wilhelm: Rohstoffragen der deutschen Volksernährung. Eine Darstellung der ernährungswirtschaftlichen und ernährungswissenschaftlichen Aufgaben unserer Zeit, Dresden/Leipzig 1936.

Ders.: Das Feldkochbuch der deutschen Wehrmacht, in: Zeitschrift für Volksernährung 13 (1938), S. 267-281.

Ders.: Der Führer läßt sich die Verpflegung der Festungstruppen vorführen, in: Zeitschrift für die Heeresverwaltung 4 (1939), S. 212-214.

Ders.: Die moderne Verpflegung der deutschen Wehrmacht, in: Der Forschungsdienst 11 (1940), S. 99-107.

Ders.: Die Ernährung der Panzerarmee in Afrika. Das Feldkochbuch für warme Länder, in: Zeitschrift für Volksernährung 17 (1942a), S. 233-251.

Ders.: Die Bedeutung des Speisenplanes für die Truppen- und Gemeinschaftsverpflegung, in: 1. Tagungsbericht der Arbeitsgemeinschaft Ernährung der Wehrmacht, Dresden/Leipzig 1942b, S. 89-218.

Ders.: Verpflegung des Soldaten, in: Handloser, Siegfried und Hoffmann, Wilhelm (Hrsg.): Wehrhygiene, Berlin 1944, S. 275-294.

Ders.: Nachruf auf das Institut für Kochwissenschaft Frankfurt a.M.. In: Ernährung und Verpflegung 1(1949), S. 54-59.

http://ww.lexikon-der-wehrmacht.de

Autorinnen und Autoren

IRIS BOROWY, geb. 1962, Studium an der Universität Tübingen und der University of Maryland, College Park in den Fächern Neuere Geschichte, Amerikanistik und Volkswirtschaftslehre, Magisterabschluss 1989, Promotion 1997 an der Universität Rostock mit einer Dissertation über die Rolle der USA in der Suezkrise 1956, seitdem Dozentin am Historischen Institut Rostock; seit 2001 DFG-Projekt zur Geschichte der Gesundheitsorganisation des Völkerbundes. Aus diesem Forschungsprojekt sind eine Anzahl von Veröffentlichungen zur Gesundheitsgeschichte insbesondere in der Zwischenkriegszeit hervorgegangen.

ANNE COTTEBRUNE, geboren 1975, Studium der Geschichte und Germanistik in Rennes (Frankreich) und Göttingen, 1997 „maîtrise" in Geschichte. 1999 „maîtrise" in Germanistik. 1999-2000 Gastdoktorandin am Institut für europäische Geschichte in Mainz. 2001 Promotion an der Pariser École des Hautes Études en Sciences Sociales über den sog. „deutschen Jakobinismus". 2002-2005 wissenschaftliche Mitarbeiterin im DFG-Forschungsprojekt „Medizinische Forschungsförderung durch die Notgemeinschaft/DFG, 1920-1970" am Institut für Geschichte der Medizin an der Universität Heidelberg. Seit September 2005 wissenschaftliche Mitarbeiterin im DFG-Forschungsprojekt im DFG-Forschungsprojekt „Psychiatrische Genetik in Deutschland, ca. 1910-1960: Nationale Entwicklungen im internationalen Kontext".

WOLFGANG U. ECKART, geb. 1952, Professor für Geschichte der Medizin an der Universität Heidelberg, Studium der Medizin, Geschichte und Philosophie in Münster, 1988-1992 Professor für Geschichte der Medizin und Direktor der Abteilung Geschichte der Medizin an der Medizinischen Hochschule Hannover, 1994-1997 Mitarbeiter in der Kommission „Geomedizin" der Heidelberger Akademie der Wissenschaften, 1996-1998 Präsident der Gesellschaft für Wissenschaftsgeschichte, Forschungsschwerpunkte: Kolonialmedizin, Medizin und Krieg.

MARION HULVERSCHEIDT, geb. 1970, Studium der Medizin und Wissenschaftsgeschichte in Kiel und Göttingen, Promotion mit einem Heinrich-Böll-Stipendium am Max Planck-Institut für Wissenschaftsgeschichte in Berlin; seit 2003 wissenschaftliche Mitarbeiterin am Institut für Geschichte der Medizin in Heidelberg im DFG-Projekt zur Geschichte der tropen- und kolonialmedizinischen Forschungsförderung durch die Notgemeinschaft der Deutschen Wissenschaft/DFG von 1920 bis 1970. Forschungsschwerpunkte: Geschichte der weiblichen Sexualität, Geschichte der Tropenmedizin, 19. und 20. Jahrhundert.

CHRISTOPH KOPKE, geb. 1967, Dipl.-Politologe, z. Zt. wissenschaftlicher Mitarbeiter am Institut für Geschichte der Medizin, Charité Berlin im DFG-Projekt „Ernährungsforschung und Staat 1933-1964. Kontinuitäten und Brüche“. Veröffentlichungen u.a. zur Geschichte der Medizin im Nationalsozialismus und zur Geschichte der Konzentrationslager.

GABRIELE ANDREA MOSER, geb. 1958, Studium der Geschichte, Kunstgeschichte und Literaturgeschichte in Freiburg i.Br. und Basel. Derzeit wissenschaftliche Mitarbeiterin im Institut für Geschichte der Medizin an der Universität Heidelberg, Projekt: Krebsforschung bei der Notgemeinschaft / Deutsche Forschungsgemeinschaft 1920-1970. Publikationen zur Sozialgeschichte des Gesundheitswesens und der Medizin im 20. Jahrhundert, zur Geschichte der Arbeits- und Begutachtungsmedizin sowie der Krebsforschung im Nationalsozialismus.

ALEXANDER NEUMANN, geb. 1969, Studium der Geschichte, Politik und Latein auf Lehramt in Heidelberg; 1999-2002 wissenschaftlicher Mitarbeiter des Instituts für Geschichte der Medizin der Universität Heidelberg im Rahmen des VW-Projekts zur Überarbeitung des Bestandes RH 12-23 „Heeressanitätsinspektion und Militärärztliche Akademie“ im Freiburger Bundesarchiv-Militärarchiv; Promotion 2002 (veröffentlicht 2005), 2002-2005 Mitglied der „Forschergruppe zur Geschichte der Deutschen Forschungsgemeinschaft (1920-1970)“ zum Thema: „Physiologische Forschung im Übergang von der zivilen zur militärischen Forschung“, seit Herbst 2005 Studienassessor am Schiller-Gymnasium Offenburg.

FLORIAN SCHMALTZ, geb. 1968, Studium der Sozial- und Wirtschaftsgeschichte, Geschichte, Philosophie und Neueren deutschen Literaturwissenschaften an der Universität Hamburg und der Freien Universität Berlin; Magisterarbeit an der Freien Universität Berlin: „Die Entstehung des Konzentrationslagers Auschwitz-Monowitz“; 2000-2004 Doktorand im Forschungsprogramm der Präsidentenkommission der Max-Planck-Gesellschaft „Geschichte der Kaiser-Wilhelm-Gesellschaft im Nationalsozialismus“; Promotion an der Universität Bremen: „Kampfstoff-Forschung im Nationalsozialismus. Zur Kooperation von Kaiser-Wilhelm-Instituten, Militär und Industrie“, seit April 2004 Wissenschaftlicher Mitarbeiter im DFG-Projekt: „Forschungshybride: Aerodynamische Forschungspraxis im Ersten und Zweiten Weltkrieg zwischen Politik, Rüstung und wissenschaftlicher Theoriebildung“ am Historischen Seminar in der Arbeitsgruppe Wissenschaftsgeschichte der Johann Wolfgang Goethe-Universität Frankfurt am Main.

GEBHARD SCHULTZ, geb. 1961, Diplom-Politologe, wissenschaftliche Mitarbeit in zahlreichen Forschungs-, Ausstellungs- und Archivprojekten, lebt in Berlin.

PETER STEINKAMP, geb. 1968, Studium der Geschichte, Politikwissenschaft und Volkskunde in Freiburg, 1999-2002 wissenschaftlicher Mitarbeiter des Instituts für Geschichte der Medizin der Universität Heidelberg im Rahmen des VW-Projekts zur Überarbeitung des Bestandes RH 12-23 „Heeressanitätsinspektion und Militärärztliche Akademie“ im Freiburger Bundesarchiv-Militärarchiv, z. Zt. Fertigstellung einer Dissertation über Alkohol- und Drogenmissbrauch in der deutschen Wehrmacht.

ULRIKE THOMS, geb. 1962, Studium der Geschichte, Germanistik und Publizistik in Münster, Promotion 2000 mit der Arbeit: „Anstaltskost im Rationalisierungsprozess. Krankenhaus- und Gefängnisernährung im 18. und 19. Jahrhundert“, z. Zt. Wissenschaftliche Mitarbeiterin am Institut für Geschichte der Medizin der Universität Berlin im Rahmen eines wissenschaftshistorischen Forschungsprojektes der Deutschen Forschungsgemeinschaft zum Thema „Ernährungsforschung und Staat. Kontinuitäten und Brüche 1933-1964“. Arbeitsschwerpunkte: Ernährungsgeschichte, Wissenschaftsgeschichte, v.a. Geschichte der Ernährungswissenschaften, Körpergeschichte sowie Geschichte des Krankenhaus- und Gefängniswesens.

Namensverzeichnis

Kursiv gesetzte Seitenzahlen verweisen auf erläuternde Namensnennungen in den Fußnoten.